PROF. TCM (UNIV. YUNNAN) DR. LI WU
DR. NATALIE LAUER

PRAXISBUCH ENERGIEMEDIZIN

Die **Selbstheilungskräfte aktivieren** mit Traditioneller Chinesischer Medizin, Ayurveda und Chakren-Therapie

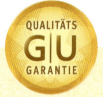

DIE GU-QUALITÄTSGARANTIE

Wir möchten Ihnen mit den Informationen und Anregungen in diesem Buch das Leben erleichtern und Sie inspirieren, Neues auszuprobieren. Bei jedem unserer Produkte achten wir auf Aktualität und stellen höchste Ansprüche an Inhalt, Optik und Ausstattung.
Alle Informationen werden von unseren Autoren und unserer Fachredaktion sorgfältig ausgewählt und mehrfach geprüft. Deshalb bieten wir Ihnen eine 100 %ige Qualitätsgarantie.

Darauf können Sie sich verlassen:
Wir legen Wert darauf, dass unsere Gesundheits- und Lebenshilfebücher ganzheitlichen Rat geben. Wir garantieren, dass:
- alle Übungen und Anleitungen in der Praxis geprüft und
- unsere Autoren echte Experten mit langjähriger Erfahrung sind.

Wir möchten für Sie immer besser werden:
Sollten wir mit diesem Buch Ihre Erwartungen nicht erfüllen, lassen Sie es uns bitte wissen! Wir tauschen Ihr Buch jederzeit gegen ein gleichwertiges zum gleichen oder ähnlichen Thema um. Nehmen Sie einfach Kontakt zu unserem Leserservice auf. Die Kontaktdaten unseres Leserservice finden Sie am Ende dieses Buches.

GRÄFE UND UNZER VERLAG. *Der erste Ratgeberverlag – seit 1722.*

INHALT

VORWORT 7

HEILWEISEN DER ENERGIEMEDIZIN 9

ENERGIE IST LEBEN 11
Europäische Traditionen 11
Wie heilt Energiemedizin? 12
Energiemedizin heute 13

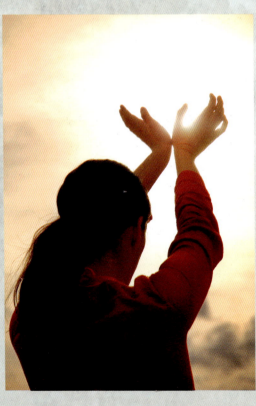

TRADITIONELLE CHINESISCHE MEDIZIN 15
Grundsubstanzen des Körpers 15
Qi, die Lebensenergie 15
Jing, die Vitalessenz 16
Shen, die Vitalität 17
Xue, das Blut 18
Jin Ye, die Säfte 18
Yin und Yang 19
Yin und Yang im Körper 19
Ausgleich von Yin und Yang 20
Wu Xing, die Fünf Elemente 23
Der Nährungszyklus 23
Der Kontrollzyklus 23
Der Überwältigungszyklus 23
Die Fünf Elemente als Diagnoseinstrument 24
Die Meridiane 25
Was tun bei Blockaden? 25
Die 14 großen Leitbahnen 26
Was uns krank macht 40
Krankheitsfaktor Gefühle 40

AYURVEDA 43
Prana, die Lebensenergie 43
Die fünf Körperhüllen 44
Elementare Energie 44
Die individuelle Konstitution 47
Der Vata-Typ 47
Der Pitta-Typ 48
Der Kapha-Typ 48
Mischtypen 50
Ungleichgewicht der Doshas 50

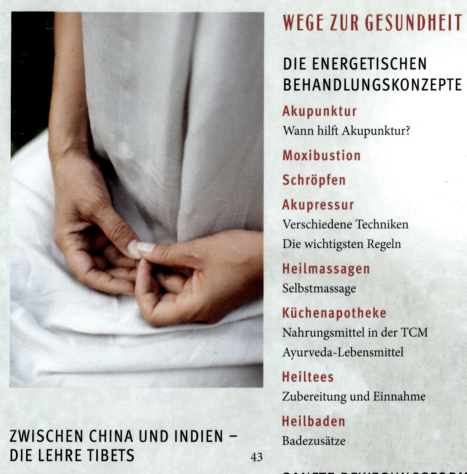

ZWISCHEN CHINA UND INDIEN – DIE LEHRE TIBETS 43

DIE CHAKRENLEHRE 55

Die sieben Hauptchakren 55
Der Sitz der Chakren 56
Erstes Chakra 57
Zweites Chakra 60
Drittes Chakra 63
Viertes Chakra 66
Fünftes Chakra 69
Sechstes Chakra 72
Siebtes Chakra 75

Das biomagnetische Feld der Aura 79

Aurawahrnehmung 79
Die Aurasicht öffnen 79

WEGE ZUR GESUNDHEIT 83

DIE ENERGETISCHEN BEHANDLUNGSKONZEPTE 85

Akupunktur 86
Wann hilft Akupunktur? 86

Moxibustion 87

Schröpfen 88

Akupressur 88
Verschiedene Techniken 88
Die wichtigsten Regeln 88

Heilmassagen 94
Selbstmassage 95

Küchenapotheke 96
Nahrungsmittel in der TCM 96
Ayurveda-Lebensmittel 98

Heiltees 99
Zubereitung und Einnahme 100

Heilbaden 101
Badezusätze 101

SANFTE BEWEGUNGSFORMEN 103

Qi Gong 103
Verschiedene Schulen 104
Duftendes Qi Gong 105

Tai Ji Quan 122
Tai Ji Quan zu Hause 122

Yoga 128
Die Asanas 128
Pranayama 129

MEDITATION 151

Achtsamkeitsmeditation 152
Fünf-Elemente-Meditation 154

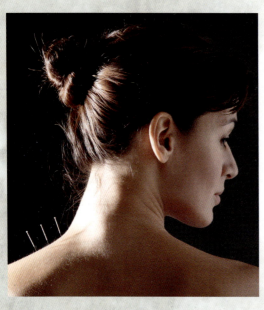

BESCHWERDEN BEHANDELN 161

ATEMSYSTEM 162
Asthma bronchiale 162
Bronchitis 164
Erkältung, grippaler Infekt 165
Fieber 166
Hals- und Rachenentzündung 167
Husten 169
Mandelentzündung 170
Nasennebenhöhlenentzündung 171
Schnupfen 172

SINNESORGANE 174
Augenentzündung 174
Heuschnupfen 175
Tinnitus, Hörsturz 176
Ohrenschmerzen 178
Sehstörungen 179

HERZ-KREISLAUF-SYSTEM 181
Bluthochdruck 181
Niedriger Blutdruck 182
Herzrhythmusstörungen 184
Hitzschlag 185
Krampfadern 186
Nasenbluten 187
Ödeme 188
Ohnmachtsanfall 189
Unterkühlung 189
Venenentzündung 190

VERDAUUNGSSYSTEM 191
Blähungen 191
Durchfall 192
Erbrechen, Übelkeit 194
Hämorrhoiden 195
Magenschmerzen 197
Sodbrennen 198
Übergewicht 199
Verstopfung 200

UROGENITALSYSTEM 202
Blasenentzündung 202
Frigidität 203
Nierenentzündung 204
Potenzstörungen 205
Prostatabeschwerden 207
Reizblase 207
Vorzeitige Ejakulation 208

GYNÄKOLOGIE 209
Ausbleibende Menstruation 209
Prämenstruelles Syndrom (PMS) 210

Schmerzhafte Menstruation	212
Schwache Menstruation	213
Starke Menstruation	214
Wechseljahrbeschwerden	215
Weißfluss	216

BEWEGUNGSAPPARAT 217

Arthritis, Arthrose	217
Gicht	218
Hexenschuss	219
Ischiasbeschwerden	220
Muskelkater	222
Nackenverspannung	222
Osteoporose	223
Rheumatische Beschwerden	224
Rückenschmerzen	225
Schwindel	226
Tennisarm, Mausarm	227
Verstauchung, Prellung	228

HAUT 229

Akne	229
Cellulite	230
Ekzem	231
Furunkel	232
Fußpilz	233
Haarausfall	234
Herpes simplex Typ 1	235
Insektenstich	236
Nesselsucht	237
Neurodermitis	238
Sonnenbrand	239
Verbrennungen	240
Wunden	241

NERVENSYSTEM UND SEELE 242

Depressive Verstimmungen	242
Erschöpfung	243
Kopfschmerzen	244
Migräne	246
Nervosität	247
Schlafstörungen	248
Zahnschmerzen	249

SERVICE

Adressen und Bücher, die weiterhelfen	250
Sachregister	252
Übungsregister	255
Impressum	256

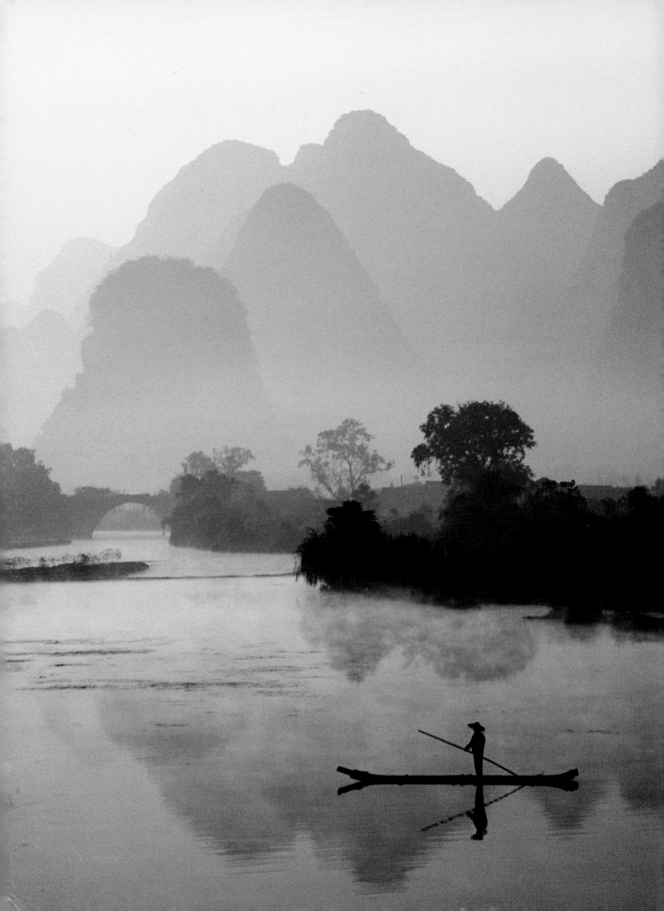

VORWORT

Die moderne westliche Medizin verfügt im Kampf gegen Krankheiten über erstaunliche Errungenschaften. Trotzdem stößt auch sie manchmal an ihre Grenzen. Nicht zuletzt deshalb konnte sich in den vergangenen Jahren eine Vielzahl von alternativen Heilweisen etablieren, die zumeist auf traditionellen medizinischen Systemen unterschiedlicher Kulturen beruhen. Ihr gemeinsamer Nenner ist das Wissen um die Existenz der Lebensenergie, die im Kosmos ebenso wirkt wie in jedem einzelnen Menschen. Die Traditionelle Chinesische Medizin bezeichnet diese Kraft als »Qi«, in den indischen Lehren wird sie »Prana« genannt und die Universalgelehrte Hildegard von Bingen kannte sie als »Viriditas«.

In allen Lehren, die sich mit der feinstofflichen Lebensenergie auseinandersetzen, glaubt man, dass der Schlüssel zu Gesundheit in der ausgewogenen Balance von Körper, Geist und Seele liegt. Die ganzheitliche Heilkunde betrachtet daher den Menschen als untrennbare Einheit von Körper, Geist und Seele. Es ist die ihm innewohnende Lebenskraft, die ihn belebt und die auch seine Selbstheilungskräfte aktiviert. Die Lebensenergie strömt durch jede einzelne unserer Zellen, reguliert den Stoffwechsel und hält den Organismus in Balance. Sie füllt und umhüllt das gesamte komplexe Energiesystem unseres Körpers.

Ganzheitliches Heilen reduziert den Menschen dementsprechend nicht auf seine Einzelteile oder auf isolierte Probleme, sondern umfasst Körper, Geist und Seele in gleichen Maßen. Daher werden auch Krankheiten nicht als Störung eines einzelnen biochemisch-mechanischen »Apparats« aufgefasst. Stattdessen sucht man, um Beschwerden und Krankheiten nachhaltig zu heilen, nach deren tiefer liegenden Ursachen. Diese »Ursachenforschung« bedarf natürlich eines umfassenden Wissens über die Zusammenhänge im menschlichen Organismus.

Durch den Einsatz von natürlichen Substanzen und energetischen Prozessen lässt sich die Lebensenergie wirkungsvoll anregen und zum Fließen bringen. Das bestätigen auch zahlreiche aktuelle klinische Studien. Wird der Energiefluss dagegen blockiert, fühlen wir uns unwohl und werden krank. Das Anliegen dieses Buches ist es, einen Überblick über energetische Heilmethoden zu geben: Wo liegen die Wurzeln traditioneller Lebensenergiekonzepte? Wodurch entstehen Krankheiten? Wie kann man ihnen effektiv vorbeugen? Und welche energetischen Therapiemethoden können dazu beitragen, bereits bestehende Beschwerden zu lindern oder vielleicht sogar zu heilen? Erkunden Sie mit uns die universelle Lebensenergie und finden Sie zurück zu den Wurzeln der Medizin.

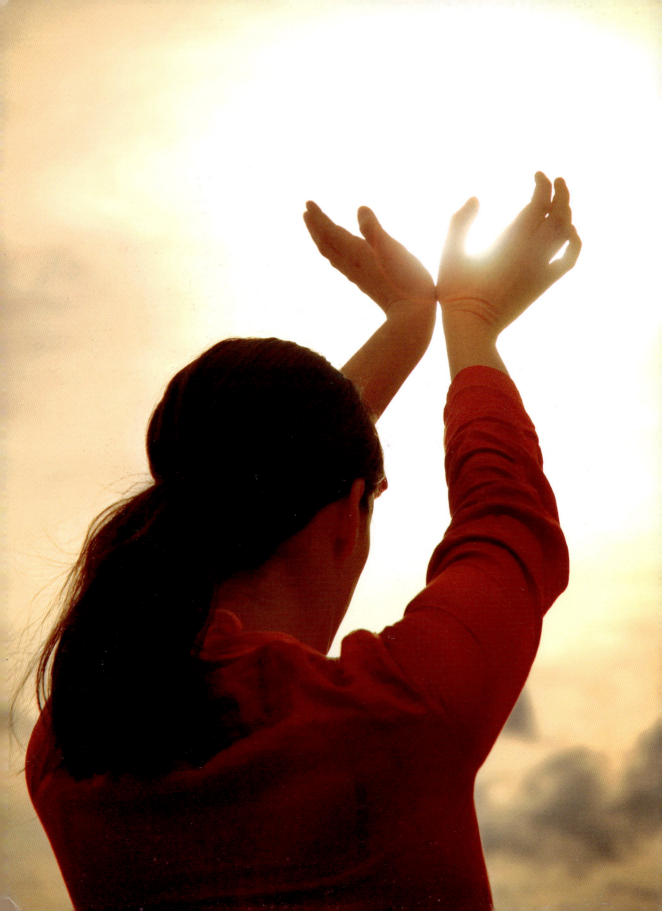

HEILWEISEN DER ENERGIEMEDIZIN

AUF DER GANZEN WELT GIBT ES HEILSYSTEME, DIE DAVON AUSGEHEN, DASS KÖRPERFUNKTIONEN UND PSYCHISCHES BEFINDEN VON EINER DEM GESAMTEN LEBEN ZUGRUNDE LIEGENDEN ENERGIE GESTEUERT WERDEN. NUR WENN DIESE UNGEHINDERT FLIESSEN KANN, SIND WIR GESUND.

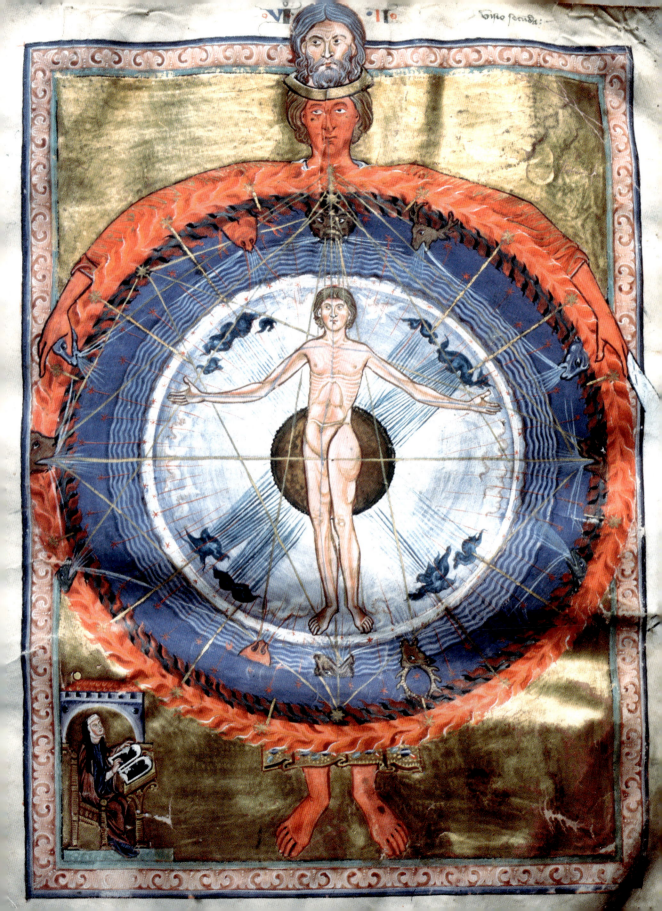

ENERGIE IST LEBEN

Schon unsere frühzeitlichen Ahnen suchten nach Erklärungen für bestimmte Ereignisse und Phänomene, die ihr Leben maßgeblich bestimmten. Schamanen und andere spirituelle Führer hielten Antworten auf ihre Fragen nach unsichtbaren Naturkräften und himmlischen Ereignissen bereit. Deswegen sprach man ihnen die Kraft zu, Krankheiten heilen zu können. Die ersten Lebensenergiekonzepte entstanden. Die Vorstellung einer universellen und alles durchdringenden feinstofflichen Energie findet sich bis heute in vielen Kulturen und Religionen. Im alten Ägypten nannte man diese Energie Ka, in der antiken hebräischen Kultur Cheim. Auch zahlreiche indigene Kulturen haben ein traditionelles Wissen über feinstoffliche Energiefelder, die den menschlichen Körper durchziehen. Auf ihm basiert beispielsweise die Medizin der Indios in Mittel- und Südamerika. Die Kultur der Maya mag um 900 v. Chr. auf mysteriöse Weise untergegangen sein. Ihr Wissen über Gesundheit und Heilkunst wurde durch mündliche Überlieferungen jedoch bewahrt. Für die Heiler der Maya (H'men) stand der Ausgleich der Lebensenergie im Mittelpunkt ihres Tuns. Sie nannten diese Energie Ch'ulel und behandelten Störungen unter anderem mit Pflanzen, Massagen, Wasseranwendungen und Gebeten. Bis heute wenden ihre Nachfahren die uralten Heilmethoden an, vor allem auf der mexikanischen Halbinsel Yucatán. Auch nordamerikanische Indianer aktivieren die dem Menschen eigene feinstoffliche Energie beispielsweise mithilfe von Ritualen, Schwitzbädern, Klängen, Trancen oder bestimmten Pflanzen.
Den größten Einfluss auf die Medizin der westlichen Welt haben aber wohl diejenigen Energiekonzepte, die seit Jahrhunderten in Indien, China, Tibet und Japan gelehrt werden und die in diesen Ländern oftmals noch heute als der modernen Medizin gleichwertige Behandlungsmethoden gelten.

Dabei wird oft vergessen, dass die Idee der Lebensenergie ursprünglich auch im Westen eine lange Tradition hat. Sie lässt sich bis ins 4. Jahrhundert v. Chr. zu Hippokrates zurückverfolgen, dem Begründer der wissenschaftlichen Medizin.

EUROPÄISCHE TRADITIONEN

Hippokrates war überzeugt, dass jeder Mensch einen Mikrokosmos des Universums darstellt und ihm eine Lebenskraft innewohnt, die er als »Physis« bezeichnete. Physis vermag Störungen auszugleichen und stellt im Krankheitsfall die gesunde Ordnung im Körper wieder her. Der hippokratische Arzt unterstützt diesen Prozess durch Behandlungen wie Diäten, Musik- und Traumtherapie, körperliche Übungen oder das Hervorrufen veränderter Bewusstseinszustände.
Um 200 n. Chr. sah der griechische Arzt und Anatom Galenos von Pergamon, dessen Erkenntnisse die Medizin bis in die Renaissance stark prägten, den Menschen als Einheit von Leib und Seele. Seiner Meinung nach war der stoffliche Körper eine Manifestation der Lebensenergie, die er »Pneuma« nannte und die über spezielle Bahnen durch den Körper gelenkt wurde.
»Die Seele ist die grünende Lebenskraft im Leib, sie wirkt mittels des Leibes und der Leib mittels der Seele. Das ist der ganze Bestand des Menschen«, schrieb auch die universalgelehrte Benediktinerin Hildegard von Bingen (1098–1179), bis heute berühmt für ihre Naturheilkunde. Die Ordensfrau ersann eine eigene Kräuterheilkunde und war auch kosmologisch interessiert. »Viriditas« nannte sie die Lebenskraft, die im Menschen ebenso wirkt wie im Makrokosmos.
Der Schweizer Arzt, Alchemist, Astrologe, Mystiker, Laientheologe und Philosoph Paracelsus (eigentlich Philippus Theophrastus Aureolus Bombastus von Hohenheim, 1493–1541) betrachtete den Menschen

ebenfalls als Teil eines umfassenden Ganzen: »Ein Gleiches ist im Himmel, das auf der Erde sein Gleiches hat, und auf der Erde ist ein Gleiches, das im Himmel sein Gleiches hat.«

Bis in die Neuzeit sah man die Ursache von Krankheiten in einer Störung der Lebensenergie. Noch im ausgehenden 18. Jahrhundert praktizierten viele Ärzte Energieheilung und waren überzeugt, dass sie zum Beispiel mithilfe von Magneten oder durch bloßes Handauflegen ihr feinstoffliches Fluidum an den Patienten weitergeben könnten. Erst seit etwa 1850 war in der modernen westlichen Schulmedizin kein Platz mehr für ein solches Lebensenergiekonzept.

WIE HEILT ENERGIEMEDIZIN?

Die ganzheitliche Sicht der Energiemedizin reduziert den Menschen nicht auf seine Einzelteile, sondern umfasst seinen Körper, seinen Geist und seine Seele in gleichen Maßen. Dementsprechend werden auch Krankheiten nicht als Störung eines einzelnen biochemisch-mechanischen »Apparates« aufgefasst. Von großer Bedeutung für die Gesundheit und das Wohlbefinden ist der freie Fluss der Lebensenergie, die alle Teile zusammenhält und im Kosmos ebenso wirkt wie im menschlichen Organismus. Energiemedizin geht davon aus, dass alle psychischen und physischen Abläufe, alle Körperfunktionen und Organsysteme von einer übergeordneten feinstofflichen Energie geregelt werden. Wenn diese den Körper nicht ungehindert durchströmen kann, kommt es zu Befindlichkeitsstörungen und Krankheiten. Gesundheit steht in direkter Verbindung mit Ausgeglichenheit. Wie überall in der Natur sind auch im Menschen gegensätzliche Kräfte aktiv: das Weibliche und das Männliche, das Flüssige und das Feste, das Heiße und das Kalte ... Nur wenn sich all diese Gegensatzpaare im Gleichgewicht befinden, sind wir gesund und fühlen uns wohl. Nur dann kann die Energie frei fließen.

VERSCHIEDENE ENERGIEFELDER

Der Begriff »Energiemedizin« kam Mitte der 1980er-Jahre in den USA auf. Er umfasst alle Heilmethoden, die sich zur Diagnose und Therapie auf Energiefelder berufen, wie sie auch im Menschen wirken. Diese können sowohl natürlich als auch künstlich erzeugt sein. Für erstere bedient man sich traditioneller Therapien wie der klassischen Akupunktur, Bach-Blüten oder Heilmassagen. Methoden wie die Elektroakupunktur oder Radionik, also die Behandlung mit schwachen elektromagnetischen Feldern, arbeiten dagegen mit künstlich erzeugten Energiefeldern. Diese geräte- und computergestützten Therapie- und Diagnosesysteme basieren auf Messungen biophysikalischer Phänomene am Körper. Mit ihnen ist auch der Begriff der Informationsmedizin verbunden, der manchmal synonym für »Energiemedizin« verwendet wird. Der Bereich der instrumentellen Energiemedizin mit künstlichen Energiefeldern und die apparative Anwendung von subtilen Energien werden in diesem Buch nicht behandelt. Auf den folgenden Seiten geht es ausschließlich um die traditionellen medizinischen Systeme zur Behandlung und Wiederherstellung der feinstofflichen Energiebalance – nicht zuletzt, weil diese Methoden verschiedene Anwendungen bieten, die jeder Mensch unterstützend zu anderen Behandlungsmethoden selbst durchführen kann.

Durch entsprechende Behandlungen können Blockaden im Energiesystem aufgelöst werden. Bei energetischer Unterversorgung lässt sich durch sie zudem das gesamte Energieniveau erhöhen. Auf diesem Weg werden alle übrigen Systeme wieder optimal mit Energie versorgt und der Körper wird auf natürliche Weise unterstützt zu gesunden.

Es gibt viele unterschiedliche Vorstellungen darüber, wie sich energetische Defizite beheben und sich damit Störungen des Energiesystems wieder auflösen lassen. Behandlungsmethoden wie Akupunktur, Akupressur, Moxibustion, Heilmassagen, Heilbäder, Heilübungen (Qi Gong, Tai Ji Quan, Yoga), Meditation, Diätetik oder Heiltees können ganz erstaunliche Heilerfolge aufweisen. Nicht immer lässt sich deren Wirkung auch wissenschaftlich begründen. Traditionelle Energieheilverfahren haben dennoch entgegen vieler Vorurteile nichts mit Hokuspokus zu tun. Sie berufen sich auf althergebrachte Überlieferungen und Erkenntnisse und sind meist in ein philosophisches System eingebettet. So behandelten die Chinesen bereits vor Jahrhunderten Pocken mit einer Art Impfung. Und in Indien setzte man gezielt Ernährungsweisen ein, um das körperliche Gleichgewicht zu beeinflussen.

ENERGIEMEDIZIN HEUTE

Trotz ihrer jahrtausendealten Tradition war die Energiemedizin im Westen lange Zeit in Vergessenheit geraten. Erst seit Anfang der 1970er-Jahre erfreut sie sich wieder wachsender Aufmerksamkeit. Mit ein Auslöser war ein Erfahrungsbericht des New-York-Times-Journalisten James Reston. Während eines Aufenthalts in China musste er sich einer Blinddarmoperation unterziehen. Ein Routineeingriff, der eigentlich nichts mit Energiemedizin zu tun hat. Die kam erst nach der Operation zum Einsatz, um den Wundschmerz zu lindern. Und tatsächlich erzielten die Ärzte hier mit Akupunktur eine überzeugende Wirkung. Etwa zur gleichen Zeit nahmen Wissenschaftler auch die Konzepte indischer Yogis zur Selbstregulation des Körpers unter die Lupe. Und 1978 schließlich sprach sich die Weltgesundheitsorganisation (WHO) dafür aus, traditionelle medizinische Lehren in die medizinische Grundversorgung einzubeziehen (Erklärung von Alma-Ata). Seither erleben vor allem die Traditionelle Chinesische Medizin (TCM) und die altindische Ayurveda-Medizin eine wahre Renaissance. Die Zahl der Ärzte, die diesen traditionellen Methoden gegenüber aufgeschlossen sind, wächst. Viele praktizieren die alternativen Heilverfahren sogar selbst.

Parallel zu dieser Entwicklung entstanden neue »Formen« der Energiemedizin. In Amerika etwa werden Krankenschwestern ausgebildet, durch Berührungen Heilvorgänge zu unterstützen (Therapeutic Touch). Pflegepersonal mit einer entsprechenden Qualifikation ist schon seit Längerem Teil von OP-Teams. In England beziehen Ärzte Heiler in die Behandlung ihrer Patienten mit ein, die zum Beispiel durch Handauflegen oder andere Praktiken die klassische schulmedizinische Therapie ergänzen sollen.

Auch im deutschsprachigen Raum ist die Energiemedizin auf dem Vormarsch. Schon 2005 zeigte eine Allensbach-Studie, dass sich nur 18 Prozent der Befragten im Krankheitsfall eine rein schulmedizinische Behandlung wünschen. Dagegen entschieden sich 61 Prozent aller Bundesbürger für eine Kombination aus Traditioneller Chinesischer Medizin und Schulmedizin. Auch die Krankenkassen haben auf die Ergebnisse diverser Studien reagiert und beispielsweise die Akupunktur in ihren Leistungskatalog aufgenommen. Und die ganzheitliche Sichtweise hat auch noch andere Bereiche der klassischen Schulmedizin erreicht: So hat zum Beispiel der junge interdisziplinäre Wissenschaftszweig der Psychoneuroimmunologie erkannt, dass eine enge Verbindung zwischen Immun-, Nerven-, Hormonsystem und Psyche besteht. So können akute psychische Belastungen die Immunfunktion beeinträchtigen und zu Erkrankungen führen.

Wie so oft im Leben ist jedoch nicht alles Gold, was glänzt. Leider versuchen auch zahlreiche Scharlatane aus den Hoffnungen kranker Menschen Profit zu schlagen. Das schadet dem Ruf der energetischen Gesundheitslehre. Nur eine gezielte Kooperation von Ärzten, Heilpraktikern und kompetenten Heilern kann unseriösen schwarzen Schafen das Handwerk legen. Dabei sollte die Behandlung stets unter Aufsicht des Arztes und/oder Heilpraktikers erfolgen.

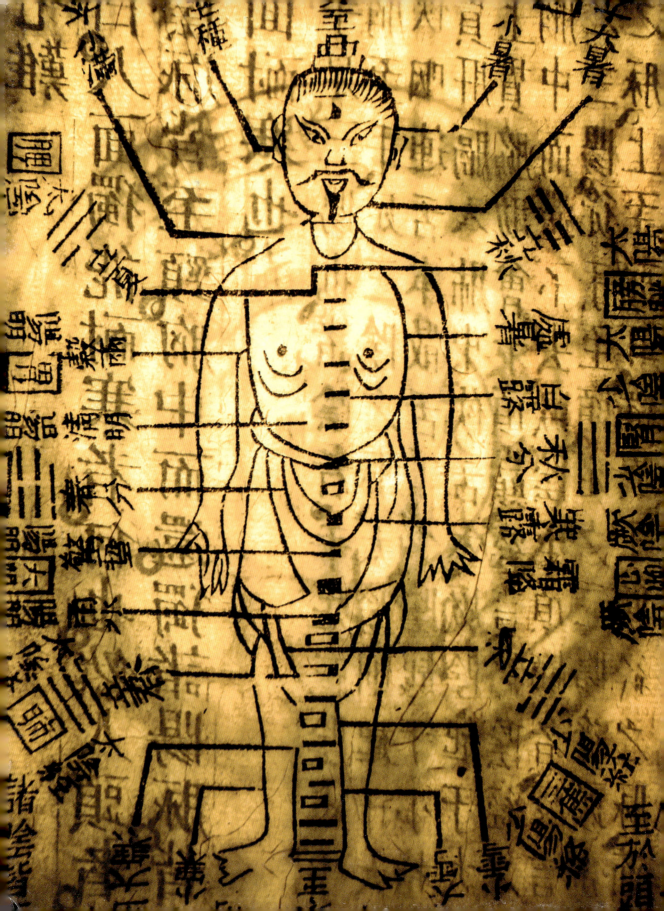

TRADITIONELLE CHINESISCHE MEDIZIN

Die Traditionelle Chinesische Medizin (kurz: TCM) blickt auf eine dreitausendjährige Geschichte zurück und verfügt über dementsprechend tiefgründige Erkenntnisse bezüglich der Natur und des Menschen. Im Mittelpunkt ihrer Lehre steht wie bei allen energetischen Lehren die untrennbare Einheit von Körper, Geist und Seele.

GRUNDSUBSTANZEN DES KÖRPERS

Die Lehre geht davon aus, dass der menschliche Körper aus fünf Grundsubstanzen besteht. Diese sind …
- die Lebensenergie (Qi),
- die Vitalessenz (Jing),
- die Vitalität (Shen) sowie
- das Blut (Xue),
- die Säfte (Jin Ye).

All diese Substanzen befinden sich bei einem gesunden Körper im Gleichgewicht und bestimmen maßgeblich seine Lebensfunktionen. Sie sind dabei nicht nur für die entsprechenden physiologischen, metabolischen und biochemischen Prozesse verantwortlich, sondern auch für die intellektuellen und spirituellen. Vor allem Qi, Jing und Shen gelten als die »drei Schätze des Menschen«. Sie verkörpern die Dynamik, die Quelle und den Geist des Lebens und sind unauflösbar miteinander verbunden.

QI, DIE LEBENSENERGIE

Die alles durchströmende Lebenskraft Qi ist für die chinesische Medizin von grundlegender Bedeutung. Eine exakte sprachliche Entsprechung des Wortes findet sich im westlichen Sprachraum nicht. Im übertragenen Sinne kann »Qi« als Atem, Luft, Dunst, Gas, Äther, Wesen, Lebenskraft, lebensspendendes Prinzip oder eben als Energie bezeichnet werden. Ein Meister aus dem Shaolin-Kloster sagte einmal über den Fluss der Lebensenergie Qi: »In einem Körper fließt das Qi ungehindert und frei. Das Qi ist wie das Wasser in einem Bach. Ist der Bach voll Wasser und fließt es ungehindert, ist man gesund. Jeder Überfluss oder Mangel an Qi verursacht Krankheiten – so wie ein Bach Verwüstungen anrichtet, wenn er über seine Ufer tritt, oder Erde und Pflanzen verdorren lässt, wenn er zu wenig Wasser hat.«

DER GELBE KAISER

Die Grundlage der TCM bilden verschiedene Standardwerke, darunter das Buch des Gelben Kaisers zur Inneren Medizin (Huang Di Nei Jing). Es gilt als eine der ältesten überlieferten TCM-Schriften und hat bis heute nicht an Bedeutung verloren. Die Sammlung von insgesamt 81 Abhandlungen unbekannter Autoren wurde in einem Zeitraum von circa 400 Jahren erstellt. In Form eines Frage-und-Antwort-Dialogs zwischen dem Gelben Kaiser Huang Di und seinem Arzt Chi Po werden wertvolle Informationen zu diagnostischen und therapeutischen Verfahren geliefert.

Qi ist die Grundlage sämtlichen Lebens, es wohnt allem Lebendigen inne. Über sogenannte Meridiane, unsichtbare Energieleitbahnen (siehe ab Seite 25), fließt es durch den gesamten Körper. Bei gesunden Menschen durchströmt es den Körper frei und gleichmäßig, liefert körperliche und geistige Lebensenergie, sorgt für Gesundheit und Vitalität.
Qi hat mehrere Hauptfunktionen im Körper. Es …
- wärmt und reguliert die Körpertemperatur
- ist der Ursprung aller körperlichen und geistigen Bewegungen und zuständig für alle physiologischen Aktivitäten
- ist verantwortlich für Wachstum, Entwicklung und Stoffwechsel
- sorgt für eine geregelte Verdauung und die optimale Energiegewinnung aus Nahrung und Sauerstoff
- bewirkt die Absonderung giftiger Stoffwechselprodukte und die Aufnahme von Nährstoffen
- schützt vor Krankheiten und anderen schädlichen Einwirkungen von außen
- hält die Organe an ihrem Platz sowie Körperflüssigkeiten und Blut in den Leitbahnen und Organen

Gerät das sensible System aus dem Gleichgewicht, wird der Energiefluss verlangsamt. Stagniert er, kann das zum Teil schwerwiegende Folgen für Gesundheit und Wohlbefinden haben. Zunächst treten Schmerzen und Beschwerden auf, später entstehen physische und psychische Krankheiten.

Quellen des Qi

Es gibt zwei Arten des Qi: das vorgeburtliche (Ursprungs-Yuan-Qi) und das nachgeburtliche. Das erste wird jedem Kind von seinen Eltern bereits mit der Zeugung übergeben. Es stellt das Fundament für die Kraft und Vitalität des Menschen dar und ist verantwortlich für sein individuelles Wachstum und seine Entwicklung. Das vorgeburtliche Qi ist nicht erneuerbar und sollte nach Möglichkeit nie gänzlich ausgeschöpft werden.

Das Ursprungs-Qi wird ergänzt durch die Energie aus der Atmung und der Nahrung: Die Lunge gewinnt aus der aufgenommenen Atemluft das Atem-Qi. Magen und Milz bilden aus dem, was wir essen und trinken, das Nahrungs-Qi, das zur Lunge aufsteigt und sich mit dem Atem-Qi zum »Sammel-Zong-Qi« vereint. Dieses wiederum wird mithilfe des Ursprung-Qi in das »Wahre-Zhen-Qi« umgewandelt, die erste Stufe des körpereigenen Qi. Diese Energie fließt in den Meridianen und nährt die Organe.

JING, DIE VITALESSENZ

Das feinstoffliche Jing ist die Wurzel des Lebens und die Quelle jeglicher organischer Veränderung. Der Körper braucht es je nach Alter für unterschiedliche Prozesse: Bis zur Pubertät ist Jing verantwortlich für die Reifung der Organe, später dann sichert es deren Funktion sowie die Fortpflanzung.
Je älter wir werden, umso mehr sinkt die ursprüngliche Menge an Jing. Fortpflanzungsfähigkeit und Funktionstüchtigkeit der Organe nehmen daher im Laufe der Jahre immer weiter ab, bis Jing irgendwann völlig erlischt und wir sterben.

DAS QI ERFAHREN

- Setzen Sie sich aufrecht auf einen Stuhl (nicht anlehnen) und heben Sie die angewinkelten Arme auf Brusthöhe an. Die Handflächen zeigen zueinander, der Abstand dazwischen beträgt etwa 30 Zentimeter.
- Stellen Sie sich vor, Sie halten einen Luftballon in der Hand. Beim Einatmen saugen Sie Luft aus ihm heraus und er zieht sich zusammen. Wenn Sie ausatmen, strömt Luft in den Ballon und er dehnt sich aus.
- Konzentrieren Sie sich auf Ihre Hände und atmen Sie ruhig und in einem regelmäßigen Rhythmus weiter. Mit etwas Übung spüren Sie, wie das Qi in Ihren Händen zirkuliert. Es fühlt sich dann an, als würden Sie auf einer Wolke sitzen.

Jing stellt den Ursprung von Yin und Yang (siehe ab Seite 19) im Organismus dar und trägt beide Pole in sich. Sein Yang-Aspekt wärmt das Yang aller anderen Organe und schafft die Voraussetzung, dass diese ihre spezifischen Aufgaben erfüllen können. Aus diesem Grund ist Jing auch von großer Bedeutung für die Bereitstellung, Verteilung und Umwandlung aller Arten von Qi im Körper.

Der Yin-Aspekt des Jing bildet die materielle Grundlage für den Aufbau von Knochen und Knochenmark, Gehirn, Blut und Sperma. Er steht für das Bewahren und sichert das Wachstum, die Entwicklung und die Fortpflanzung.

Ist das Jing gestört, äußert sich dies beispielsweise in vorzeitigem Altern, sexueller Dysfunktion oder Fortpflanzungsunfähigkeit.

Quellen des Jing

Wie Qi stammt auch die Vitalessenz Jing aus zwei unterschiedlichen Quellen: Die eine ist das vorgeburtliche Jing, auch Vorhimmelsessenz (Xian Tian) genannt. Es entsteht während der Empfängnis und setzt sich aus der Essenz der Eltern sowie der Natur zusammen. Xian Tian lässt sich mit dem Genpool der westlichen Medizin vergleichen. Es ist bei jedem Menschen unterschiedlich, weshalb auch die Konstitution sowie das spezifische Entwicklungspotenzial jedes Menschen einzigartig ist. Das vererbte Jing ist besonders kostbar, weil es nicht erneuert werden kann.

Der zweite Anteil ist das nachgeburtliche Jing oder die Nachhimmelsessenz (Hou Tian). Es entsteht aus der Atemluft und der Nahrung, die wir zu uns nehmen, und kann somit stets neu aufgebaut werden.

SHEN, DIE VITALITÄT

Shen ist die dem Menschen innewohnende Energie des Kosmos. Es verleiht uns die Fähigkeit zu denken und zu urteilen. Darüber hinaus steuert Shen das Bewusstsein, das Gedächtnis, die Psyche sowie den Schlaf und ist Ausdruck unserer Persönlichkeit.

Da die Traditionelle Chinesische Medizin nicht zwischen Geist und Körper unterscheidet, kommt Shen aber auch im Hinblick auf die Gesundheit eine wichtige Stellung zu. Schon der große chinesische Philo-

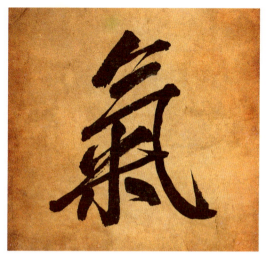

Der obere Teil des chinesischen Schriftzeichens »Qi« bedeutet »Reis«, der untere »Dampf« – ein Hinweis auf den gleichermaßen materiellen wie immateriellen Zustand der Lebensenergie.

soph Laotse (6. Jahrhundert v. Chr.) wusste: »Wer seinen Geist nährt, stirbt nicht.«

Eine ausdrucksvolle Persönlichkeit, leuchtende Augen, psychische Belastbarkeit und eine starke Urteilskraft weisen auf ein starkes Shen hin. Ein schwaches Shen äußert sich dagegen in psychischen Störungen mit verschiedenen neurotischen oder psychotischen Symptomen; es können Nervosität, Schlaflosigkeit, Vergesslichkeit, sogar Manien und Halluzinationen auftreten. Apathie und der Verlust der Lebensfreude bezeugen die absolute Leere von Shen.

Störungen des Shen lassen sich durch körperliche Maßnahmen wie Ernährungsweise, Bewegung oder Akupunktur behandeln.

Quellen des Shen

Auch Shen setzt sich aus einem ererbten und einem erworbenen Anteil zusammen. Die Quellen für das erworbene Shen, das das vererbte stetig ergänzt, sind Qi und Jing.

Shen wird vom Qi des Herzens genährt, aber auch vom Blut und von Yin. Fehlen die beiden Letzteren, kommt es zu Störungen.

TYPISCHE SYMPTOME FÜR BLUTMANGEL

- Faltige, blasse und trockene Haut
- Sprödes Haar
- Brüchige Nägel
- Taubheitsgefühle in den Extremitäten
- Sehstörungen
- Schwindel und unregelmäßige Herzaktionen (Palpitation)
- Allgemeine Schwäche

XUE, DAS BLUT

Die Vorstellung davon, was Blut ist, geht in der TCM weit über das westliche Verständnis dieser Körperflüssigkeit hinaus. Es ist nicht nur eine Körperflüssigkeit, die über das Gefäßsystem die verschiedensten Stoffe im Körper transportiert und verteilt. Zwar decken sich die Aufgaben zu einem großen Teil: Xue bewahrt und befeuchtet den Körper und stellt Nährstoffe bereit. Es versorgt alle Organe, das Gesicht, die Lippen, die Sinnesorgane, die Muskeln, die Sehnen, die Nägel, die Haut, das Kopfhaar sowie den Fötus im Leibesinneren der Mutter. Darüber hinaus schreibt man ihm aber auch eine energetische Funktion zu. Xue ist zugleich materiell und immateriell.

Xue ist untrennbar mit Qi verbunden, von dem es produziert, durch den Körper bewegt und in den Blutgefäßen gehalten wird. Im Gegenzug nährt das Blut Qi. Ein altes Sprichwort lautet: »Qi ist der Befehlshaber des Blutes, das Blut ist die Mutter des Qi.« Diese Beziehung veranschaulicht nebenbei sehr deutlich auch das Prinzip von Yin (Blut) und Yang (Qi). Störungen von Xue führen zu Blutstau, Bluthitze und Blutmangel. Die Ursachen für einen solchen Blutmangel sind Blutverlust, geringe Blutproduktion sowie organspezifische Blutnährungsstörungen.

Quellen des Xue

Xue entsteht durch die Umwandlung der Nahrung. Nachdem diese im Magen verdaut wurde, bildet die Milz aus den Nahrungsbestandteilen eine klare Essenz, die vom Milz-Qi zur Lunge transportiert wird. Auf dem Weg dorthin transformiert das Nahrungs-Qi die Essenz zu Blut, das schließlich mithilfe des Herz-Qi sowie des Atem-Qi im Körper zirkuliert.

JIN YE, DIE SÄFTE

Jin Ye bezeichnet alle Körperflüssigkeiten mit Ausnahme des Blutes. »Jin« steht dabei für die klaren, leichten Säfte, »Ye« für die trüben beziehungsweise schweren und dickeren Flüssigkeiten.

Die Jin-Säfte gehören zur Gruppe der Yin-Substanzen. Sie zirkulieren mit dem Abwehr-Qi. Sie nähren und befeuchten die Haut und die Muskulatur und sind für die Bildung von Tränen, Speichel, Schweiß, Nasen- und Genitalsekreten verantwortlich.

Die trüben beziehungsweise schweren und dickeren Ye-Flüssigkeiten finden sich im Körperinneren. Ihre Aufgabe ist es, Organe, Gelenke, Knochenmark, Gehirn und Sinnesorgane mit Feuchtigkeit zu benetzen. Des Weiteren bilden sie beispielsweise Verdauungssäfte und Gelenkflüssigkeit.

Ein Ungleichgewicht der Säfte wird meist durch Schwitzen, Durchfall oder Erbrechen, Blutung, Hitze, verminderte Flüssigkeitsaufnahme oder anhaltenden Yin-Mangel verursacht. Es kommt zu einem Feuchtigkeitsverlust, der sich zum Beispiel in Form von trockenen Lippen, Augen und Schleimhäuten, trockener Haut sowie Mundtrockenheit, vermehrtem Durst, wenig Urin, hartem Stuhl oder sprödem Haar bemerkbar macht. Sofern die betroffenen Organe einen Mangel an Qi aufweisen, führt dies zu einer lokalen oder generalisierten Ansammlung von Flüssigkeiten oder zu Wassereinlagerungen (Ödemen).

Quellen des Jin Ye

Jin Ye wird aus der Nahrung gewonnen. Das Qi einiger Organe (vor allem das Nieren-Qi) reguliert und absorbiert die Säfte. Gleichzeitig ist aber auch das Qi abhängig von den Säften, weil diese die Organe benetzen und nähren.

YIN UND YANG

Die Lebensenergie Qi fließt zwischen zwei gegensätzlichen Polen: Yin und Yang, die einander jedoch bedingen und auseinander hervorgehen. Sie sind keine statischen Ordnungsprinzipien, sondern wandeln sich im stetigen Rhythmus. Yin steht dabei für den Mond, die Nacht, den Winter, die Kälte, die Ruhe und die Passivität, für das Weibliche, Weiche, Hervorbringende, Dunkle, das Innen und die verborgenen Fähigkeiten. Yang dagegen verkörpert die Sonne, den Tag, den Sommer, die Wärme und die Aktivität, das Männliche, Harte, Erzeugende, das Außen und den Ausdruck. Alle Dinge und alle Lebewesen auf dieser Erde haben einen Yin- und einen Yang-Aspekt. Erst in ihrer Gesamtheit erzeugen Yin und Yang eine harmonische Verbindung. Keines von beiden kann für sich allein existieren: ohne Aktivität keine Ruhe, ohne Zeit kein Raum, ohne Licht keine Dunkelheit … Oder wie es schon der große Konfuzius (551–479 v. Chr.) erklärte: »Yin und Yang, männlich und weiblich, hart und weich, Himmel und Erde, Licht und Dunkel, Donner und Blitz, kalt und warm, gut und schlecht … das ist die Wechselwirkung der gegensätzlichen Prinzipien, die das Universum formen.« Die fünf Prinzipien von Yin und Yang sind:

- Alle Dinge haben einen Yin- sowie einen Yang-Aspekt.
- Jeder Yin- und jeder Yang-Aspekt kann wiederum in Yin und Yang unterteilt werden.
- Yin und Yang schaffen einander.
- Yin und Yang kontrollieren sich gegenseitig.
- Yin und Yang verwandeln sich ineinander.

YIN UND YANG IM KÖRPER

Gemäß den kosmischen Gesetzen wird auch der menschliche Körper in Yin- und Yang-Bestandteile gegliedert. So wird zum Beispiel die Vorderseite unseres Körpers Yin zugeordnet und die Rückseite Yang. In der unteren und der rechten Körperhälfte überwiegt Yin, in der oberen sowie der linken Körperhälfte dessen Gegenpol Yang. Genauso werden innere Körperteile, Körperhöhlen, Vollorgane sowie Haut und Knochen Yin zugeordnet. Äußere Körperteile, die Außenseite, Hohlorgane sowie Sehnen und Knorpel gehören zu Yang. Auch die Organe selbst entsprechen Yin und Yang. Zu den Yin-Organen (Zang) gehören Leber, Herz, Milz, Lunge, Nieren und zusätzlich der

ANZEICHEN VON MANGEL IM YIN UND YANG

Yin-Mangel	Yang-Mangel
Nachgiebigkeit	Rigidität
Schwierigkeiten mit Nähe und Distanzregulierung	Omnipotenz
Überaktivität	Erschöpfungssyndrom
Helfersyndrom	Antriebsarmut
Unproduktivität	Gefühl von Machtlosigkeit
Definiert sich über den Beruf oder die Arbeit	Definiert sich über Krankheit
Exzessiver Lebensstil	Introvertiertheit

Herzbeutel (Perikard). Sie sind für die Produktion, die Umwandlung, Regulation und Speicherung fundamentaler Substanzen zuständig. In der Regel handelt es sich bei den Yin-Organen um Vollorgane.

Die Yang-Organe (Fu) umfassen Gallenblase, Magen, Dünn- und Dickdarm, Blase und den sogenannten Dreifach-Erwärmer (siehe Seite 34). Yang-Organe gehören zur Gruppe der Hohlorgane. Ihre Aufgabe ist die Verdauung und die Versorgung mit Nährstoffen.

AUSGLEICH VON YIN UND YANG

Das polare System von Yin und Yang hat einen hohen Stellenwert bei der Beschreibung von Lebensvorgängen und deren Störungen. Überwiegt Yin, kann das zum Beispiel zu Verdauungsproblemen führen wie Völlegefühl, Blähungen oder Durchfall. Arme und Beine scheinen schwer, im Körper sammelt sich vermehrt Wasser, man fröstelt schnell, ist schläfrig und neigt zu depressiven Verstimmungen. Ein Yin-Mangel äußert sich häufig durch Nervosität und mangelnde Ausdauer, Schlafstörungen, nächtliches Schwitzen oder trockene Schleimhäute. Ein Yang-Überschuss zeigt sich in vielen Fällen in Erregung bis hin zur Hyperaktivität, Schlafstörungen, Zorn und Wutanfällen sowie einem verstärkten Flüssigkeitsbedarf. Ist Yang geschwächt, fühlen wir uns schnell erschöpft und können uns nur schwer konzentrieren. Es kommt zu Verdauungsstörungen und Übergewicht.

TCM-Behandlungen zielen daher darauf ab, den Einklang von Yin und Yang wiederherzustellen, damit das Qi frei fließen kann. Dafür muss Energie verlagert und umgewandelt werden. Das bedeutet, Heißes muss gekühlt, Negatives zu Positivem verändert und Stagnierendes wieder zum Fließen gebracht werden.

DIE VERTEILUNG VON YIN UND YANG IM KÖRPER

Yin-Körperteile und -Organe	Yang-Körperteile und -Organe
Unterer Körperabschnitt	Oberer Körperabschnitt
Körpervorderseite	Körperrückseite
Rechte Körperhälfte	Linke Körperhälfte
Innere Körperteile	Äußere Körperteile
Körperhöhlen	Außenseite
Vollorgane	Hohlorgane
Haut und Knochen	Sehnen und Knorpel
Leber	Gallenblase
Herz	Magen
Milz	Dünndarm
Lunge	Dickdarm
Nieren	Blase
Herzbeutel (Perikard)	Dreifach-Erwärmer

DAS BUCH DER WANDLUNGEN

Yin und Yang sind nicht statisch, sondern befinden sich in einem stetigen Wandel, ein Umstand, den auch das taoistische Symbol des Taijitu widerspiegelt: Der Kreis, der Yin und Yang umschließt, steht für ihre grundlegende Einheit; Yin und Yang sind Teil eines harmonischen Ganzen. Das schwarze Yin und das weiße Yang nehmen in etwa denselben Raum ein, was den Gleichgewichtszustand des Gegensatzpaares veranschaulicht. In beiden befindet sich jeweils ein Punkt in der Farbe des Partners. Das heißt: Es existiert weder ein absolutes Yin noch ein absolutes Yang. In jedem ist die Geburt des anderen angelegt. Die geschwungene Linie zwischen Yin und Yang symbolisiert das dynamische Zusammenspiel der Pole. Wenn Yin steigt, nimmt Yang ab und andersherum.

Die fünf Wandlungsphasen sind ebenfalls im Taijitu-Symbol berücksichtigt. Holz, Feuer, Wasser und Metall finden sich in dem Zeichen selbst. Die Erde ist die Verbindung zwischen den Urkräften und dem Gesetz der stetigen Wandlung.

Die ersten Aufzeichnungen

Das erste Mal lassen sich die Prinzipien des Yin und Yang, obgleich die beiden Pole damals noch nicht benannt waren, im 11. Jahrhundert v. Chr. in einer Sammlung von Strichzeichen und zugehörigen Sprüchen nachweisen: dem Hsi-tz'u des I-Ging oder Buch der Wandlungen.

Die durchzogene Linie symbolisiert Yang (—), die unterbrochene Yin (--). Diese Linien lassen sich auf vier unterschiedliche Weisen kombinieren, wodurch das System an Komplexität gewinnt. Fügt man jedem dieser »Bilder« eine dritte Linie hinzu, erhält man acht Trigramme, die stets von unten nach oben gelesen werden und sämtliche kosmischen und menschlichen Situationen versinnbildlichen: Sie repräsentieren Himmel, Erde, See, Berg, Feuer, Wasser, Donner und Wind. Ebenso stehen sie auch für eine Familie mit Vater, Mutter, drei Söhnen und drei Töchtern. Oder für die verschiedenen Himmelsrichtungen und die Jahreszeiten. Damit versinnbildlichen die abstrakten Darstellungen im Buch der Wandlungen bereits die zyklische Wiederkehr und den stetigen Wandel.

- Der Himmel (Vater) besteht aus drei Yang-Linien. Dieses Trigramm verfügt über die größte Energiemenge. Es symbolisiert schöpferische Kraft und den Kopf.
- Der Gegenspieler des Himmels ist die Erde (Mutter). Sie wird aus drei Yin-Linien gebildet und versinnbildlicht Vertrauen, Hingabe und das Empfangende.
- Der Berg (jüngster Sohn) wird von zwei Yin-Linien dargestellt, die von einer Yang-Linie bekrönt werden. Er steht für das Entstehen von Wissen und für die Anhäufung von Materie. Darüber hinaus verkörpert er die Meditation.
- Die Kombination aus Yin-Linie im oberen Bereich mit zwei Yang-Linien repräsentiert den See (jüngste Tochter). Sie wird dem Sprechen und dem heiteren Leben zugeordnet.
- Das Wasser (mittlerer Sohn) wird durch eine von Yin-Linien umschlossene Yang-Linie verkörpert. Während das Feuer für die Augen steht, wird das Wasser

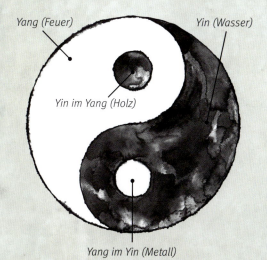

TAIJITU

Yang (Feuer)
Yin (Wasser)
Yin im Yang (Holz)
Yang im Yin (Metall)

den Ohren zugeordnet. Es repräsentiert das Hören und die Emotionalität. Bei Widerständen staut sich das Wasser, bis es sie überwinden kann. Dieses Lebensprinzip des Ausharrens verkörpert es im übertragenen Sinne für den Menschen.
- Das Feuer (mittlere Tochter) ist der polare Gegenspieler des Wassers. Es besteht aus einer Yin-Linie, die oben und unten von einer Yang-Linie umgeben wird. Diese symbolisieren das Licht, während die umfasste Yin-Linie für die Materie steht, die nötig ist, damit das Feuer brennen kann. Das Feuer beinhaltet Intelligenz, Leidenschaft und Verletzung.
- Das Zeichen des Donners (ältester Sohn) setzt sich aus zwei Yin-Linien und einer Yang-Linie darunter zusammen. Diesem Element sind Erregung und Impulsivität zueigen und es wird mit dem Fuß in Verbindung gebracht.
- Dem Donner gegenüber befindet sich als asymmetrischer Gegensatz der Wind (die älteste Tochter). Er wird durch zwei Yang-Linien im oberen Bereich und einer Yin-Linie im unteren Bereich dargestellt. Sanfte Beharrlichkeit und Flexibilität zeichnen ihn aus.

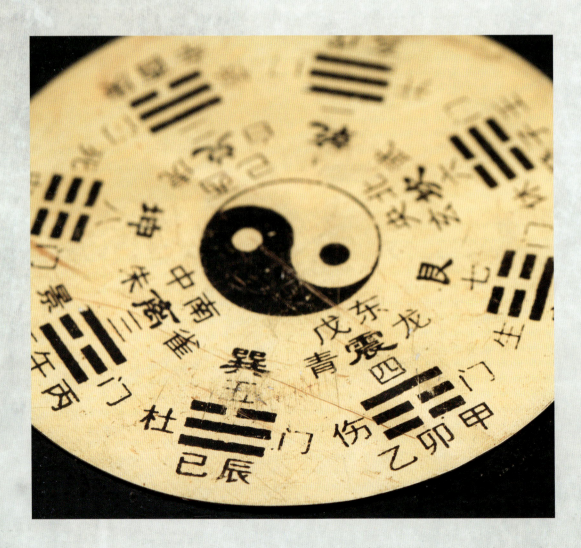

WU XING, DIE FÜNF ELEMENTE

Die chinesische Medizin beschreibt dynamische Prozesse in der Natur und im Menschen mithilfe des Modells der fünf Elemente – einer Lehre, die in der chinesischen Sicht des Kosmos wurzelt: Alle Dinge dieser Welt werden den fünf abstrakten Grundfaktoren Holz, Feuer, Erde, Metall und Wasser zugeordnet.
Wie bei der Theorie von Yin und Yang gibt es auch hier eine Vielzahl von symbolischen Entsprechungen und Funktionsbereichen, wobei die Letzteren die Gesamtheit der menschlichen Phänomene und körperlichen Erscheinungen umfassen. So entspricht beispielsweise das Holz dem Funktionsbereich Leber und das Element Feuer wird mit dem Funktionsbereich Herz verknüpft. Die Organe werden dabei nicht als anatomisch begrenzte Einheiten betrachtet, sondern durch die mit ihnen verbundenen Funktionen und Wirkungen definiert (siehe Kasten Seite 24).
Die fünf Elemente sind, anders als es ihre Namen vielleicht vermuten lassen, keine starren Substanzen. Im Mittelpunkt steht das Regelwerk ihrer Wirkzusammenhänge. Man bezeichnet die Elemente daher auch als Wandlungsphasen. Als solche sind sie einem stetigen Kreislauf unterworfen und stehen in einer innigen Wechselbeziehung zueinander. Ist alles im Fluss, bringen sich die Elemente gegenseitig hervor und kontrollieren sich. Wenn sie aus dem Gleichgewicht geraten, können sie sich jedoch auch gegenseitig überwältigen.

DER NÄHRUNGSZYKLUS

In diesem Zyklus erzeugen und nähren sich die verschiedenen Elemente gegenseitig: Das Wasser lässt die Pflanzenwelt gedeihen. Dadurch wächst Holz, das vom Feuer benötigt wird. Während dieses lodert, produziert es Asche, die die Erde mit Nährstoffen anreichert. Die Erde wiederum erzeugt Metalle und Mineralien. Diese lagern in ihr und bereichern das Wasser. Es ist ein ewiger Kreislauf.
Genauso bedingen und regulieren sich in einem gesunden Organismus die den Elementen zugeordneten Organe gegenseitig und garantieren damit einen optimalen Energiefluss. Der Kreislauf des Lebens ist geschlossen. Wir sind gesund und fühlen uns wohl.

DER KONTROLLZYKLUS

Damit nicht zu starkes Wachstum den Kreislauf schädigt, kontrollieren sich die Elemente gegenseitig: Wasser löscht das Feuer und Feuer verformt Metall. Dieses kann Holz beispielsweise in Form einer Axt zerstören. Holz entzieht der Erde Nährstoffe und Wälder wirken beispielsweise Bodenerosionen entgegen. Die Erde hält das Wasser auf …
Besonders deutlich findet der Kontrollzyklus seine Entsprechung in den menschlichen Gefühlen: Zorn kontrolliert dort das Nachsinnen. Das Nachsinnen kontrolliert die Furcht. Die Furcht kontrolliert die Freude. Die Freude kontrolliert die Trauer und die Trauer wiederum den Zorn. Alles beginnt aufs Neue.

DER ÜBERWÄLTIGUNGSZYKLUS

Die Stärkung beziehungsweise Schwächung eines Elements kann dazu führen, dass diejenige Wandlungsphase, die eigentlich die Kontrollfunktion einnehmen soll, zu dominant wird. Ist das kontrollierende Element unverhältnismäßig stark oder ein Element im Verhältnis zu dem, von dem es gehemmt werden soll, sehr schwach, wandelt sich die Kontrolle zur Überwältigung. Wasser überschwemmt dann die Erde. Die Erde zerstört das Holz, beispielsweise durch ein Erdbeben. Holz macht Metall stumpf. Metall überwältigt das Feuer und das Feuer lässt Wasser verdampfen …

DIE ZAHL FÜNF

In der chinesischen Kultur spielt die Numerologie von jeher eine zentrale Rolle. Die Fünf steht für das Leben. Sie setzt sich zusammen aus der Zahl der Erde (zwei), die Yin verkörpert, und der Zahl des Himmels (drei), die für Yang steht. Yin und Yang spielen also auch in der Lehre der Fünf Elemente eine Rolle.

Auch dieser Kreislauf findet sich beim Menschen. Auf körperlicher Ebene staut sich zum Beispiel das Leber-Qi, wenn Erde und Metall durch Wasser beziehungsweise Holz überwältigt werden. Das verursacht unter anderem Verdauungsbeschwerden, Erkältungen oder führt zu Hauterkrankungen. Auf der emotionalen Ebene kann sich dann beispielsweise Traurigkeit in Wut umkehren.

DIE FÜNF ELEMENTE ALS DIAGNOSEINSTRUMENT

Die umfassende Theorie der Fünf Elemente dient in der TCM hauptsächlich der Beschreibung von klinischen Prozessen und Beziehungen. Gerade weil dieses System eine derartige Komplexität aufweist, kommt es dabei zu Widersprüchen. Während dies im westlichen Verständnis als Problem angesehen wird, mindert das die Nachvollziehbarkeit im chinesischen Kulturkreis nicht. Vielmehr wird das Erklärungsmodell der Fünf Elemente von erfahrenen TCM-Ärzten als wertvolles Diagnoseinstrumentarium angesehen. Es hilft, Krankheiten besser einzuschätzen und zu erkennen. Darüber hinaus spiegelt dieses geschlossene System den ganzheitlichen Ansatz der Energiemedizin wider. Man betrachtet den spezifischen Biorhythmus des Menschen, sein soziales Umfeld, seine Umgebung und ihren natürlichen Rhythmus (beispielsweise Jahreszeiten, Uhrzeit und Lebensalter).

KLASSIFIZIERUNG NACH DEN FÜNF WANDLUNGSPHASEN

Element	Holz	Feuer	Erde	Metall	Wasser
Inneres Organ (Yin-Organ)	Leber	Herz	Milz	Lunge	Nieren
Hohlorgan (Yang-Organ)	Gallenblase	Dünndarm	Magen	Dickdarm	Harnblase
Sinnesorgan	Augen	Zunge	Mund	Nase	Ohren
Gewebe	Sehnen	Blutbahnen	Muskeln	Haut	Knochen
Gefühl	Zorn	Freude	Besorgnis	Traurigkeit	Angst
Laut	Rufen	Lachen	Singen	Weinen	Stöhnen
Lebensphase	Kind	Heranwachsender	Erwachsener	Reifer Erwachsener	Alter Mensch
Geschmack	Sauer	Bitter	Süß	Scharf	Salzig
Geruch	Beißend	Verbrannt	Angenehm	Verdorben	Modrig
Himmelsrichtung	Osten	Süden	Mitte	Westen	Norden
Jahreszeit	Frühling	Sommer	Spätsommer	Herbst	Winter
Klima	Wind	Hitze	Feuchtigkeit	Trockenheit	Kälte
Farbe	Blau/Grün	Rot	Gelb	Weiß	Schwarz

DIE MERIDIANE

Die Lebensenergie Qi durchströmt den Körper auf unsichtbaren Energieleitbahnen, die neben den sichtbaren Leitbahnen wie Venen, Arterien, Lymph- und Nervenbahnen den gesamten Körper durchziehen. Diese Energiebahnen nennt man Meridiane (Jing Luo). Sie lassen sich, vereinfacht gesagt, mit einem Fluss vergleichen, der an manchen Stellen breiter (dichter) und an anderen schmaler ist. Entsprechend existieren im Körper Bereiche mit höherer Qi-Konzentration und solche mit geringerer Qi-Dichte.

- Insgesamt gibt es zwölf Hauptleitbahnen, die in Längslinien in der rechten und linken Körperhälfte verlaufen. Sie sind den fünf Yin-Organen sowie dem Herzbeutel (Perikard) und den sechs Yang-Organen zugeordnet (siehe Seite 20), wobei die Yin- und Yang-Organe immer paarweise auftreten und zusammen jeweils einen Funktionskreis bilden. Die Hauptmeridiane sind in den Händen und den Füßen über ihre Anfangs- und Endpunkte miteinander verbunden. Neben diesen zwölf Hauptmeridianen gibt es acht Energiebahnen, die als Sondermeridiane gelten. Sie sind nicht direkt mit den Organen verbunden und beherbergen mit Ausnahme des Lenker- und des Dienergefäßes (siehe Seite 38 und 39), die an der vorderen und hinteren Körpermitte verlaufen, keine unabhängigen Reizpunkte. Die Sondermeridiane unterstützen den Qi-Fluss, indem sie einen Mangel oder ein Übermaß an Qi in den Hauptleitbahnen ausgleichen. Jedoch führen beziehungsweise absorbieren sie die Lebensenergie nur für eine befristete Zeit. Kann während dieser Zeit kein Ausgleich gewährleistet werden, stellt sich Schwäche ein.
- Neben den Haupt- und Sondermeridianen existiert eine große Anzahl an Nebenmeridianen, die auch als »Luo-Leitbahnen« bezeichnet werden.

Gemeinsam bilden die Meridiane ein dichtes Netzwerk, damit die Energie überall im Körper ungehindert zirkulieren kann. Sie verbinden alle Körperteile und Organe miteinander und verknüpfen die außenliegenden Bereiche mit den innenliegenden genauso wie die oberen mit den unteren.

WAS TUN BEI BLOCKADEN?

Liegt bei einem der Meridiane eine Störung vor, staut oder blockiert diese die Energie und schadet dadurch der Gesundheit, weil Qi nicht mehr frei fließen kann. In so einem Fall kann man zwar nicht die einzelnen Meridiane selbst »behandeln«. Es gibt jedoch Methoden, die harmonisierend auf das ganze Energienetz wirken, wie zum Beispiel das Duftende Qi Gong (siehe ab Seite 106).

Jeder Hauptmeridian sowie zwei der Sondermeridiane verfügen zudem über spezifische Akupunkturpunkte, über die man auf das gesamte energetische System des Menschen einwirken kann, über das sich Blockaden lösen und auftretende Beschwerden regulieren lassen. Dort, wo die Meridiane dicht unter der Körperoberfläche verlaufen, ist dazu eine Behandlung mittels Druck (Akupressur, Massage), Nadelung (Akupunktur) und Wärme (Moxibustion oder Bäder) möglich. Mithilfe von gymnastischen Übungen sowie Atemübungen (Qi-Gong-Atmung) erreichen Sie auch die tiefliegenden Bereiche der Meridiane. Mehr dazu lesen Sie ab Seite 86.

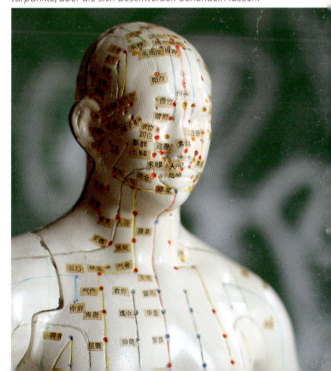

Entlang der Meridiane befinden sich hunderte Akupunkturpunkte, über die sich Beschwerden behandeln lassen.

DIE 14 GROSSEN LEITBAHNEN

Lungenmeridian (Tai Yin)
Über den Lungenmeridian lassen sich Beschwerden der Atemwege sowie Kopf- und Rückenschmerzen günstig beeinflussen.
Verlauf: Der Lungenmeridian entspringt dem mittleren Teil der Bauchhöhle, verläuft von dort nach unten und trifft im Körperinneren auf den Dickdarm. Hier ändert er seinen Kurs, schwenkt wieder nach oben, kreuzt das Zwerchfell und führt durch die Lungenflügel. Von dort erstreckt er sich bis zur Kehle, bis er unterhalb des Schlüsselbeins an der seitlichen Brustwand wieder die Körperoberfläche erreicht. Von hier verläuft er entlang der Innenseite des Oberarms zum Handgelenk, wo er schließlich außen an der Wurzel des Daumennagels endet.
Ein zweiter Ast des Lungenmeridians gabelt sich über dem Handgelenk und läuft an der Handaußenseite entlang bis zur äußeren Seite des Zeigefingers, wo er auf die Dickdarmleitbahn stößt.
Organuhr: Die Hochphase des Lungenmeridians liegt zwischen 3 und 5 Uhr, seine Ruhephase zwischen 15 und 17 Uhr. Dann erreicht die Partnerleitbahn, der Blasenmeridian, ihr energetisches Maximum.
Anzeichen von Störungen: Kurzatmigkeit, Asthma, starker oder trockener Husten, Lungenentzündung, Neigung zu Erkältungen, starker Harndrang, Schulter- und Rückenschmerzen, Brustschmerzen, Schweißneigung, Frostigkeit, blutiger Auswurf.
Häufig behandelte Punkte:
- LU 2 Yunmen (»Wolkentor«): Die Behandlung leitet Lungenhitze aus und senkt das Lungen-Qi ab. Leitet Hitze aus den Extremitäten aus.
- LU 5 Chize (»Teich der Elle«): löst Schleim aus der Lunge und regt die Wasserzirkulation wieder an. Bewässert auch die Blase und verbessert den Harnfluss. Gut für die Sehnen (zum Beispiel bei einem Tennisellbogen).
- LU 7 Lieque (»Fehler in der Reihe«): wirkt auf die oberen und unteren »Wasserwege« des Körpers. Wichtiger Punkt bei Beschwerden der Nase, öffnet die Nase. Emotional kann LU 7 stimmungsaufhellend wirken.

Dickdarmmeridian (Yang Ming)
Auf diesem Meridian sitzt auch der sogenannte Meisterpunkt gegen Zahnschmerzen.
Verlauf: Der Dickdarmmeridian beginnt an der Spitze des Zeigefingers. Er führt über die äußere Seite des Zeigefingers durch die Mulde zwischen den Daumensehnen, verläuft von dort entlang der Unterarmaußenseite bis zur seitlichen Ellbogenfalte. An der Außenseite des Oberarms zieht sich bis zum höchsten Punkt der Schulter, wo er sich schließlich verzweigt: Ein Ast durchläuft im Körperinneren die Lunge, passiert das Zwerchfell und erstreckt er sich weiter bis zum Dickdarm. Der zweite Ast führt an der Körperoberfläche weiter zum Hals. Von dort wandert er über die Wange innerlich weiter zu den unteren Zähnen und zum Zahnfleisch. Von dort gelangt er wieder an die Oberfläche, verläuft über die Oberlippe und endet auf der gegenüberliegenden Seite neben der Nase.
Organuhr: Maximale Energie zeigt der Dickdarmmeridian zwischen 5 und 7 Uhr morgens, seine Ruhephase liegt zwischen 17 und 19 Uhr. Um diese Zeit hat die Partnerleitbahn, der Nierenmeridian, ihr Hoch.
Anzeichen von Störungen: Migräne, Zahnschmerzen und Zahnfleischerkrankungen, Heiserkeit, Durchfall oder Verstopfung, Kältegefühl, Tennisarm, verstopfte Nase, Bluthochdruck.
Häufig behandelte Punkte
- DI 4 Hegu (»Das geschlossene Tal«): löst Verstopfungen in Darm, Nase, Gefäßen und Haut. Entkrampfende Wirkung. Wichtiger Punkt auch bei Beschwerden und Schmerzen an Kopf, Gesicht und Zähnen.
- DI 11 Quchi (»Der gebogene Graben«): öffnet die Oberfläche und leitet alle krankheitsauslösenden Faktoren aus dem Körper, speziell aber Wind und Hitze (Fieber).
- DI 20 Yingxiang (»Den Geruch willkommen heißen«): öffnet eine verstopfte oder trockene Nase, vertreibt Wind und klärt Hitze.

Über Lunge und Dickdarm entledigt sich der Körper nicht verwertbarer Stoffe. Die beiden ihnen zugeordneten Meridiane stehen in direkter Verbindung zueinander und beeinflussen sich gegenseitig.

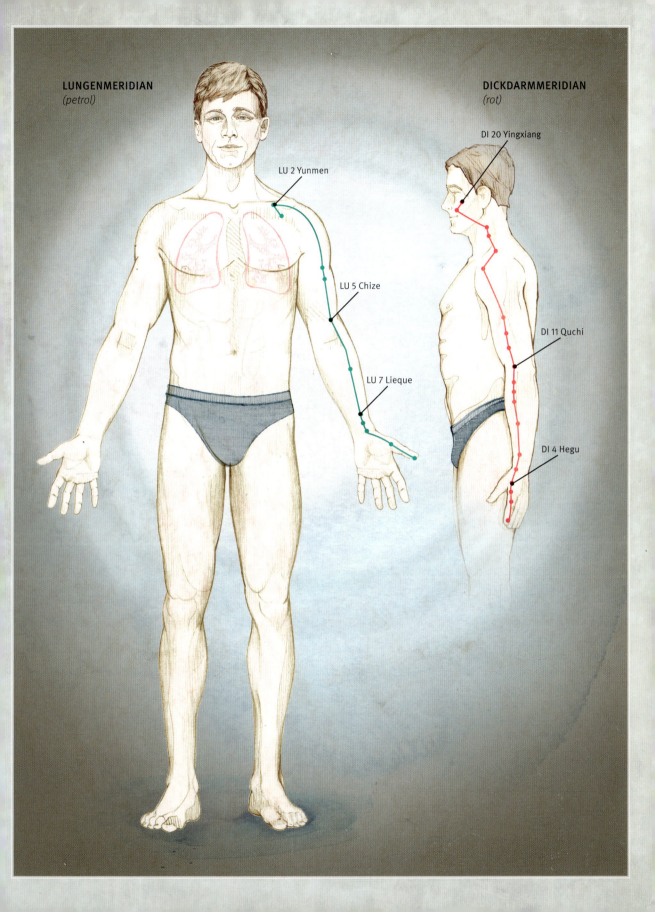

Magenmeridian (Yang Ming)

Erstreckt sich von Kopf bis Fuß durch den Körper.
Verlauf: Neben der Nase, an der Stelle, an der die Dickdarmleitbahn endet, beginnt der Magenmeridian. Von dort führt er zur Nasenwurzel und trifft im inneren Augenwinkel auf den Blasenmeridian. Unterhalb des Auges gelangt er an die Oberfläche, verläuft seitlich die Nase entlang abwärts, mündet ins obere Zahnfleisch, kurvt um die Lippen und zieht sich erst entlang des unteren Kieferknochens, dann vor dem Ohr zur Schläfe hinauf. Am Unterkiefer spaltet sich die Leitbahn. Während sich ein Ast im Inneren des Körpers seinen Weg durchs Zwerchfell zu Magen und Milz bahnt, bleibt der zweite Ast an der Oberfläche. Er passiert die Kehle, führt über den Hals erst zur Brust, dann zum Bauch und endet schließlich an der Leiste. Der innere Ast bildet sich am Ende des Magens neu und läuft an der Bauchhöhle nach unten. Dort vereint er sich wieder mit dem äußeren Ast. Wieder »vereint« zieht der Meridian über den Oberschenkel. Unterhalb des Knies teilt sich die Leitbahn erneut: Ein Ast verläuft weiter zur Fußspitze, wo sie an der Außenseite der zweiten Zehe endet. Ein anderer endet an der Außenseite der mittleren Zehe. Ein dritter führt vom Rist zur Innenseite der großen Zehe, wo er sich mit dem Milz-Pankreas-Meridian verbindet.
Organuhr: Die Hochphase des Magenmeridians liegt zwischen 7 und 9 Uhr morgens. 12 Stunden später, also von 19 bis 21 Uhr, ist der Magen am schwächsten. Dann hat die Partnerleitbahn, der Perikardmeridian, ihre Hochphase.
Anzeichen von Störungen: Schmerzen in Hals- und Nackenmuskulatur, Magenbeschwerden, Blähungen, Verdauungsstörungen, verkrampfte Gesichtsmuskeln.
Häufig behandelte Punkte:

- MA 6 Jiache (»Kieferwagen«): beseitigt Blockaden aus dem Meridian. Hilfreich bei Beschwerden im Bereich von Kopf, Gesicht und Zähnen.
- MA 25 Tianshu (»Himmlischer Drehpunkt«): reguliert Darm, Milz und Magen. Bei Bauchschmerzen, Blähungen, Verstopfung oder Durchfall.
- MA 36 Zusanli (»Drei Meilen am Fuß«): kräftigt den Magen und den gesamten Körper. Bei allen Magenerkrankungen und Verdauungsstörungen.

Milz-Pankreas-Meridian (Tai Yin)

Auch dieser Meridian zieht sich beinahe über die gesamte Körperlänge.
Verlauf: Die Leitbahn entspringt an der Innenseite der großen Zehe, verläuft entlang der Fußinnenseite bis zum Knöchel, über die hintere Seite des Unterschenkels, und die innere Seite von Knie und Oberschenkel. Am Ende des Oberschenkels schwenkt der Milz-Pankreas-Meridian in Richtung Schambereich, bis er die darüber gelegene Bauchhöhle erreicht. Hier gabelt er sich: Ein Ast läuft im Inneren des Körpers zur Milz und zum Magen. Ein weiterer innerer Ast führt aus dem Magen durch das Zwerchfell zum Herz, wo er sich mit dem Herzmeridian vereint. Der Hauptast wandert an der Bauchoberfläche zur Brust und stößt erst dort ins Körperinnere. Entlang der Kehle führt er zur Zungenwurzel.
Organuhr: Die Milz-Pankreas-Hochphase liegt zwischen 9 und 11 Uhr (Pankreas = Bauchspeicheldrüse). 12 Stunden später, zwischen 21 und 23 Uhr, ist die Energie dann am niedrigsten. Nun erreicht der Partnermeridian, die Leitbahn des Dreifacherwärmers, sein energetisches Maximum.
Anzeichen von Störungen: Sodbrennen, Erbrechen, Aufstoßen, körperliche Schwere, Gemütsschwankungen, Missmut sowie unregelmäßige und schwache Menstruation.
Häufig behandelte Punkte:

- MP 6 Sanyinjiao (»Kreuzung der drei Yin-Meridiane«): stärkt Milz, Leber und Niere. Hilft bei gynäkologischen und urogenitalen Störungen. Behandlung auch bei Angst oder Erschöpfung.
- MP 9 Yinlingquan (»Quelle am Yin-Grabhügel«): Wichtiger Punkt, um Nässe (Feuchtigkeit und Wasseransammlungen) zu beseitigen, vor allem im Unterleib. Die Behandlung hilft bei Ödemen und Entzündungen im Unterleib, Vaginalausfluss und vaginaler Pilzinfektion.
- MP 18 Tianxi (»Schluchtenbach des Himmels«): bei Beschwerden im Bereich des Brustkorbs.

Magen- und Milz-Pankreas-Meridian arbeiten besonders eng zusammen. Sie sorgen für das Gleichgewicht des Erdelements und verleihen Stabilität.

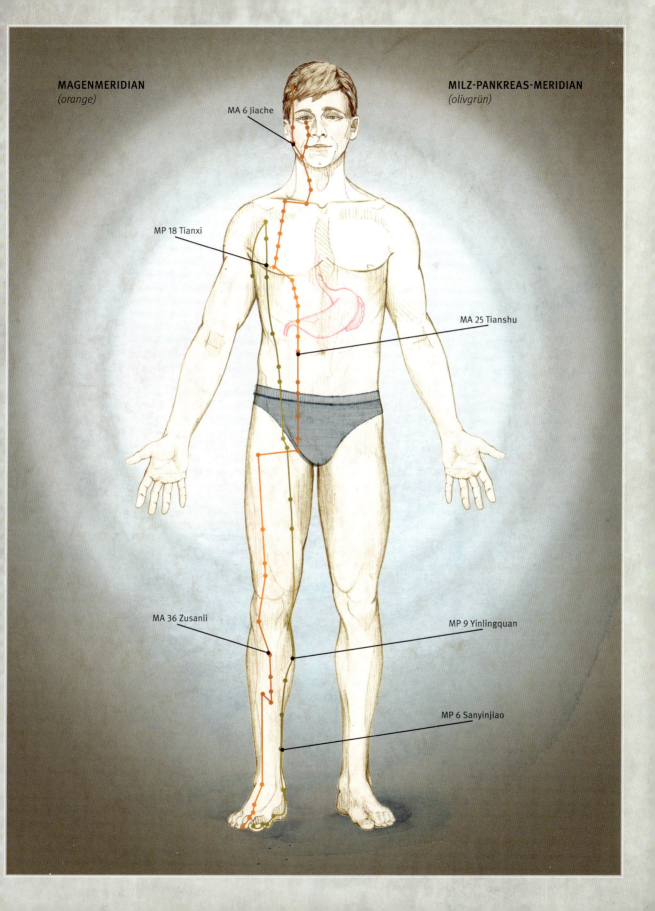

Herzmeridian (Shao Yin)

Bei diesem Meridian ist eine Selbstbehandlung nicht empfehlenswert. In der Regel bewährt sich hier eine Kombination von Schulmedizin und TCM.

Verlauf: Der Herzmeridian setzt sich aus drei Zweigen zusammen, die alle dem Herzen entspringen. Einer dieser Äste führt durch das Zwerchfell zum Dünndarm. Der zweite zieht sich seitlich an der Kehle entlang zum Mundwinkel bis zum Auge. Der dritte Ast verläuft zur Lunge, erreicht auf Höhe der Achselhöhe die Körperoberfläche, wandert entlang der Innenseite des Arms, streift das Handgelenk und die Handinnenfläche und endet schließlich an der inneren Spitze des kleinen Fingers, wo er sich mit dem Dünndarmmeridian vereint.

Organuhr: Maximale Energie zeigt der Herzmeridian zwischen 11 und 13 Uhr. Seine Ruhephase liegt zwischen 23 und 1 Uhr, wenn die Partnerleitbahn, der Gallenblasenmeridian, ihre Hochphase erreicht.

Anzeichen von Störungen: Kreislaufstörungen, allgemeine Herzbeschwerden, trockene Kehle sowie Dünndarmerkrankungen aller Art.

Häufig behandelte Punkte:

- H 1 Jiquan (»Pol-Quelle«): unterstützend bei Appetitlosigkeit, Müdigkeit und Verdauungsstörungen.
- H 3 Shaohai (»Meer der Shao-Leitbahn«): beseitigt Hitze aus Herz und Perikard (Herzbeutel). Wirkungsvoll bei Schmerzen am Ellbogen.
- H 7 Shenmen (»Tor des Geistes«): beruhigt den Geist und reguliert das Herz. Hilfreich bei psychosomatischen Erkrankungen, Angst, Unruhe, Schlafstörungen und Erschöpfung.

Dünndarmmeridian (Tai Yang)

Dem Dünndarmmeridian wird das Element Feuer zugeordnet. Seine Energie trennt das, was Körper und Geist nährt, von dem, das ihnen schadet.

Verlauf: Diese Leitbahn beginnt an der äußeren Spitze des kleinen Fingers, überquert die Handfläche und verläuft weiter entlang der Rückseite des Unterarms, an der Außenseite des Oberarms bis über die Schulter. Von dort zieht sie sich hinauf zum höchsten Punkt des Rückens, wo sie auf das Lenkergefäß stößt. Hier verzweigt sich der Dünndarmmeridian: Ein Ast zieht sich durch Herz, Zwerchfell und Magen bis hin zum Dünndarm. Ein zweiter Ast bahnt sich seinen Weg zum Hals, verläuft an ihm seitlich entlang zur Wange und über den äußeren Augenwinkel zum Ohr. Im Bereich der Wange gabelt sich der Ast auf: Ein kleiner Zweig verläuft zum inneren Augenwinkel, wo er sich mit dem Blasenmeridian verbindet.

Organuhr: Die Hochphase des Dünndarmmeridians liegt zwischen 13 und 15 Uhr, seine Ruhephase in der Nacht zwischen 1 und 3 Uhr. In dieser Zeit ist die Partnerleitbahn, der Lebermeridian, auf ihrem energetischen Maximum.

Anzeichen von Störungen: Beschwerden im Bereich des Magens und Dünndarms, Herzstörungen, Ischiasbeschwerden, Hexenschuss, Durchblutungsstörungen, Taubheit, Kopfschmerzen sowie steifer und schmerzender Nacken.

Häufig behandelte Punkte:

- DÜ 10 Naoshu (»Shu-Punkt des Oberarms«): wirkungsvoll bei Beschwerden im Schulter- und Nackenbereich, Verspannungen oder einer Frozen Shoulder.
- DÜ 14 Jianwaishu (»Äußerer Transportpunkt der Schulter«): hilft bei Schmerzen im Bereich von Nacken und Schultern.
- DÜ 19 Tinggong (»Palast des Hörens«): öffnet das Ohr. Wirkungsvoll bei allen Problemen am Ohr (auch Gehör).

VORSICHT

Herzbeschwerden sollten Sie immer sehr ernst nehmen, sie können lebensbedrohliche Folgen haben. Verzichten Sie hier auf eine Selbstbehandlung und lassen Sie sich unbedingt von Ihrem Hausarzt oder einem Kardiologen beraten.

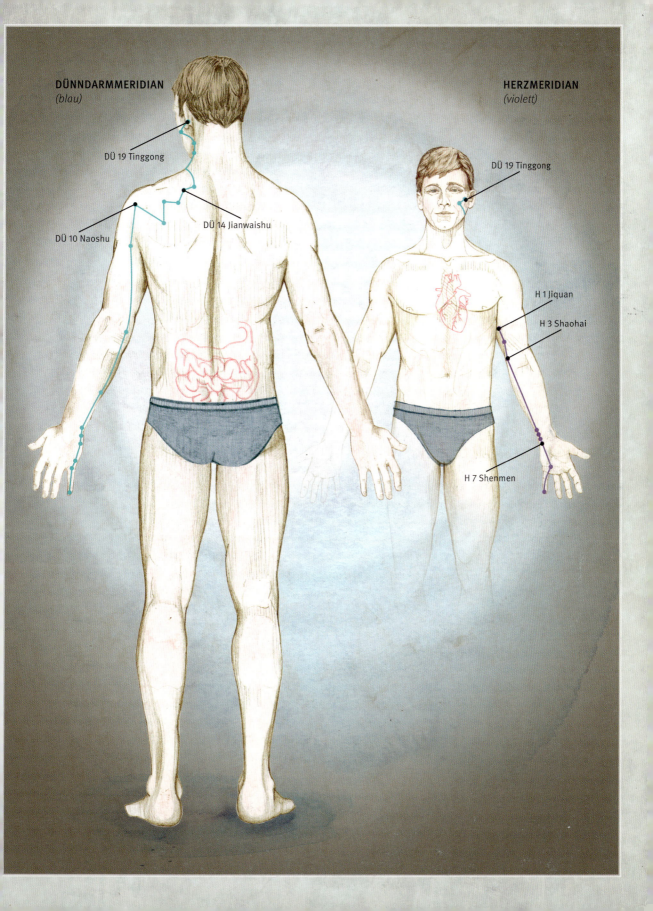

Blasenmeridian (Tai Yang)

Der Blasenmeridian reagiert empfindlich auf seelischen Druck. Deshalb machen sich besonders in dieser Leitbahn nicht nur körperliche, sondern auch seelische Spannungszustände bemerkbar.

Verlauf: Die Leitbahn beginnt am inneren Augenwinkel, von wo aus sie sich entlang der Stirn bis zum Scheitelpunkt des Kopfs zieht. Dort zweigt sich ein kleiner Zweig ab, der weiter ins Gehirn wandert. Der Hauptast kreuzt den Hinterkopf und gabelt sich im Nackenbereich erneut. Ein Ast verläuft von hier zur Basis des Nackens und weiter die Wirbelsäule entlang. Auf Bauchnabelhöhe gabelt sich der Ast erneut: Ein Zweig durchläuft Nieren und Harnblase, der andere Zweig wandert zurück über das Schulterblatt und dann parallel zum zuvor beschriebenen Ast die Wirbelsäule hinunter.

Am Gesäß treffen beide Zweige wieder aufeinander, laufen beide entlang der Oberschenkelrückseite bis zur Kniekehle, wo sie wieder miteinander verschmelzen. Der vereinte Meridian zieht sich nun über die Rückseite des Unterschenkels, hinter dem äußeren Knöchel entlang zur Fußaußenseite zur Außenseite der kleinen Zehenspitze, wo er schließlich mit dem Nierenmeridian, verschmilzt.

Organuhr: Maximale Energie zeigt der Blasenmeridian zwischen 15 und 17 Uhr, seine Ruhephase liegt zwischen 3 und 5 Uhr, wenn die Partnerleitbahn, der Lungenmeridian, ihre Hoch-Zeit hat.

Anzeichen von Störungen: Stoffwechselstörungen, Blasenschwäche und ein vermehrter Harndrang, Hämorrhoiden, rheumatische Beschwerden, starke Kopfschmerzen sowie Schmerzen zwischen den Schulterblättern.

Häufig behandelte Punkte:
- B 2 Zanzhu (»Bambus sammeln«): wirkt auf Augen, Nase und Rachen.
- B 10 Tianzhu (»Himmelssäule«): zerstreut Wind und befreit die Netzbahnen von Blockaden. Bei Kopfschmerzen und Beschwerden im Bereich von Nacken, Schulter und Rücken.
- B 28 Pangguangshu (»Transportpunkt der Blase«): bei Harnwegserkrankungen und Beschwerden im Bereich der Wirbelsäule.

Nierenmeridian (Shao Yin)

Die Nieren speichern das Jing und beherbergen damit die Vitalität. Daher stehen sie in besonderer Beziehung zu allen anderen Organen. Entsprechend lassen sich über den Nierenmeridian nicht nur Beschwerden von Nieren und Blase behandeln. Man kann über ihn den gesamten Stoffwechsel beeinflussen.

Verlauf: Der Nierenmeridian entspringt an der unteren Seite der kleinen Zehe, wandert von dort über die Fußsohle und den Rist, umkurvt den inneren Fußknöchel und zieht sich dann über die Unterschenkelinnenseite zur Kniekehle. Von dort aus steigt er weiter zum Oberschenkel und erreicht im Bereich des Schoßes das Körperinnere. Von den Nieren führt sein Weg zur Harnblase, ehe er oberhalb des Schambeins wieder an die Körperoberfläche tritt und entlang des Bauchs und der Brust aufwärts führt.

Oberhalb des Schambeins entspringt aus den Nieren ein zweiter Zweig. Dieser zieht sich entlang der Leber, des Zwerchfells, der Lungenflügel, der Kehle und weiter bis zur Zungenwurzel. Ein kleiner Zweig findet sich in der Lunge. Er läuft von dort zum Herz und vereint sich in der Brust mit dem Kreislauf-Sexualität-Meridian (Perikardmeridian).

Organuhr: Die Hochphase der Nieren liegt zwischen 17 und 19 Uhr. Zwischen 5 und 7 Uhr ist die Energie dort am niedrigsten. Zu diesen Stunden weist der Partnermeridian von Shao Yin, die Leitbahn des Dickdarms, sein energetisches Maximum auf.

Anzeichen von Störungen: kalte Hände und Füße, depressive Verstimmungen, Lustlosigkeit, Durchfall, allgemeine Kreislaufschwäche, Appetitmangel, Gewichtsverlust, fahle Gesichtsfarbe, Schlafsucht, trockene Zunge sowie getrübtes Sehvermögen.

Häufig behandelte Punkte:
- N 1 Yongquan (»Die sprudelnde Quelle«): auf der Fußsohle in der Mitte der Fußballen. Stärkt und harmonisiert das Qi der Nieren.
- N 3 Taixi (»Großer Bach«): reguliert die Nierenenergie bewährt zur Behandlung von Hals- und Zahnschmerzen, Schlafstörungen oder Rückenschmerzen.
- N 12 Dahe (»Groß und prominent«): hilfreich unter anderem bei Erkrankungen der Urogenitalorgane.

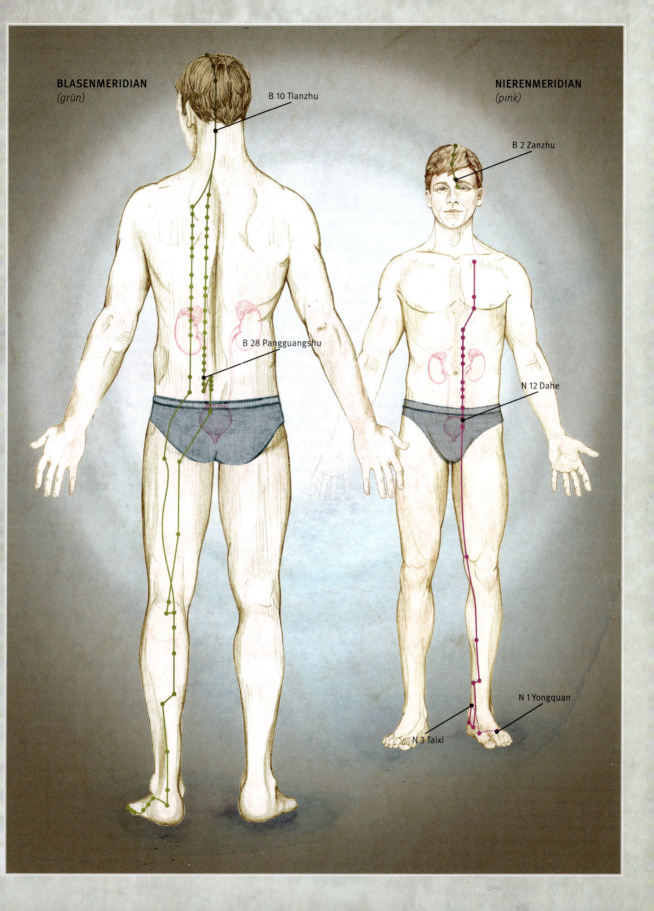

Perikardmeridian (Jue Yin)

Der Perikardmeridian trägt verschiedene Namen: Er wird auch Herzbeutelmeridian, Kreislauf-Sexualität-Meridian oder Kreislaufmeridian genannt. Seine Druckpunkte beeinflussen den Kreislauf und die Funktion der Hormondrüsen, weshalb sie sich auch auf die Sexualität auswirken. Lust und Freude nehmen hier ihren Ausgang.

Verlauf: Ein Zweig der Leitbahn durchquert vom Herzbeutel aus das Zwerchfell und vereint die drei Teile des Dreifacherwärmers. Ein zweiter trifft auf die Brust und gelangt über deren Außenseite an die Körperoberfläche. Dort macht er eine Kurve um die Achselhöhle und wandert entlang der Oberarminnenseite über den Unterarm zur Handfläche, bis er an der Spitze des Mittelfingers endet. Auf der Handfläche gabelt sich ein kleiner Zweig ab, der auf der Spitze des Ringfingers mit dem Dreifacher-Erwärmer-Meridian verschmilzt.

Organuhr: Maximale Energie weist der Perikardmeridian zwischen 19 und 21 Uhr auf, seine Ruhephase ist zwischen 7 und 9 Uhr. Zu dieser Zeit erreicht die Partnerleitbahn, der Magenmeridian, ihr energetisches Maximum.

Anzeichen von Störungen: Angstzustände, Neurosen, Nervosität, Retinablutungen, Herzschmerzen sowie Herzklopfen.

Häufig behandelte Punkte:
- PE 1 Tianchi (»Himmelsteich«): bei Spannungsgefühlen in der Brust.
- PE 6 Neiguan (»Der innere Pass«): hilft bei Magenproblemen, bei Erbrechen und Übelkeit. Seine Behandlung hat sich auch bei Schmerzen am Unterarm und Handgelenk bewährt.
- PE 8 Laogong (»Der Arbeitspalast«): Der Punkt bringt Vitalität und Lebensfreude zurück, er vermittelt Lust und Vergnügen. Seine Behandlung ist wirkungsvoll bei vielen Beschwerden im Brustraum und bei Magen-Darm-Störungen.

Dreifacher-Erwärmer-Meridian (Shao Yang)

Dieser Leitbahn lässt sich kein Organ zuordnen. Sie beeinflusst vielmehr alle Organe. Man nennt sie daher auch »Straße des Ursprungs-Qi«.

Verlauf: Die Dreifacher-Erwärmer-Leitbahn beginnt an der Außenseite des Ringfingers. Von dort führt sie zum Handrücken und weiter über das Handgelenk zum Unterarm. Über den Ellbogen verläuft sie zur Rückseite des Oberarms und weiter zur Schulter. Unterhalb des Schlüsselbeins spaltet sich der Meridian: Ein Ast tritt ins Körperinnere ein, durchquert die Brust, zieht sich zum Herzbeutel und zum Zwerchfell, ehe er ein Stück weiter unten den oberen, mittleren und unteren Erwärmer vereint.

Der zweite Zweig verläuft weiter an der Körperaußenseite zum Hals, bahnt sich seinen Weg zum oberen Rand des Ohrs und kurvt dann im Körperinneren um die Gesichtshälfte. Ein kurzer Zweig findet sich hinter dem Ohr, durchquert dieses, tritt vor ihm wieder an die Körperoberfläche, steigt zum äußeren Ende der Augenbraue an und verbindet sich dort mit dem Gallenblasenmeridian.

Organuhr: Das energetische Maximum des Dreifacherwärmer-Meridians liegt zwischen 21 und 23 Uhr, das energetische Minimum zwischen 9 und 11 Uhr morgens, wenn die Partnerleitbahn, der Milzmeridian, ihre Hochphase hat.

Anzeichen von Störungen: Völlegefühl, Bauchkrämpfe, Verdauungsschwierigkeiten, Taubheit, Schwerhörigkeit, Erkrankungen der Atem- und Luftwege sowie Augenschmerzen.

Häufig behandelte Punkte:
- 3 E 5 Waiguan (»Der äußere Pass«): Die Behandlung des Punktes ist hilfreich bei Kopf-, Nacken- und auch Ohrenschmerzen sowie bei Beschwerden an Schultern und Armen.
- 3 E 17 Yifeng (»Der Vorhang im Wind«): wirkungsvoll rund um die Ohren.
- 3 E 21 Ermen (»Das Ohrtor«): bei Beschwerden am Kiefergelenk, an den Ohren, im Gesicht und an den Zähnen.

Perikard (Herzbeutel) und Dreifacherwärmer sind nach westlicher Lehre keine Organe. Nach Auffassung der TCM übernehmen sie aber wichtige Aufgaben: Das Perikard schirmt vor seelischen Verletzungen ab. Der Dreifacherwärmer regelt Flüssigkeits- und Wärmeverteilung im Körper.

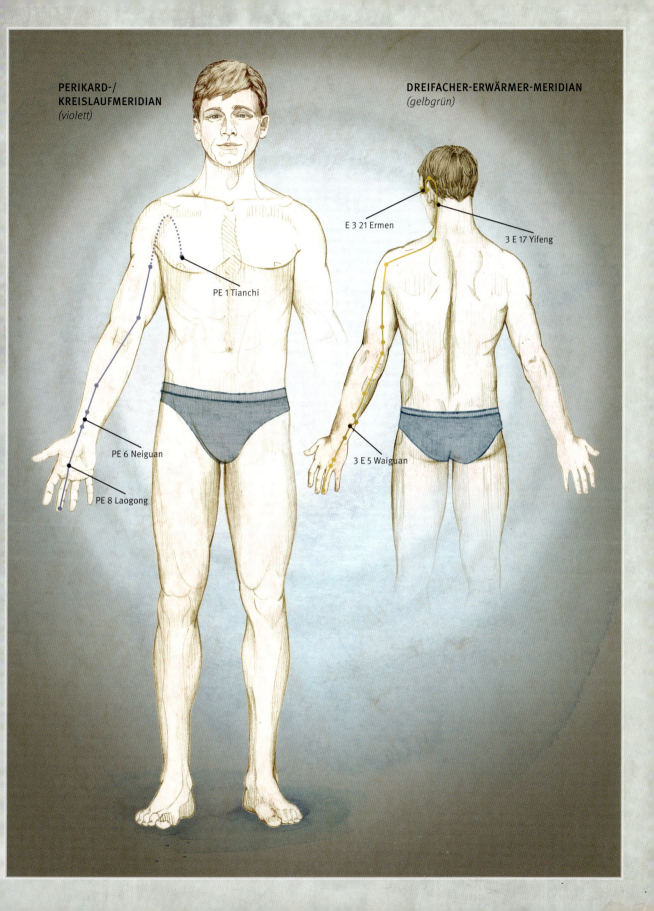

Gallenblasenmeridian (Shao Yang)

In der TCM wird der Gallenblasenmeridian mit der Fähigkeit in Verbindung gebracht, Entscheidungen zu fällen. In den alten Schriften heißt es deswegen über ihn: »Er ist der ehrliche Beamte, der durch weise Entschlüsse besticht.«

Verlauf: Die Leitbahn entspringt dem äußeren Augenwinkel und teilt sich in zwei Äste: Einer führt oberflächlich im Zick-Zack-Kurs seitlich am Kopf entlang, wandert hinter das Ohr und schließlich zum Scheitelpunkt der Schulter. Vor der Achsel wandert er weiter entlang der Rippen nach unten zur Hüfte. Der zweite Zweig zieht sich im Körperinneren über die Wange, den Hals, die Brust und die Leber bis zur Gallenblase. An der Bauchunterseite tritt er an die Oberfläche des Körpers und vereint sich schließlich im Bereich der Hüfte mit dem anderen Zweig.

Von hier verläuft die »wiedervereinte« Leitbahn über die Außenseite des Oberschenkels weiter zum Knie und zum Unterschenkel. Vorn führt sie dann am äußeren Knöchel entlang zum Rist, ehe sie auf der Spitze der zweiten Zehe endet. Auf dem Rist spaltet sich nochmals ein kleiner Zweig ab, der sich über den Fuß zur großen Zehe erstreckt und sich dort mit dem Lebermeridian verbindet.

Organuhr: Die Hochphase des Gallenblasenmeridians liegt zwischen 23 und 1 Uhr in der Nacht, seine Ruhephase ist zwölf Stunden später, mittags zwischen 11 und 13 Uhr. Jetzt erreicht die Partnerleitbahn, der Herzmeridian, ihr Maximum.

Anzeichen von Störungen: Augenbeschwerden, Kopfschmerzen, bitterer Geschmack im Mund, Anfälligkeit des Lymphsystems sowie Schmerzen im Brustkorb- und Schulterbereich.

Häufig behandelte Punkte:
- G 2 Tinghui (»Hören können«): bei allen Beschwerden an Ohr und Kiefer; unterstützt das Gehör.
- G 20 Fengchi (»Windteich«): zerstreut Wind (feng) und Hitze. Unterstützt das Sehen und Hören. Bei Migräne, Kopfschmerz und Erkältung. Klärt den Geist.
- G 30 Huantiao (»Der Kreis zum Springen«): Hilfreich bei Rückenschmerzen, Bandscheibenproblemen, Ischialgie.

Lebermeridian (Jue Yin)

Der Lebermeridian gilt als »Oberbefehlshaber« und ist verantwortlich für Antrieb und Dynamik und die Fähigkeit zu planen.

Verlauf: Er beginnt auf der Spitze der großen Zehe, zieht sich über den Rist und vor dem inneren Fußgelenkknöchel entlang bis zur inneren Unterschenkelseite, dann weiter aufwärts entlang der Innenseite des Oberschenkels zum Schambereich. Dort kurvt er um die äußeren Genitalien, dringt am Unterbauch ins Körperinnere ein und steigt nach oben zur Leber und Gallenblase.

Unterhalb der Rippen teilt sich der Meridian mehrfach und trifft auf den Lungenmeridian. Ein Zweig wandert dabei von der Luftröhre zur Kehle, weiter zum Auge und über die Stirn bis zum Scheitelpunkt des Kopfes. An der Wange zweigt ein weiterer Ast ab, der dann die Innenseite der Lippen umkurvt.

Organuhr: Maximale Energie zeigt der Lebermeridian in der Zeit zwischen 1 und 3 Uhr nachts, seine Ruhephase ist von 13 bis 15 Uhr. Dann hat die Partnerleitbahn, der Dünndarmmeridian, ihre Hochphase mit maximaler Energie.

Anzeichen von Störungen: Reizbarkeit, Nervosität, trockener Mund, trockener Hals, Völlegefühl im Brustkorbbereich, vermehrter Harndrang, Menstruationsbeschwerden sowie fahle Hautfarbe.

Häufig behandelte Punkte:
- LE 3 Taichong (»Der große Impuls«): reguliert das Leber-Qi und auch die Menstruation. Unterstützt Kopf, Augen und Brust.
- LE 13 Zhangmen (»Abschnittstor«): wirkt auf Leber- und Milz-Qi. Bei Leberproblemen, Verdauungsstörungen und Beschwerden in der Brust.
- LE 14 Qimen (»Tor des Qi-Kreislaufs«): zentraler Punkt für Erkrankungen der Leber. Seine Behandlung beruhigt den Magen.

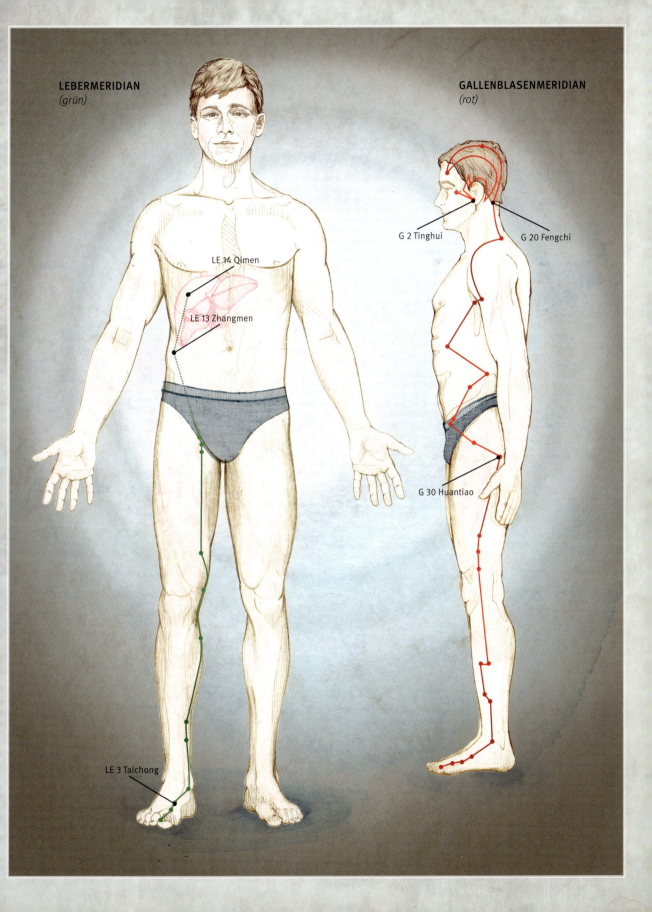

AUSSERORDENTLICHE MERIDIANE

Neben den zwölf Hauptmeridianen, von denen ein jeder einem bestimmten Organsystem zugeordnet ist, gibt es weitere Leitbahnen, die nicht zu einem bestimmten Funktionskreis gehören. Diese »Außerordentlichen« wirken regulierend auf die zwölf Hauptleitbahnen.

Zweien der insgesamt acht außerordentlichen Gefäße werden eigene Akupunkturpunkte zugeordnet, weil sie auf der Meridianebene des Körpers verlaufen: dem Lenkergefäß und dem Diener- oder Konzeptionsgefäß. Sie sind – im Gegensatz zu den Hauptmeridianen – nicht paarweise jeweils rechts- und linksseitig im Körper vorhanden, sondern erstrecken sich unpaarig über die Körpermitte.

Dennoch sind das an der Körperrückseite verlaufende Lenker- und das an der Körpervorderseite verlaufende Dienergefäß eng verknüpft. Dementsprechend stehen auch Krankheiten der Körpervorderseite und der Körperrückseite in einer engen Verbindung.

Lenkergefäß (Du Mai)

Das Lenkergefäß kontrolliert die fünf Yang-Meridiane sowie den Pankreasmeridian. Es wirkt in der oberen Region auf die psychische Energie, in der unteren auf die physische.

Verlauf: Das Lenkergefäß entspringt der Beckenhöhle. Ein Zweig läuft im Körperinneren zu den Nieren hinauf, ein zweiter erstreckt sich ebenfalls im Körperinneren nach unten, wo er zwischen Anus und den äußeren Genitalien an die Oberfläche tritt. Von dort zieht er sich weiter über die Spitze des Steißbeins, entlang der Wirbelsäule bis zum Kopf und zum Gehirn. Der Hauptzweig wandert über den Scheitel des Schädels hinab zur Stirn und weiter zur Nase, ehe er im oberen Zahnfleisch endet.

Anzeichen von Störungen: Ohnmachtsanfälle, schwacher Kreislauf, Unfruchtbarkeit, chronische Blasenschwäche, Hämorrhoiden, Rückenschmerzen sowie steifer Nacken.

Häufig behandelte Punkte:

- LG 4 Mingmen (»Tor zum Leben«): bei Nierenerkrankungen, Rückenschmerzen, schwacher sexueller Energie, Erkältungen und grippalen Infekten. Löst Verspannungen und Krämpfe.
- LG 14 Dazhui (»Großer Wirbel«): kräftigt den Nierenfunktionskreis und vermehrt die nährenden Säfte.
- LG 20 Baihui (»Hundert Zusammenkünfte«): Reguliert den Funktionskreis der Leber. Klärt die Sinne und beruhigt den Geist. Hilft bei Kopfschmerzen, Schwindel, Bluthochdruck, Schlaflosigkeit.

Dienergefäß (Ren Mai)

Das Dienergefäß, auch Konzeptionsgefäß genannt, kontrolliert die sechs Yin-Meridiane und beeinflusst die Genitalorgane.

Verlauf: Es beginnt wie das Lenkergefäß in der Beckenhöhle und tritt am Damm an die Oberfläche. Von hier führt es über den Schambereich zur Bauchmitte, quert Brust, Kehle und Unterkiefer, umkreist im Körperinneren den Mund, spaltet sich und läuft in zwei Zweigen zu den Augen.

Anzeichen von Störungen: Schmerzen im Becken- und Brustkorbbereich.

Häufig behandelte Punkte:

- KG 4 Guanyuan (»Die umschlossene Ursprungsenergie«): hilfreich unter anderem bei Störungen der Menstruation und Erkrankungen der Geschlechtsorgane.
- KG 12 Zhongwan (»Mitte des Magens«): reguliert das Magen-Qi und wirkt heilsam bei den verschiedensten Magenproblemen.
- KG 24 Chengjiang (»Flüssigkeiten auffangen, Breifänger«): bei Augen- und Gesichtserkrankungen sowie Kopfschmerzen.

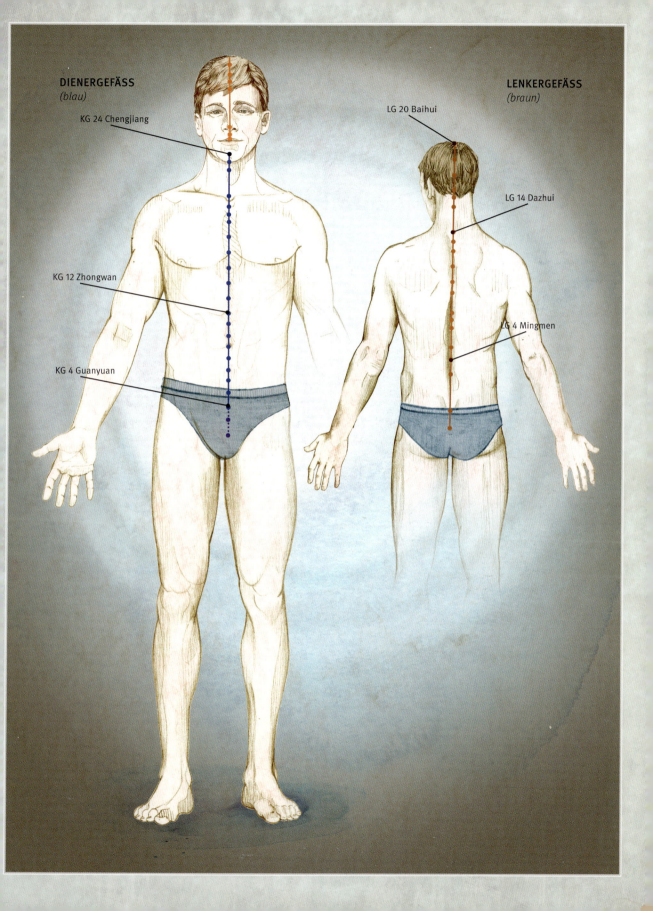

WAS UNS KRANK MACHT

Die TCM geht davon aus, dass Dysbalancen und somit Krankheiten durch die unterschiedlichsten Faktoren ausgelöst werden können. Das können äußere Faktoren sein wie Wärme beziehungsweise Hitze, Wind, Trockenheit oder Feuchtigkeit oder andere klimatische Bedingungen, die nicht nur die Natur beeinflussen, sondern auch unseren Körper.
Jedem dieser äußeren Faktoren wird ein bestimmter Konstitutionstyp zugeschrieben:

- Der Windtyp reagiert besonders empfindlich auf Zugluft und Wetterveränderungen und leidet häufig unter Gelenkbeschwerden, Arthrose, Koliken und Bluthochdruck. Er bekommt bei Erkältungen schnell Kopfschmerzen, hat Migräne, Trigeminus- und andere ausstrahlende Neuralgien sowie Halsschmerzen.
- Der Feuchtigkeitstyp spricht besonders sensibel auf Feuchtigkeit an. Zu seinen typischen Anfälligkeiten und Beschwerden zählen Ödeme, Rheuma, depressive Verstimmungen, Hypochondrie, ein niedriger Blutdruck, Konzentrationsschwäche, verschiedene Verdauungsstörungen und Magenbeschwerden sowie Herzinsuffizienz.
- Kältetypen sind Menschen, die zu kalten Füßen und Händen neigen und leicht frieren. Auch Nieren- und Nierenbeckenentzündung, Blasenentzündung, Frigidität, Lungenkrankheiten, Magenkrämpfe, eine schmerzhafte und starke Menstruation sowie ein niedriger Blutdruck sind typische Krankheitsbilder dieses Konstitutionstyps.
- Dem Hitze- oder Wärmetyp dagegen ist immer warm. Menschen mit dieser Konstitution sind meist übergewichtig und haben einen hohen Blutdruck. Sonnenbrand, Fieber, Hautausschläge, entzündliche Erkrankungen, Schlafstörungen und Herz-Kreislauf-Erkrankungen machen ihm häufig zu schaffen.
- Der Trockenheitstyp leidet verhältnismäßig oft an Neurodermitis, Schuppenflechte, Kreislaufstörungen, Verdauungs- und Magenproblemen oder Asthma. Generell neigen Menschen dieser Gruppe zur Austrocknung, deshalb erscheint ihre Haut oft müde und welk.

Neben der Witterung beeinflussen noch andere Faktoren wie die Ernährung, die Schlafgewohnheiten, die sexuelle Aktivität, individuelle Kondition und Überanstrengung, aber auch Infekte, Vergiftungen und Parasiten die Gesundheit in hohem Maße. Dasselbe gilt für einen Lebensstil, der nicht der Konstitution entspricht oder ungesunde Gewohnheiten. Ein angemessener Umgang mit den eigenen Kräften und vorbeugende Gesundheitspflege können hingegen das Wohlbefinden erhöhen.

KRANKHEITSFAKTOR GEFÜHLE

Es gibt aber nicht nur Krankheitsfaktoren, die uns von außen beeinflussen, sondern auch mächtige Kräfte, die aus unserem Inneren heraus wirken: die Gefühle. Sie stören das Gleichgewicht von Körper, Seele und Geist empfindlich. Beherrschen bestimmte Emotionen über einen längeren Zeitraum unsere Psyche und Seele, kann dies Krankheiten nach sich ziehen.
In der TCM geht man von fünf elementaren Emotionen aus: Wut und Zorn, Kummer und Traurigkeit, Freude, Schwermut und Sorge, Angst und Furcht. Jedem dieser Gefühle ist ein organischer Funktionskreis zugeordnet: Wut und Zorn beeinflussen den Funktionskreis der Leber, Kummer und Traurigkeit den der Lunge. Schwermut und Sorge sind mit dem Funktionskreislauf der Milz assoziiert, Angst und Furcht mit dem der Nieren. Freude beeinflusst in erster Linie das Herz. Weil dieses Organ allen anderen übergeordnet ist, sind aber auch alle anderen Empfindungen zu einem gewissen Grad Ausdruck des Herzens.
Für einen TCM-geschulten Arzt lässt sich das Gefühlsleben nicht nur anhand der Körperhaltung oder Mimik eines Menschen erschließen. Auch Faktoren wie vegetative Funktionsstörungen, Muskelverspannungen und Schmerzen in bestimmten Körperregionen, die mit dem jeweiligen Bezugsorgan in Verbindung stehen, spiegeln wider, was in seinem Inneren vor sich geht.
Um gesund zu werden, müssen die Elemente wieder zueinander in die Balance gebracht werden. Verschiedene Maßnahmen und Mittel können diesen Prozess unterstützen und begleiten. Einige davon lernen Sie ab Seite 86 kennen.

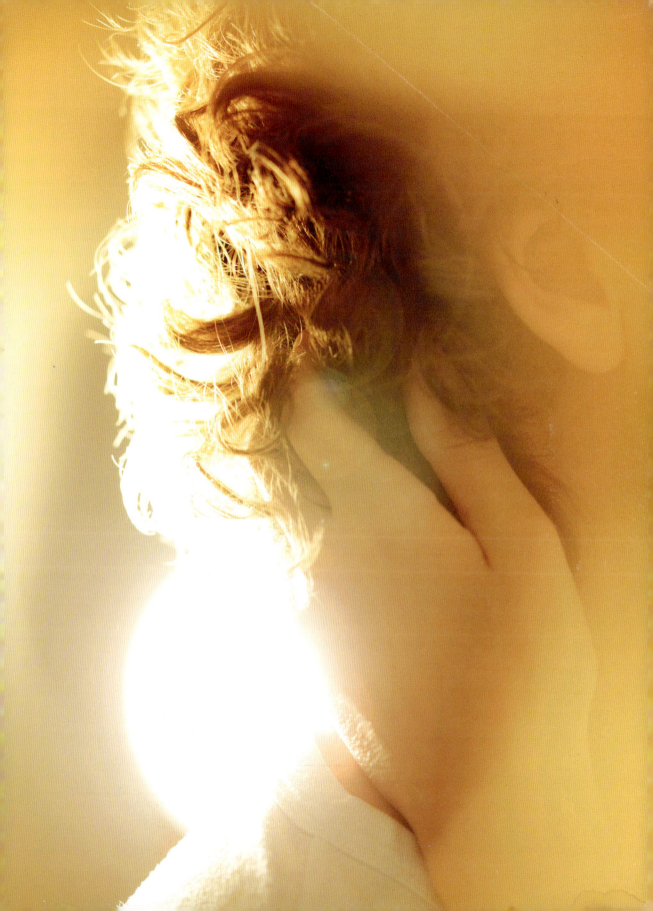

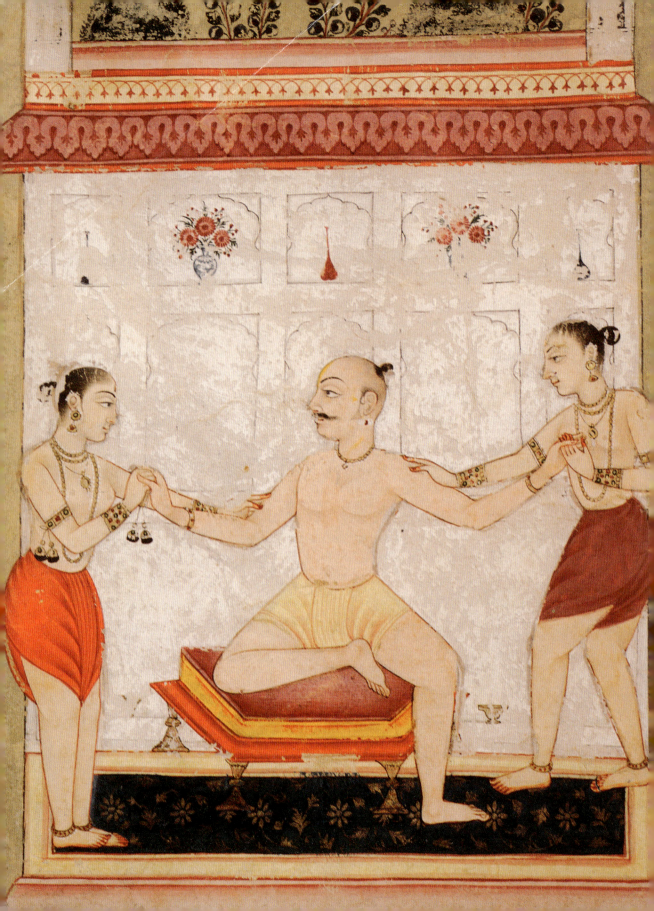

AYURVEDA

Ayurveda, die Wissenschaft vom Leben, ist die älteste Lehre von Gesundheit, Krankheit und Heilung, die wir kennen. Seine Grundlage bildet die indische Samkhya-Philosophie der Schöpfung, die um 400 v. Chr. von Kapila verfasst wurde und das schon damals jahrhundertealte Wissen erstmals schriftlich festhielt. Schon der bedeutende persische Arzt und Philosoph Ibn Sina (Avicenna, 980–1037) rühmte das indische Heilsystem in seinem »Canon medicinae«, damals ein europäischer Standard.

Ayurveda hat eine vergleichbar komplexe Sicht auf den menschlichen Organismus und seine Funktionen wie die TCM und ist aus medizinischer Sicht bis heute eine gültige ganzheitliche Gesundheitslehre. Sie beugt Krankheiten vor und kann klassische medizinische Behandlungen effektiv unterstützen. Die wichtigsten Maßnahmen dazu sind:

- eine dem individuellen Typ angepasste natürliche und vollwertige Ernährung
- Reinigungstechniken wie Panchakarma, um Schlacken im Körper zu binden und auszuscheiden
- medizinische Präparate wie zum Beispiel Heilpflanzen und Mineralien
- Meditation, Atemübungen und Yoga

PRANA, DIE LEBENSENERGIE

Die wohl bedeutendste Energie im Ayurveda ist Prana, der Atem, das dem chinesischen Qi entspricht und den ganzen Kosmos erfüllt, auch uns Menschen. Wir benötigen Prana zum Erhalt unserer Lebensfunktionen und zur Belebung von Geist und Seele.

Prana strömt durch die Nadis (Leitbahnen) und versorgt die Chakren mit Energie (siehe ab Seite 55). Prana ist zudem die Quelle des wichtigsten Entwicklungsprozesses des Yoga: Pranayama. Diese Übungen zielen darauf ab, die Lebensenergie zu regulieren (prana = unendliche Lebenskraft, ayama = kontrollieren, vermehren, ausdehnen). Eine der wichtigsten Atemübungen lernen Sie auf Seite 130 kennen.

Prana gliedert sich in fünf Bereiche, die spezifischen Bewegungen und Funktionen unterliegen: Prana Vayu, Udana Vayu, Vyana Vayu, Samana Vayu und Apana Vayu. Die fünf Vayus (vayu = Luft, Wind) finden sich an unterschiedlichen Stellen im Körper.

- **Prana Vayu** ist der essenzielle Lebensatem. Wir nehmen ihn über die Luft auf, die wir atmen. Prana Vayu steuert die anderen vier Vayus und ist für den Herzschlag sowie alle zentralen Organe zuständig. Es strömt durch Kopf, Herz, Lungen und Hals, regelt das Einatmen, das Niesen, Spucken, Aufstoßen und Schlucken. Weil es auch die energetischen Prozesse im Körper steuert, steht es in Verbindung mit den fünf Sinnen und der Inspiration. Ist Prana Vayu im Ungleichgewicht, macht sich das beispielsweise durch Ängste, Sorgen, Nervosität, Schlaflosigkeit und neurologische Störungen bemerkbar.
- **Udana Vayu** sitzt in Kopf und Hals. Es regelt das Ausatmen, die Sprache, den Willen, die Leistung und das Gedächtnis, beeinflusst aber auch Nerven, Gehirn und Hormone. Der »nach oben gerichtete Lebenshauch« beherrscht zudem Körperwachstum und Arbeitskraft. Er lenkt die Freisetzung positiver Energie und unterstützt die Kreativität. Auch Freude und Begeisterung unterliegen ihm. Wenn wir sterben, führt er die Seele aus dem Körper heraus. Eine Störung in diesem Bereich verursacht auf körperlicher Ebene Erbrechen oder Husten. Auf psychischer Ebene macht sie sich durch Arroganz und übertriebenen Stolz bemerkbar.
- **Vyana Vayu** steht für sämtliche Bewegungen im Körper und ist damit neben den Muskeln und Gelenken auch für das Kreislauf-, Lymph- und Nervensystem sowie die Blutzirkulation zuständig.

Vom Herzen aus breitet sich Vyana im gesamten Körper aus und ist dabei auch für die Energieverteilung über die Nadis zuständig.
Auf körperlicher Ebene weisen Appetitlosigkeit und ein nervöser Magen auf ein Ungleichgewicht hin. Auch Panikattacken oder Ticks können auftreten.
- **Samana Vayu** bedeutet so viel wie »ausgleichende Luft«. Es hat seinen Sitz im Bereich des Nabels und des Dünndarms und koordiniert den Verdauungsprozess. Seine Energie lenkt die Sauerstoffaufnahme und ist für den Willen und das Selbstbewusstsein verantwortlich.
Ein unharmonisches Samana Vayu kann sich unter anderem in Koordinationsproblemen und Bewegungseinschränkungen zeigen.
- **Apana Vayu,** die »sich wegbewegende Luft«, ist im Dickdarm lokalisiert. Es lenkt alle nach unten und außen gerichteten Bewegungen und beeinflusst damit jegliche Ausscheidungen sowie die Fortpflanzung. Damit wirkt es sich auch auf die Sexualität aus. Apana Vayu ist bedeutend für die Bewegung der Kundalini und den Kanal, durch den diese an der Wirbelsäule emporsteigt (siehe Seite 56). Durchfall, Verstopfung, Inkontinenz, frühzeitige Ejakulation, Menstruationsstörungen, Reizdarmsyndrom (RDS) oder Muskelschwäche können auf ein gestörtes Apana Vayu hinweisen.

DIE FÜNF KÖRPERHÜLLEN

Die ayurvedische Anatomie kennt fünf Körper, von denen jeder den nächsten schützend umhüllt.
Der erste Körper ist wie eine feste, materielle Hülle. Er besteht aus Knochen, Gewebe, Zellen, Organen, Blut und Wasser. Nahrung sichert seine Existenz.
Auch der zweite Körper zählt zu den materiellen Hüllen, weil man ihn sehen beziehungsweise spüren kann. Er atmet und wärmt den Menschen, wandelt Nährstoffe in Energie um, aktiviert die inneren Organe, den Herzschlag und die Verdauung. Ihm zugeordnet sind auch das Nerven- und Immunsystem, die Sinnesorgane sowie die Fähigkeit, neues Leben zu zeugen.
Der dritte Körper ist von feinstofflicher Natur. Er lebt die Gefühle und persönlichen Neigungen, ist emotional und sinnlich; auf dieser Körperebene befinden wir uns zum Beispiel, wenn wir verliebt sind. Alle nötigen Informationen erhält der dritte Körper über die Sinne, daher sind wir abhängig von den äußerlichen Wahrnehmungen unseres materiellen Körpers. Alle Erfahrungen und Erlebnisse, die wir im Lauf des Lebens machen, werden bewertet, gespeichert, verarbeitet.
Im ebenfalls feinstofflichen vierten Körper werden Wünsche und Ziele formuliert, Entscheidungen getroffen und Überlebensstrategien entwickelt. Er befähigt uns, Fragen zu stellen: Aufgrund seiner Intelligenz ist es möglich, Erkenntnis über das eigene Leben zu erlangen und selbst zu bestimmen. Weil er intelligent ist, lernt und denkt, ist der geistige Körper in der Lage, alle anderen Körper zu schützen.
Der unzerstörbare Kern des Menschen sitzt im fünften Körper. Er ist ewig leuchtende Energie und wird auch als »Seele« bezeichnet. Dieser innerste Kern ist unzerstörbar und unsterblich.
Nur wenn alle fünf Körper miteinander verbunden sind und kooperieren, entsteht Lebensfreude. Denn erst im fünften Körper entzünden sich Weisheit, Liebe und Glück. Dann fließt die Lebensenergie vom unsterblichen Kern in den materiellen Körper und wirkt weiter in die Welt.

ELEMENTARE ENERGIE

Ähnlich wie die Traditionelle Chinesische Medizin ordnet Ayurveda alle Teile des Körpers und die spezifischen Sinneswahrnehmungen fünf Elementen zu: Äther (Raum), Luft (Wind), Feuer, Wasser und Erde. Und wie bei der chinesischen Lehre der fünf Wandlungsphasen stehen auch hier die Elemente in einer Wechselbeziehung zueinander, gehen auseinander hervor, nähren und ergänzen sich gegenseitig. Daher können einzelne Körperbereiche gleichzeitig verschiedene Elemente in sich mit einschließen. Eines davon ist jedoch immer am stärksten vertreten und somit den anderen übergeordnet.
Ein Beispiel: das Blut. Während sein Geruch der Erde zugeordnet ist, stellt seine Konsistenz einen Bezug zum Wasser her. Seine Leichtigkeit wiederum ist ein Hinweis auf das Element Äther. Die pulsierende

Bewegung des Blutes entspricht dagegen der Eigenschaft der Luft, seine Farbe schreibt es dem Feuer zu. Dieses Element ist gemäß der ayurvedischen Lehre auch vorherrschend im Blut.

Die Elementarkräfte wirken in jedem Menschen. Sie sind in Bewegung oder stagnieren – je nachdem, wie sie durch die jeweilige Lebensweise und das Umfeld beeinflusst werden:

- Der Äther sitzt in den Hohlräumen des Körpers. Er hat einen direkten Bezug zum Gehörsinn.
- Die Luft steuert die Bewegungsabläufe, den Herzschlag, die Lungenfunktion sowie die Muskelkontraktionen, außerdem alle Aktivitäten des zentralen Nervensystems. Ihr ist der Tastsinn zugeordnet.
- Das Feuer reguliert den Stoffwechsel und das Enzymsystem, die Körpertemperatur, die Verdauung,

DIE FÜNF ELEMENTE UND IHRE VERKNÜPFUNGEN

Element	Äther	Luft	Feuer	Wasser	Erde
Eigenschaften	Leicht, fein, »durchdringend«	Trocken, leicht, rau, klar, fein, beweglich	Spitz, heiß, fein, leicht, rau, trocken	Ölig, flüssig, langsam, kalt, weich, feucht	Schwer, stabil, träge, hart
Sinn	Hören	Tasten	Sehen	Schmecken	Riechen
Manifestation im Körper	Mund, Nase, Magen-Darm-Trakt, Atemtrakt, Brustraum, Kapillaren, Lymphbahnen, Gewebe und Zellen	Bewegungen der Muskeln, Herzschlag, Ein- und Ausatmen, Bewegungen der Magenwand und des Darms sowie alle Bewegungen des zentralen Nervensystems	Stoffwechsel und Enzymsystem, Verdauung, Intelligenz, Körpertemperatur, Denkvorgänge, Sehvermögen	Absonderungen der Verdauungssäfte, Speicheldrüsen, Schleimhäute, Plasma. Wasser ist unerlässlich für die Funktion der Gewebe, Organe und verschiedenen Körpersysteme	Nägel, Muskulatur, Sehnen, Haut und Haare
Gewebe/Gewebsflüssigkeit	Knochen, Knorpel	Knochen	Knochen, Blut	Fettgewebe, Plasma, Knochenmark	Knochen, Knorpel, Muskeln, Fettgewebe
Geschmack	Bitter	Scharf, herb, bitter	Sauer, salzig, scharf	Süß, salzig	Süß, sauer

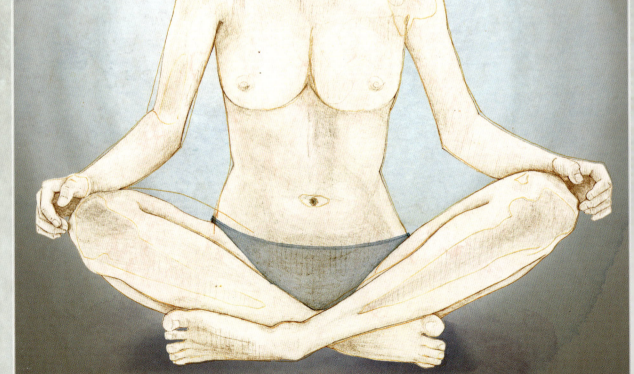

aber auch das Denk- und Sehvermögen. Ihm ist der Sehsinn zugeordnet.

- Das Wasser steht in enger Verbindung mit dem Gewebe, den Organen, verschiedenen Systemen des Körpers sowie dem Geschmackssinn, hat aber auch Einfluss auf die Körperfülle.
- Die festen Strukturen des Körpers wie Knochen, Nägel und Haare entsprechen dem Element Erde, dem auch der Geruchssinn zugeordnet ist.

DIE INDIVIDUELLE KONSTITUTION

Im Menschen finden sich die fünf Elemente in Form der drei Doshas (Tridoshas) Vata, Pitta und Kapha – dynamische Kräfte, die den Menschen auf körperlicher und geistiger Ebene individuell formen. Je nachdem, welche Qualitäten dominieren, liegt ein bestimmter Dosha-Typ vor.

- **Vata** ist auf der körperlichen Ebene für die Bewegungsprozesse zuständig. Es ist aktiv im Magen-Darm-Trakt, reguliert die Ausscheidung und den Atem. Auf psychisch-geistiger Ebene ist es verantwortlich für eine schnelle Auffassungsgabe und geistige Flexibilität. Ihm zugeordnet sind die Elemente Äther und Luft, die das Prinzip der Bewegung bilden. Vata ist der Anführer der anderen Doshas und die Grundlage für deren Ausgeglichenheit. Ist es in Balance, befinden sich in der Regel auch Pitta und Kapha im Gleichgewicht. Kommt es zu einer Dosha-Störung, fällt Vata als Erstes aus dem Rahmen und führt zu Frühstadien einer Erkrankung.
- **Pitta** beeinflusst die Vorgänge im Verdauungstrakt und ist maßgeblich für Intellekt und Durchsetzungsvermögen verantwortlich. Es steuert aber auch Hunger, Durst und sexuelle Kraft. Weil Feuer und Wasser das Prinzip der Umwandlung vertreten, werden sie diesem Dosha zugeordnet.
- **Kapha** unterstützt die natürliche Geschmeidigkeit von Schleimhäuten und Gelenken und wirkt sich auf das Langzeitgedächtnis aus. Die ihm zugeordneten Elemente sind Erde und Wasser; sie stehen für das Prinzip der Formgebung und die Struktur.

Den drei Doshas werden zudem bestimmte Merkmale zugeordnet. So beinhaltet Vata Qualitäten wie trocken, rau, kalt, leicht, beweglich, durchdringend und gefühlvoll. Pitta steht wiederum für scharf, flüssig, sauer, dynamisch, leidenschaftlich und leicht. Die Eigenschaften von Kapha sind fest, feucht, schwer, kalt, weich, ölig, süß, ernährend, stabil, träge, schleimig, zähflüssig und unbeweglich.

DER VATA-TYP

Der Vata-Typ ist meist dünn, sehr aktiv und hat nur wenig Appetit. Sein Kurzzeitgedächtnis ist ausgeprägter als das Langzeitgedächtnis und er ist häufig unsicher. Seine Füße sind oft kalt, die Haut ist trocken und die Haare sind meist fein. Ein Vata-Mensch scheut kaltes und windiges Wetter.

Vata-Typen sprechen nicht nur schnell, auch ihre Gedankengänge sind sprunghaft und rasend. Sie nehmen »nebensächliche« Dinge – wie feine Gesten, Blicke

DIE UREIGENE KONSTITUTION

»Prakriti«, was so viel bedeutet wie »individuelle gesunde Konstitution«, beeinflusst alle positiven und negativen Reaktionen im Körper. Die Grundkonstitution wird wie das vererbte Qi bereits bei der Empfängnis festgelegt. Sie verändert sich nie, sondern bleibt das ganze Leben hindurch gleich und entspricht damit quasi einem genetischen Code. So wie jeder Mensch über verschiedene Talente, Vorlieben oder physiognomische Merkmale verfügt, ist auch sein Kräftegleichgewicht individuell. Allerdings können Einflüsse von außen auf die Elemente einwirken, die ununterbrochen die Prozesse im Körper steuern. Sie können diese umwandeln und so das Befinden beeinflussen – zum Guten ebenso wie zum Schlechten.

und Nebengeräusche – wahr und gehen aufmerksam durchs Leben. Oft zeichnen sie sich durch Wissensdurst, Begeisterungsfähigkeit und Pioniergeist aus. Wenn der Vata-Anteil negativ gepolt ist, kommt es zu Unmut, Unzufriedenheit und Hoffnungslosigkeit. Ist die Vata-Energie zu hoch, fällt es dagegen schwer, Entscheidungen zu fällen. Auch eine klare Fokussierung auf ein Ziel ist dann nicht möglich. Anfängliche Euphorie wird schnell zu Langeweile.

DER PITTA-TYP

Menschen, die von Pitta-Energie geprägt sind, sind von mittlerer Statur. Sie sind intelligent, schlafen wenig, aber fest und geben gerne Geld für Luxusgüter aus. Sie sind geborene Führungspersönlichkeiten, sehr bestimmend und können sich und andere wunderbar motivieren. Sie bewegen etwas im Leben, scheuen sich nicht vor Hindernissen und bewältigen Unangenehmes, ohne mit der Wimper zu zucken. Ehrgeiz und das Streben nach Perfektion sind ebenfalls charakteristisch für Pitta-Typen. Sie setzen sich stets unter Leistungsdruck, weshalb sie selten zufrieden sind. Jedoch sehen sie dies weniger als Grund an, aufzugeben oder Selbstzweifel zu hegen, sondern betrachten dies vielmehr als Motor und Antriebsfeder. Aufgeben liegt ihnen nicht.

Pitta-Menschen haben eine starke Ausstrahlung: Betreten sie einen Raum, ziehen sie die Blicke auf sich. Da sie sehr intolerant sein können, kommt nicht jeder mit ihnen zurecht. Pitta-Kraft entwickelt manchmal eine Eigendynamik, die in cholerischen Anfällen und Aggressionen gipfeln kann. Um Pitta im Gleichgewicht zu halten, braucht es daher stets geistige Anforderungen und körperliche Aktivität (am besten als Wettbewerb wie bei einem Turnier).

DER KAPHA-TYP

Kapha-Typen neigen zu Übergewicht, blasser Haut und Lethargie. Sie sprechen oft langsam und monoton und wirken daher auf andere mitunter schwerfällig. Dabei haben sie viel Ausdauervermögen. Wenn sie ein Ziel vor Augen haben, erreichen sie dieses in der Regel auch. In Indien assoziiert man Kapha deshalb auch mit der erfolgversprechenden Kraft im Menschen. Menschen, die von Kapha geleitet sind, pflegen einen routinierten Lebens- und Arbeitsstil. Alles muss seine Ordnung haben, nichts wird unüberlegt vollzogen. Beständigkeit macht sie glücklich – ob im Beruf oder im Privatleben. Sie sind sehr häuslich und familienorientiert, Traditionen sind ihnen wichtig. Kapha-Menschen können mit Hektik und Spontanität nicht umgehen. Sie benötigen stets eine Regenerationsphase, am liebsten allein, und sitzen Konfliktsituationen erst einmal aus.

Ist die Kapha-Konstitution zu stark ausgeprägt, führt das zu Unflexibilität. Der Betroffene beginnt sich dann selbst einzuschränken, zieht sich zurück und kapselt sich von seiner Umwelt ab. Das Ganze mündet in den meisten Fällen in einer typischen »Kapha-Depression«: Man ist vom Leben überfordert, stumpft emotional ab und taucht in eine Traumwelt ab.

Um Kapha im Gleichgewicht zu halten, empfiehlt sich eine aktive Lebensweise, nicht nur im körperlichen Sinne. Auch der Geist muss stets flexibel bleiben.

WELCHER TYP BIN ICH?

Die verschiedenen Konstitutionstypen unterscheiden sich hinsichtlich ihres körperlichen Erscheinungsbildes, psychischer Merkmale und typischen Eigenschaften. Dabei sind die auf diesen Seiten genannten Beschreibungen nur Anhaltspunkte. Wenn es Ihnen schwerfällt, sich einem bestimmten Typ zuzuordnen, kann ein ayurvedisch geschulter Arzt oder Heilpraktiker weiterhelfen. Er ermittelt anhand einer Pulsdiagnose die Gesamtverfassung und kann dadurch zusammen mit verschiedenen Informationen wie Körperbau oder persönliche Gewohnheiten und Vorlieben Ihren Typ sehr genau bestimmen.

MERKMALE DER KONSTITUTIONSTYPEN

Konstitutionsmerkmal	Vata	Pitta	Kapha
Körperbau	Zierlich, schlank	Normal	Kräftig
Körpergewicht	Leicht	Durchschnittlich	Schwer
Augen	Braune oder schwarze Iris, klein, stumpf, trocken	Grüne, graue oder gelbe Iris, durchdringend	Blaue Iris, groß, dickere Wimpern
Haut	Brauner Teint, trocken, kühl	Heller, rötlicher oder gelblicher Teint, weich, fettig, warm	Blass, weiß, dick, fettig, kühl
Haare	Trocken, kraus, sehr dunkel	Weich, fettig, blond, rot	Kräftig, fettig, gewellt, dunkel oder hell
Zähne	Vorstehend, schief, groß, Tendenz zu Parodontitis	Normale Größe, gelblich, weiches Zahnfleisch	Stark, weiß
Ausscheidung	Trocken, hart, Neigung zu Verstopfungen	Weich	Schwer, ölig
Puls	Schwach, schnell (80–100 Schläge in der Minute)	Mäßig (70–80 Schläge in der Minute)	Langsam (60–70 Schläge in der Minute)
Körperliche Aktivität	Sehr aktiv	Mittelmäßig aktiv	Schwerfällig
Gedächtnis	Starkes Kurzzeitgedächtnis, schwaches Langzeitgedächtnis	Allgemein gut	Langsame Auffassungsgabe, gutes Langzeitgedächtnis
Durst	Variiert	Übermäßig	Gering
Bevorzugte Geschmacksrichtung	Süß, salzig, sauer	Süß, bitter, herb	Scharf, bitter, herb
Geist	Getrieben, aktiv	Hitzig, intelligent	Gelassen, langsam
Temperament	Unberechenbar, ängstlich, unsicher	Eifersüchtig, reizbar	Gelassen, gierig
Sprache	Schnell	Scharf	Langsam, eintönig
Träume	Von Bewegung	Von Auseinandersetzungen, Feindseligkeit	Von Gewässern
Schlaf	Wenig, unterbrochen	Wenig, fest	Viel, fest

Einteilung angelehnt an: »Das große Ayurveda Heilbuch« von Vasant Lad, siehe Literaturempfehlungen Seite 250.

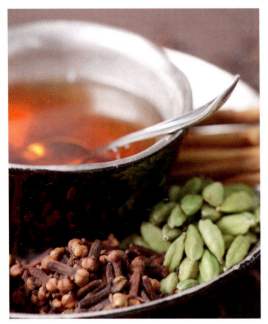

Die richtigen Kräuter und Gewürze helfen, die Doshas wieder ins Gleichgewicht zu bringen.

MISCHTYPEN

Häufiger als die reinen Vata-, Pitta- oder Kapha-Menschen gibt es sogenannte Mischtypen aus zwei dominaten Doshas: Vata-Pitta, Vata-Kapha und Pitta-Kapha. Beim selteneren Vata-Pitta-Kapha-Mischtyp (Tridosha-Typ) befinden sich die drei Doshas im Gleichgewicht.

UNGLEICHGEWICHT DER DOSHAS

Jeder Mensch sollte darauf achten, dass seine Doshas im Gleichgewicht sind. Nur dann ist er gesund. Werden die fünf Elemente auf körperlicher oder geistiger Ebene über eine längere Zeit zu sehr angeregt oder geschwächt, sammelt sich die Energie an entsprechenden Stellen oder fehlt dort. Das führt zu einem energetischen Ungleichgewicht, einem gestörten Dosha, das auf Dauer wiederum den Nährboden für Beschwerden und später auch Krankheiten bildet.
Um eine Erkrankung zu diagnostizieren, ihre Ursachen zu erkennen und die entsprechenden Gegenmaßnahmen einzuleiten, muss der Ayurveda-Arzt daher zunächst den Konstitutionstyp exakt bestimmen. Die anschließende Therapie zielt dann darauf ab, das Gleichgewicht wiederherzustellen und Beschwerden zu beseitigen, beispielsweise durch eine besondere Ernährung oder bestimmte Yogaübungen.
Wichtig: Liegen akute oder chronische Krankheiten vor, können Sie die im Folgenden empfohlenen Anwendungen begleitend durchführen. Sie sollten aber unbedingt Rat und Hilfe bei einem Arzt einholen.

Vata-Ungleichgewicht

Fasten, ein Übermaß an Bewegung sowie Kälte lassen Vata anwachsen, genauso wie es durch den Verzehr von trockener oder vorgekochter Kost und stopfender Substanzen verstärkt wird. Auch Verletzungen oder ein hoher Blutverlust, zu viel Geschlechtsverkehr oder die Unterdrückung natürlicher Triebe und Gefühle wie Bedauern, Schuld und Angst tragen zu einer Erhöhung dieses Doshas bei. Sogar das Alter, die Jahres- und Tageszeit sind von Bedeutung. So neigt Vata mit den Jahren zu Störungen. Gleiches gilt im Herbst, am Abend sowie in den letzten Nachtstunden.
Die häufigsten Symptome für ein Übermaß an Vata sind Schmerzen im Bereich der Schläfen, im Magen, in den Augen oder im Kiefer. Betroffene klagen zudem über Müdigkeit, verkrampfte Augenlider, Schwindelgefühl, Schluckauf, häufiges Gähnen und Zittern. Ihr Mund fühlt sich trocken an und sie haben das Gefühl, als läge ein dunkler Schleier vor ihren Augen. Sie ziehen sich zurück und werden zunehmend ängstlich.
Verschiedene Maßnahmen helfen, ein überhöhtes Vata wieder abzubauen. Bereits eine ruhige Umgebung und ausreichend Schlaf können einiges bewirken. Man sollte zudem auf Vata reduzierende Kost achten (siehe Seite 51). Darüber hinaus hilft es, dreimal täglich warm und vor allem zu geregelten Zeiten zu essen. Ganz wichtig: Jeder Behandlung sollte – unter Anleitung eines erfahrenen Ayurveda-Arztes – eine Darmreinigung vorausgehen. Denn Schlacken und Giftstoffe, die sich vor allem im Dünndarm finden, belasten die Gesundheit und führen häufig zu chronischen Erkrankungen, Schlafstörungen,

DAS GLEICHGEWICHT WIEDERHERSTELLEN

Vata reduzierende Lebensmittel
- **Milch und Milchprodukte**
- **Sojaprodukte:** Tofu
- **Getreide:** Dinkel, Gerste, Hafer, Hirse, Mais, Roggen, Weizen
- **Obst:** Ananas, Aprikose, Banane, Dattel, Erdbeere, Feige (frisch), Grapefruit, Himbeere, Kirschen, Kokosnuss, Mango, Melone, Orange, Papaya, Pfirsich, Pflaume, Traube, Zitrone
- **Gemüse:** Artischocken, Aubergine, Blattgemüse, grüne Bohnen, grüne Erbsen, Gurke, Karotte, Knoblauch, Kürbis, Lauch, Okra, Petersilie, Radieschen, Rettich, Rote Bete, Schwarzwurzel, Sellerie, Süßkartoffel, Tomate (reif), Zwiebel (gekocht)
- **Kräuter und Gewürze:** Anis, Basilikum, Dill, Fenchel, Ingwer, Kreuzkümmel, Majoran, Nelken, Rosmarin, Salbei, schwarzer Pfeffer, Senfkörner, Steinsalz, Zimt
- **Öle:** Distel-, Kürbiskern-, Oliven-, Raps-, Sesam- und Sonnenblumenöl
- **Nüsse und Kerne:** Cashew-Nüsse, Kürbiskerne, Mandeln, Pinienkerne, Pistazien, Sesamsamen, Sonnenblumenkerne

Pitta reduzierende Lebensmittel
- **Milch und Milchprodukte:** Butter, Ghee, Hüttenkäse, Magerkäse, Milch, Sahne
- **Sojaprodukte:** Sojabohnen, Tofu
- **Getreide:** Dinkel, Gerste, Hafer, Reis, Weizen
- **Obst:** Ananas, Banane, Birne, Dattel, Erdbeere, Feige (frisch), Himbeere, Kirschen, Kokosnuss, Mango, Melone, Papaya, Pfirsich, Pflaume, Traube (süß)
- **Gemüse:** Artischocke, Aubergine, Blattgemüse, Blumenkohl, Brokkoli, Endivien, Erbsen, Gurke, Kartoffel, Kohl, Kürbis, Okra, Pilze, Rosenkohl, Schwarzwurzel, Sprossen, Süßkartoffel, Tomate (reif)
- **Kräuter und Gewürze:** Melisse, Minze, Koriander, Kreuzkümmel, Kümmel, Kurkuma, Steinsalz
- **Kerne:** Sonnenblumenkerne

Kapha reduzierende Lebensmittel
- **Milch und Milchprodukte:** Buttermilch, Molke
- **Sojaprodukte:** Tofu
- **Getreide:** Buchweizen, Gerste, Hirse, Mais, Roggen
- **Obst:** Apfel (gekocht), Ananas, Birne (gekocht), Granatapfel, Grapefruit, Limone, Orange, Papaya, Trockenfrüchte, Zitrone
- **Gemüse:** Artischocken, Aubergine, Blattgemüse, Bohnen, grüne Bohnen, grüne Erbsen, Gurke, Karotte, Knoblauch, Kürbis, Lauch, Okra, Petersilie, Radieschen, Rettich, Rote Bete, Schwarzwurzel, Sellerie, Süßkartoffel, Tomate (reif), Zwiebel (gekocht)
- **Kräuter und Gewürze:** Anis, Basilikum, Dill, Ingwer, Koriander, Kümmel, Kurkuma, Majoran, Minze, Nelken, Salbei, schwarzer Pfeffer, Zimt
- **Öl:** Senföl

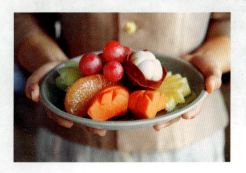

Immunschwäche und Stimmungsschwankungen. Nach einer Darmreinigung nehmen Energie und Leistung meist aber schnell wieder zu.

Pitta-Ungleichgewicht

Vor allem salzige, scharfe und säurebildende Nahrung fördert eine Pitta-Dominanz. Darüber hinaus neigt dieses Dosha gerade im Sommer zu Störungen, weil dann sein Grundelement, das Feuer, vermehrt wird, genauso übrigens wie durch Ärger. Auch zur Mittagszeit und um Mitternacht wird Pitta angeregt. Generell erhöht es sich in der Jugend.

Starkes Schwitzen und Körpergeruch gehören zu den wesentlichen Anzeichen für vermehrtes Pitta. Typisch sind auch starker Hunger, Durst, blasse Haut und dunkelgelber Urin. Verdickungen und Risse in der Haut, Akne, Herpes und Entzündungen können ebenfalls Indizien für ein Ungleichgewicht sein. Denn diese Erkrankungen sind verborgene Formen von Hitze. Auf der psychischen Ebene macht sich zu viel Pitta durch Unzufriedenheit, Wut und Zorn bemerkbar.

Sie können einem Pitta-Ungleichgewicht durch kalte Bäder und Massagen sowie Pitta reduzierende Kost entgegenwirken (siehe Seite 51). Vermeiden Sie im Gegenzug schwere und fette Nahrungsmittel. Wie beim überbetonten Vata hilft eine Darmentleerung.

Kapha-Ungleichgewicht

Salzige, säurebildende sowie ölige, fettige und schwer verdauliche Nahrungsmittel, ständiges Sitzen und mangelnde Bewegung steigern Kapha. Generell steigt Kapha in der Kindheit, im Frühling, am Morgen und in der frühen Nacht. Nicht selten geht eine Kapha-Überhöhung mit Müdigkeit, Schlaffheit und einem Gefühl der körperlichen Schwere einher. Übermäßige Speichelbildung und ein süßer Geschmack im Mund weisen ebenso auf eine Störung hin wie Übelkeit und Frösteln. Zum Ausgleich eignen sich Nahrungsmittel mit scharfen, wärmenden, bitteren, herben, trockenen und leichten Eigenschaften (siehe Seite 51). Auch Aktivität, Bewegung und weniger Schlaf fördern das Gleichgewicht.

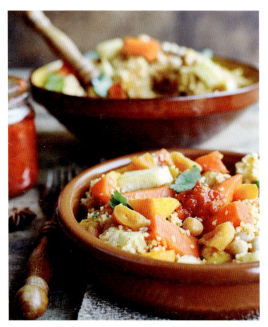

Getreidegerichte wie dieses Couscous mit gedünstetem Gemüse wirken auf Pitta-Typen ausgleichend.

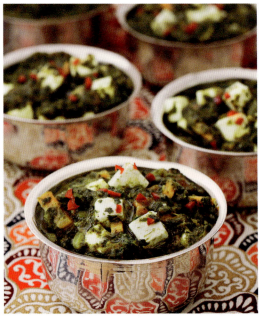

Kapha-Typen sollten statt Rohkost eher warmes Gemüse essen, um ihrer »kalten« Natur entgegenzuwirken.

ZWISCHEN CHINA UND INDIEN – DIE LEHRE TIBETS

Wie TCM und Ayurveda ist auch die Traditionelle Tibetische Medizin ein ganzheitliches medizinisches System, das den Menschen als Einheit von Körper, Geist und Seele betrachtet und nicht prinzipiell zwischen physischen und psychischen Beschwerden unterscheidet. Ihre Wurzeln reichen bis ins 7. Jahrhundert zurück und ihr Wissen wurde lange Zeit vor allem mündlich überliefert. Im Westen hat das hochkomplexe Medizinsystem der Tibeter nicht zuletzt durch den Dalai Lama einen hohen Bekanntheitsgrad gewonnen.

Die Lebensenergie

Die Tibeter gehen davon aus, dass jedes irdische Sein Ausdruck einer alles durchdringenden, universellen Kraft ist. Was die Chinesen »Qi« und die Inder »Prana« nennen, heißt bei ihnen »Nus.pa«.

Es gibt zwei Arten dieser Lebensenergie: Die eine ist ererbt, also karmisch, die andere wird durch persönliche Achtsamkeit und Disziplin erworben und entsprechend durch die Umwelt beeinflusst. Dabei spielt die Ernährung ebenso eine Rolle wie das soziale Umfeld und die eigene soziale Kompetenz. Auch Verständnis für und Achtung der Schöpfung sowie der Kontakt zur Natur ist von Bedeutung für die Lebensenergie. So sprach der 14. Dalai Lama: »Das Leben aller Lebewesen, seien sie nun Menschen, Tiere oder andere, ist kostbar, und alle haben dasselbe Recht, glücklich zu sein. Alles, was unseren Planeten bevölkert, die Vögel und die wilden Tiere, sind unsere Gefährten. Sie sind Teil unserer Welt, wir teilen sie mit ihnen.«

Die drei Lebensessenzen

Auch die Theorie der Elemente findet sich in der tibetischen Medizin wieder. Ihr Wechselspiel sorgt für den freien Fluss von Nus.pa, deren wesentliche Quelle ein gesunder Geist ist. Die Elemente verdichten sich in den drei Doshas, die sich in jedem Menschen finden und über bestimmte Eigenschaften verfügen: »rLhung« verkörpert die Elemente Luft und Äther und entspricht dem ayurvedischen Vata. In »mKhris-pa« manifestieren sich die Elemente Feuer und Wasser; es ist gleichzusetzen mit Pitta. »Badkan«, das Pendant zu Kapha, ist die Erscheinungsform der Elemente Erde und Wasser. Herrscht ein Mangel oder ein Überschuss an einer der drei Lebensenergien, befindet sich der Körper im Ungleichgewicht und es entstehen Beschwerden und Krankheiten.

Die Verdauungswärme

Eine besondere Rolle schreibt die tibetische Medizin der Verdauung zu, an der rLhung, mKhris-pa und Badkan ebenfalls maßgeblich beteiligt sind. Die Nahrung kann nämlich nur dann richtig zerlegt werden und ihre Bestandteile können nur dann optimal in den Körper gelangen, wenn sich diese drei Energien im Gleichgewicht befinden und eine gute Verdauungswärme (mé drö) herrscht. Diese bildet die Basis für Gesundheit und ein langes Leben.

Kalte Witterung und kühle Nahrung sowie zu viel Rohkost schwächen mé drö, während warme Speisen und ein harmonischer Wechsel von Aktivität und Ruhe sie stärken und damit die Gesundheit fördern und erhalten.

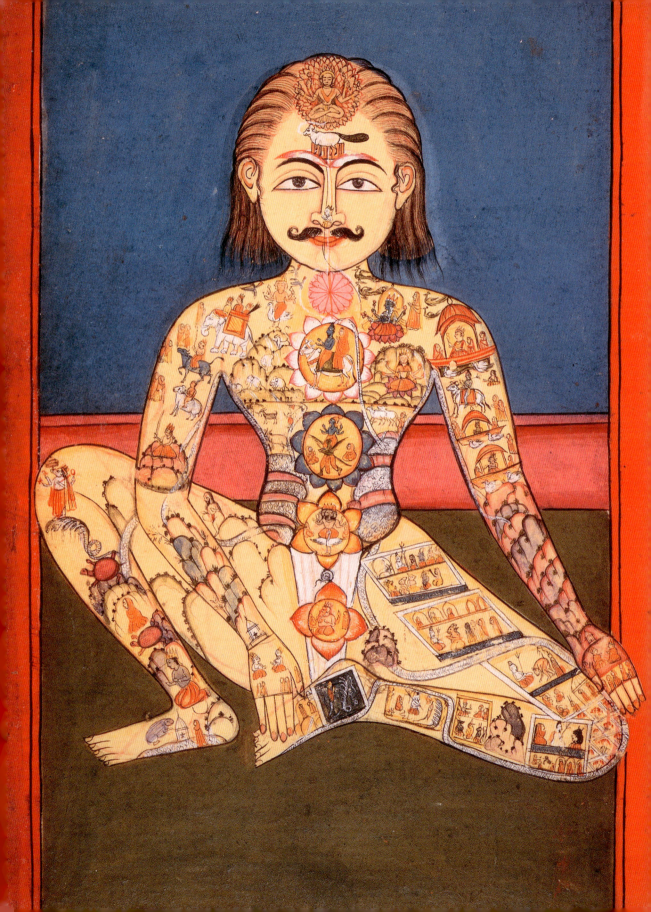

DIE CHAKRENLEHRE

Der Begriff Chakra stammt aus dem Sanskrit und bedeutet so viel wie »Rad« oder »Kreis«. Chakren sind Zentren oder Geflechte der feinstofflichen Lebensenergie. Sie befinden sich sowohl innerhalb als auch außerhalb des Körpers und werden mitunter auch als Energiewirbel oder Energiekreise beschrieben.
Die meisten Forscher gehen davon aus, dass die Chakralehre ursprünglich vor 4000 Jahren in Indien entstand; erste schriftliche Überlieferungen finden sich um 800 v. Chr. Die subtilen Energiezentren waren und sind jedoch nicht nur in Indien, sondern auch in vielen anderen Kulturen bekannt, etwa im prädynastischen Ägypten, im Sufismus oder in Teilen des antiken Judentums. Allerdings variieren die Systeme beispielsweise in Lage, physischen Funktionen oder Anzahl der Energiewirbel.
Im physischen Körper befinden sich die Chakren im Rückenmark und den Nervengeflechten. In der indischen Lehre werden die einzelnen Chakren durch Kanäle, die sogenannten Nadis, miteinander verbunden. Diese Bewegungsbahnen beziehungsweise Kraftlinien leiten »Prana«, die universelle Lebensenergie, durch den Körper. Obwohl der Verlauf der Nadis vom Verlauf der chinesischen Meridiane abweicht, gleichen sie sich in ihrer Funktion. Beide fungieren als Leitbahnen für die Lebensenergie. Die Nadis haben somit neben den Chakren eine essenzielle Bedeutung für das menschliche Energiesystem.
Viele Zehntausende Nadis gibt es in unserem Körper und auf jedem dieser Energiekanäle liegen wiederum unzählige Energiepunkte (kleine Chakren). Die Haupt-Nadis jedoch verlaufen entlang der Wirbelsäule und stellen die energetische Verbindung zwischen den sieben Hauptchakren dar, die wiederum wichtige Knotenpunkte für dieses Energienetz sind.
Das chinesische Chakramodell weist einige Parallelen zur indischen Lehre auf. Es geht davon aus, dass die Lebensenergie Qi durch die Meridiane strömt, die alle sieben Hauptchakren miteinander verbinden. Die Chakren liegen ebenfalls im Bereich der Wirbelsäule. In Indien wie in China werden ihnen bestimmte Körperbereiche, Organe und Drüsen zugeordnet, darüber hinaus die unterschiedlichen Qualitäten des menschlichen Lebens.

DIE SIEBEN HAUPTCHAKREN

Heutzutage legt man den Fokus bei der Chakraarbeit insbesondere auf die traditionellen sieben Hauptchakren, die sich zwischen dem Schoß und dem Scheitel entlang der Wirbelsäule befinden. In ihnen werden die meta- und biophysischen Energien gesammelt und umgewandelt:
- Basis- oder Wurzelchakra
- Sakral-, Sexual- oder Milzchakra
- Nabel-, Solarplexus-, Leber-, Magen- oder Persönlichkeitschakra
- Herz- oder Brustchakra
- Hals-, Kehl- oder Ausdruckschakra
- Stirn- oder Erkenntnischakra, drittes Auge
- Scheitel- oder Kronenchakra

Jedem der sieben Hauptchakren ist ein spezifischer Aufgabenbereich zugeordnet, jedes Chakra beeinflusst also andere körperliche, seelische und geistige Funktionen. So schützt etwa das Herzchakra (4. Chakra) das ihm zugeordnete Organ. Auch alle mit diesem Organ zusammenhängenden Prozesse unterliegen seinem Einfluss, wie zum Beispiel der Blutkreislauf. Im metaphysischen Sinne fördert das Herzchakra emotionale Qualitäten wie Offenheit und Empathie.
Wenn der Energiefluss der Chakren gestört oder gar blockiert ist, führt das zu gesundheitlichen Beschwerden. Im Gegenzug heißt das: Indem Sie an einem ungestörten Energiefluss arbeiten, beugen Sie Krankhei-

ten vor und fördern Ihre seelische, geistige und körperliche Gesundheit:
- Ihre Lebenseinstellung wird insgesamt positiver.
- Sie schlafen tiefer und erholen sich besser.
- Alterungsprozesse werden gehemmt, Sie fühlen sich vitaler.
- Die Körperhaltung verbessert sich, wodurch Sie effektiv Rückenbeschwerden vorbeugen beziehungsweise entgegenwirken.
- Das Immunsystem wird gestärkt und der Stoffwechsel angeregt.
- Sie werden gelassener und sind insgesamt resistenter gegenüber Stress.
- Ihre Leistungsfähigkeit wird gesteigert und Sie erholen sich nach einer Krankheit besser (die Rekonvaleszenz verkürzt sich).
- Ihre Durchblutung verbessert sich, Herz- und Kreislauffunktionen werden gesteigert.
- Entgiftungs- und Ausleitungsprozesse des Körpers werden unterstützt.

Dabei können schon einfache Maßnahmen wie das bewusste Erleben der Natur dabei helfen, den Energiefluss zu harmonisieren. Noch gezielter helfen die folgenden Tipps für den Alltag, Farbmeditationen, Heilübungen und Massagen.

DER SITZ DER CHAKREN

Um effektiv an einem Chakra zu arbeiten, müssen Sie wissen, wo es genau sitzt. Um das herauszufinden, knüpfen Sie einen dünnen Faden an einen Metallring. Halten Sie diesen dann an den Bereich des Körpers, den Sie überprüfen möchten. Sie können dabei stehen, aber auch sitzen. Achten Sie aber darauf, dass der Ring frei herabhängt. Befindet sich der Ring in unmittelbarer Nähe zu einem Chakra (siehe Übersicht im hinteren Buchumschlag), beginnt er durch die von dort ausströmende Energie in kleinen kreisförmigen Bewegungen hin und her zu schwingen. Je mehr Sie sich dem Zentrum der jeweiligen Chakren nähern, desto größer werden die Kreise.

KUNDALINI, DIE SCHLAFENDE SCHLANGE

Es gab einst eine Zeit, so heißt es in der indischen Mythologie, in der alles eins war. Aus diesem einheitlichen Bewusstsein wurden zwei Kräfte geboren: der Gott Shiva und seine Gemahlin, die Göttin Shakti. Shiva symbolisiert das Bewusstsein des Absoluten, Shakti die aktive Energie der Schöpfung. Durch die Trennung in männliche und weibliche Urkraft, in Bewusstsein und Materie entstand die Schöpfung.

Kundalini-Shakti, die weibliche Urkraft, wird als Schlange symbolisiert. In ihr manifestiert sich die kosmische Shakti im Menschen. Ihre Kraft schafft die statische Grundlage des Körpers und seiner beweglichen Teile.

Eingerollt in drei Windungen schläft Kundalini-Shakti mit dem Gesicht nach unten im Wurzelchakra und wartet darauf, sich wieder mit Shiva zu vermählen, wodurch die Einheit aller Dinge wiederhergestellt wird.

Bestimmte Übungen, Meditationen und Mantras wecken die schlafende Schlange und fördern und unterstützen ihren Aufstieg; dasselbe gilt für Kundalini-Yoga, eine spezielle Form des Yogas. Die Schlange steigt dann durch die Nadis und Chakren bis zum Kronenchakra auf, wo sich die beiden Energieflüsse wieder vereinen. Andere Übungen helfen, die Chakren zu reinigen und zu »öffnen«, damit Kundalini zu Shiva emporsteigen kann.

ERSTES CHAKRA

Weitere Bezeichnungen: Basis- oder Wurzelchakra

Das erste Chakra sitzt zwischen Damm und Anus am Beckenboden und ist mit dem Steißbein verbunden. Seine Energie versorgt den gesamten Beckenbereich, sorgt zugleich für die Ausscheidung von Abfallstoffen und beeinflusst die Qualität des Blutes sowie den Zellaufbau. Entsprechend seiner Lage ist es für Anus und Dickdarm, Ischiasnerv und Prostata zuständig. Aber auch alles Feste im Körper wird ihm zugeordnet: Wirbelsäule, Knochen, Gelenke, Nägel und Zähne. Die unteren Extremitäten unterliegen ebenfalls seinem Einfluss. Zudem dient es als Basis für alle folgenden Chakren.

Das erste Chakra öffnet sich nach unten (zur Erde). Es bildet die Quelle unserer Lebenskraft und nährt unser Urvertrauen sowie unseren Selbsterhaltungstrieb. Befindet es sich im Gleichgewicht, hilft es uns, die Aufgaben zu meistern, die das Leben an uns stellt. Wir fühlen uns geerdet und sind zufrieden. Es unterstützt uns dabei, einen erfüllenden Lebensweg einzuschlagen, den passenden Beruf zu finden, eine gute Partnerschaft zu führen und Wohlstand und materielle Zufriedenheit zu erreichen. Weil es das Selbstbewusstsein und das Urvertrauen fördert, sind Menschen mit einem starken ersten Chakra gelassen und durch kaum etwas zu beirren. Sie haben ein gutes Gefühl dafür, welche Bedürfnisse sie haben, und sind sehr ausgeglichen. Besteht eine Disharmonie und gewinnt das erste Chakra die Überhand, verliert der Mensch schnell den Boden unter den Füßen. Auf der Persönlichkeitsebene bedeutet das, er kann gierig, selbstsüchtig und aggressiv werden. Materielle Besitztümer und ein ständiges Verlangen nach der Befriedigung eigener Bedürfnisse stehen im Zentrum seiner Interessen. Nicht selten tritt das in Form übermäßigen Alkoholgenusses oder ungezügelter Triebe zutage. Auf körperlicher Seite deuten Beschwerden wie Verstopfung und andere Darmprobleme, Hämorrhoiden, Krampfadern, aber auch ein zu niedriger oder zu hoher Blutdruck auf ein einseitig betontes erstes Chakra hin.

Ist das erste Chakra dagegen geschwächt, treten vermehrt Ängste und Depressionen auf. Das Vertrauen in sich selbst und in andere ist gemindert. Es mangelt dem Betroffenen an Lebensfreude und Energie und er fühlt sich erschöpft. Auf körperlicher Ebene kann sich das schwache Chakra durch ein überfordertes Immunsystem bemerkbar machen. Ischiasbeschwerden, Probleme im Bereich der Lendenwirbelsäule sowie von Blase und Nieren, Prostatabeschwerden oder Blutarmut können ebenfalls die Folge einer entsprechenden Disharmonie sein.

DAS ERSTE CHAKRA AUF EINEN BLICK

- **Lage:** Basis der Wirbelsäule
- **Element:** Erde
- **Farbe:** leuchtendes Rot
- **Symbol:** vierblättriger Lotos, Quadrat
- **Mantra:** Lam
- **Sinn:** Geruchssinn
- **Zentrale Themen:** Urvertrauen, Stabilität, Sicherheit, Erdung, Leben und Überleben
- **Seinsbereich:** Erde
- **Seelisch-geistige Aspekte (positiv):** Sicherheit, Stabilität, Lebenswille und -kraft, Leben in natürlichen Rhythmen, Erd- und Naturverbundenheit, Selbstvertrauen
- **Körperbereiche:** Beckenboden, Dickdarm, Knochen, Zähne, Blut, Beine, Füße

Test: Wie stark ist Ihr erstes Chakra?
- Leiden Sie oft unter Kreuzschmerzen oder haben Sie Ischiasprobleme?
- Hatten Sie schon häufiger einen Hexenschuss?
- Sind Sie ungern an der frischen Luft und in der freien Natur?
- Ist Ihnen schnell kalt und haben Sie oft kalte Hände und Füße?

- Fühlen Sie sich in Ihrem Körper nicht zu Hause?
- Haben Sie Zukunftsängste?
- Machen Sie sich viele Sorgen über Finanzen, obwohl es keinen Anlass dafür gibt?
- Haben Sie oft das Gefühl, den Boden unter Ihren Füßen zu verlieren?
- Sind Sie schnell erschöpft?
- Haben Sie Vertrauen ins Leben?
- Bewegen Sie sich ungern?

Haben Sie auf mehr als sechs Fragen mit »Ja« geantwortet, sollten Sie Ihr erstes Chakra unbedingt unterstützen. Den Energiefluss in diesem Bereich zu fördern, kann helfen, die Beschwerden zu bewältigen. Wenn Sie vier bis sechs Fragen mit »Ja« beantwortet haben, ist die Störung zwar noch nicht stark ausgeprägt. Trotzdem sollten Sie auf Ihr Chakra achten und es pflegen. Sie können es beispielsweise mithilfe der Duft-Qi-Gong-Übungen ab Seite 106 harmonisieren. Wenn weniger als vier Fragen auf Sie zutreffen, ist Ihr erstes Chakra relativ ausbalanciert. Damit dies so bleibt, empfiehlt es sich dennoch, an ihm zu arbeiten. Dadurch können Sie möglichen Beschwerden vorbeugen und tun aktiv etwas Gutes für Ihre Gesundheit.

Alltagstipps zur Aktivierung des ersten Chakras

Sie können schon mit kleinen Kniffen, die kaum Zeit in Anspruch nehmen und sich leicht in den Alltag integrieren lassen, viel für Ihr erstes Chakra tun:
- Verbringen Sie Ihre Freizeit in der Natur: Arbeiten Sie zum Beispiel im Garten, gehen Sie in die Berge oder wandern Sie.
- Ein täglicher Spaziergang an der frischen Luft ist ein Segen für Körper, Geist und Seele. Am besten eignet sich hierfür die Mittagszeit.
- Pflegen Sie eine gesunde Lebensweise.
- Waden- und Schenkelgüsse aktivieren das Chakra.
- Entspannungsbäder oder Aromatherapien mit ätherischen Ölen wie Rosmarin, Zypresse und Kreuzkümmel pflegen das erste Chakra. Geben Sie vier Tropfen mit etwas destilliertem Wasser in eine Duftlampe oder in etwas Sahne verrührt ins Badewasser.
- Nehmen Sie dreimal täglich je fünf Tropfen dieser Bach-Blüten ein: Clematis, Sweet Chestnut oder Rock Rose.
- Nutzen Sie die Farbe Rot. Setzen Sie zum Beispiel mit roten Blumen Akzente in Ihrer Wohnung. Auch rotes Essen regt das erste Chakra an.

Edelsteine für das erste Chakra

Feuerachat, Hämatit und Rauchquarz stärken das erste Chakra. Umschließen Sie den Stein mit den Händen und legen Sie ihn erst wieder beiseite, wenn Sie spüren, dass diese seine Energie aufgenommen haben. Legen Sie dann eine Hand auf das Chakra.
Als Ring oder an einer Kette getragen, spendet Ihnen ein entsprechender Stein fortwährend Energie.

Affirmationen für das erste Chakra

Wiederholen Sie nach dem Aufstehen und vor dem Zubettgehen die folgenden Affirmationen:
- »Ich bin verwurzelt mit Muttererde, ich fühle mich beschützt, geborgen und geliebt.«
- »Ich bin sicher und stabil.«
- »Ich vertraue dem Leben, es unterstützt mich, meine Erfüllung zu finden.«

Mantra für das erste Chakra

Das Singen von Mantras ist eine uralte und bewährte Methode, die Chakren energetisch zu stärken. Das traditionelle Mantra für das erste Chakra, mit dem Sie das Energiezentrum anregen können, lautet »Lam«.
- Suchen Sie sich einen ruhigen Ort, an dem Sie nicht abgelenkt werden. Stellen oder setzen Sie sich bequem hin. Wichtig ist, dass sich Ihr Brustkorb ausdehnen kann.
- Schließen Sie die Augen und hören Sie auf Ihr Inneres. Richten Sie Ihre volle Aufmerksamkeit auf das entsprechende Chakra. Wenn es zum Zentrum Ihres Bewusstseins geworden ist, beginnen Sie, das dem Chakra zugehörige Mantra zu singen.
- Fühlen Sie in sich hinein und versuchen Sie, das Mantra zu spüren. Achten Sie auf den Nachklang, den es in Ihrem Chakra hinterlässt.
- Versuchen Sie, Ihren ganz eigenen Rhythmus zu finden. Meistens korrespondiert dieser mit der Atmung. Sie sollte ruhig und gleichmäßig sein.
- Üben Sie am Anfang nicht länger als 15 Minuten. Wiederholen Sie das Mantra dabei beliebig oft.

FARBMEDITATION

- Setzen Sie sich auf einen Stuhl oder im Schneidersitz auf ein Sitzkissen und richten Sie Ihre Wirbelsäule auf. Schließen Sie die Augen und atmen Sie tief ein und aus. Legen Sie die Hände auf die Oberschenkel und öffnen Sie sie nach oben.

- Gehen Sie tief in sich und konzentrieren Sie sich auf das untere Ende Ihrer Wirbelsäule. Lassen Sie dort vor Ihrem inneren Auge einen roten warmen Lichtwirbel entstehen.

- Beim Einatmen dehnt sich das Licht aus, beim Ausatmen zieht es sich wieder zusammen. Beobachten Sie, wie das Licht im Rhythmus Ihres Atems pulsiert. Atmen Sie so lange ruhig weiter, bis das Chakra gleichmäßig von intensivem rotem Licht erfüllt ist.

- Wenn Sie die Energie im gesamten Beckenraum, in den Beinen und Füßen spüren, lassen Sie Ihr Chakra wieder zur Ruhe kommen.

- Kehren Sie dann mit ein paar ruhigen Atemzügen langsam wieder in den Alltag zurück und öffnen Sie die Augen.

HEILÜBUNG

- Legen Sie sich bequem auf den Rücken und schließen Sie die Augen. Reiben Sie die Handflächen aneinander, bis sie sich warm anfühlen und energiegeladen sind. Legen Sie dann die Hände im Bereich der Leiste auf die Haut.

- Lassen Sie den Alltag mit all seinen Sorgen hinter sich und konzentrieren Sie sich auf Ihre Atmung. Atmen Sie 7-mal tief ein und wieder ebenso tief aus. Spüren Sie, wie mit jedem Einatmen rote warme Energie aus Ihren Händen in das erste Chakra fließt.

- Genießen Sie die Wärme, die durch das Chakra strömt, und öffnen Sie langsam wieder die Augen.

HEILMASSAGE

- Drücken Sie jede Zehenspitze mit Daumen und Zeigefinger – vom kleinen Zeh bis zum großen. Reiben Sie anschließend die Zehengelenke. Bearbeiten Sie auf dieselbe Art auch den inneren und äußeren Fußknöchel und anschließend die Region zwischen Knöchel und Achillessehne.

- Nun widmen Sie sich der Sohle und massieren 20-mal den Bereich zwischen Ballen und Zehen.

- Umfassen Sie den Fuß oberhalb des Sprunggelenks mit einer Hand und bewegen Sie ihn mit der anderen. Kreisen, strecken und beugen Sie ihn je 5-mal. ❶

- Anschließend streichen Sie 20-mal den Unterschenkel hinauf. Die Fingerspitzen zeigen dabei zur Wade.

- Reiben und drücken Sie nun mit Daumen, Zeige- und Mittelfinger je 20-mal erst den Bereich seitlich unter der Kniescheibe, dann die Partie oberhalb des Knies. Abschließend streichen Sie den Kniebereich 20-mal mit den Handflächen aus und wiederholen die Anwendung am anderen Fuß und Bein.

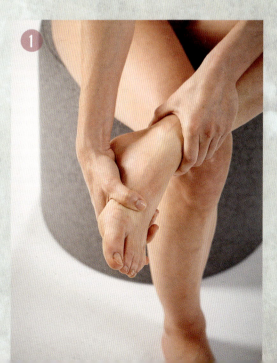

ZWEITES CHAKRA

Weitere Bezeichnungen: Sakral-, Sexual- oder Milzchakra

Das zweite Chakra sitzt zwischen dem Nabel und den Geschlechtsorganen in der Kreuzbeingegend und öffnet sich nach vorn. Es verkörpert die weibliche Yin-Energie (bei Männern unterstützt es deren weibliche Seite). Seine Energie durchdringt den gesamten Beckenraum und alle Organe des Unterleibs. Besondere Wirkung hat es auf die Nieren, die Harnblase, den Harnleiter, die Harnröhre und die Geschlechtsorgane. Die in ihm fließende Lebensenergie nährt und schützt bei der Frau Eierstöcke und Gebärmutter, beim Mann Samenleiter, Hoden und Prostata.

Das zweite Chakra ist die Quelle der Fortpflanzung, aber ihm entspringen neben Sexualität und Lebenslust auch Kreativität und tiefe Gefühle. Alles, was der Mensch erschafft und ins Leben ruft (nicht nur im Sinne der Arterhaltung), hat hier seine Wurzel. Daher ist das zweite Chakra dem Element Wasser zugeordnet, das ebenfalls eine schöpferische Qualität besitzt. Auch die reinigenden und läuternden Eigenschaften des Wassers finden sich im zweiten Chakra: Es ist verantwortlich für die Ausscheidung aller flüssigen Bestandteile des Körpers, entgiftet und bewahrt vor Stillstand. Auf der seelisch-geistigen Ebene spiegelt sich dieser Aspekt in der Fähigkeit wieder, loszulassen und seine Gefühle auszuleben.

Ein starkes zweites Chakra fördert den Ideenreichtum. Es öffnet den Menschen für die Mitwelt, hilft ihm, seine Gefühle zum Ausdruck zu bringen und andere mit seiner Begeisterung anzustecken. Es wirkt sich zudem positiv auf die Liebesbeziehung aus, nicht zuletzt, weil es Leidenschaft und Erotik fördert. Der Umgang mit der eigenen Sexualität ist natürlich und entspannt. Eine Disharmonie in diesem Bereich kann zu Spannungen und Unsicherheiten im Umgang mit anderen Menschen führen. Oft steht dann nur das Bedürfnis nach der Befriedigung eigener Interessen im Vordergrund oder der Wunsch nach einer erfüllten Sexualität bleibt unausgesprochen und kann nicht gestillt werden. Eine einseitige Betonung des zweiten Chakras kann zu überbordender Sexualität führen. Sehr viel öfter ist der Bereich jedoch unterversorgt, was häufig in der Erziehung wurzelt. Wächst ein Kind in einem lustfeindlichen oder lieblosen Elternhaus auf, können sich nämlich schon hier Defizite entwickeln. Die Folge sind Selbstwertprobleme, sexuelle Gefühlskälte und innere Erstarrung.

Auf körperlicher Ebene beeinträchtigt ein schwaches zweites Chakra die Ausscheidungsfunktion von Nieren und Harnblase, was die Entgiftungsleistung des Körpers schwächt. Weil angesammelte Schadstoffe dann über die Haut ausgeschieden werden, können Ekzeme und Hautreizungen entstehen. Genauso deuten Thrombosen und Lymphstauungen auf eine Disharmonie in diesem Bereich hin. Bei Frauen können Gebärmutter- oder Eierstockerkrankungen, Zyklusstörungen und Menstruationsbeschwerden auftreten, bei Männern Potenzstörungen oder sogar Impotenz.

DAS ZWEITE CHAKRA AUF EINEN BLICK

- **Lage:** etwa drei Finger breit unter dem Nabel
- **Element:** Wasser
- **Farbe:** Orange
- **Symbol:** sechsblättriger Lotos, Mondsichel
- **Sinn:** Geschmackssinn
- **Mantra:** Vam
- **Zentrale Themen:** Kreativität, Selbstbewusstsein, Sexualität, Fortpflanzung
- **Seinsbereich:** Erde
- **Seelisch-geistige Aspekte (positiv):** geistige Kreativität, Hingabe, Lebensfreude, Begeisterungsfähigkeit, weibliche Energie, Vitalität, gutes Körperbewusstsein, Leidenschaft
- **Körperbereiche:** Körperflüssigkeiten, Geschlechts- und Unterleibsorgane, Nieren und Harnwege, Keimdrüsen, Gebärmutter, Beckenraum und Kreuzbein

Test: Wie stark ist Ihr zweites Chakra?
- Fühlen Sie sich sexuell unbefriedigt und fällt es Ihnen schwer, Ihre Sinnlichkeit, Sexualität und Erotik auszuleben und zu genießen?
- Stecken Sie in einer schwierigen Beziehung oder leiden Sie seit Längerem unter einer Trennung?
- Leiden Sie unter sexueller Unlust? Haben Sie gelegentliche Potenzstörungen?
- Plagen Sie häufige Menstruations- beziehungsweise Prostatabeschwerden?
- Leiden Sie häufig unter Unterleibsbeschwerden?
- Betäuben Sie sich oft mit Alkohol oder anderen Substanzen, um der Leere in Ihrem Leben zu entfliehen?
- Haben Sie oft Verspannungen oder Schmerzen im unteren Rückenbereich?
- Vermissen Sie das Gefühl von Lebensfreude und Vitalität?
- Sind Sie übertrieben ordentlich?
- Stellen Sie sehr hohe, teilweise sogar unrealistische Ansprüche an sich selbst?
- Sind Sie schnell und ohne Grund eifersüchtig?
- Haben Sie Nieren- oder Blasenprobleme?

Sie haben mehr als sechs Fragen mit »Ja« beantwortet? Dann sollten Sie Ihr zweites Chakra unbedingt unterstützen. Wenn Sie den Energiefluss in diesem Bereich in Gang bringen, kann das eine große Hilfe bei der Bewältigung der genannten Beschwerden sein.
Wenn Sie auf vier bis sechs Fragen mit »Ja« geantwortet haben, ist die Störung des zweiten Chakras noch nicht stark ausgeprägt. Trotzdem sollten Sie auf dieses Energiezentrum achten und es pflegen. Sie können beispielsweise die Qi-Gong-Übungen ab Seite 106 ausprobieren, um es zu harmonisieren.
Treffen weniger als vier Fragen auf Sie zu, ist Ihr zweites Chakra relativ ausbalanciert. Arbeiten Sie dennoch an ihm, um möglichen Beschwerden vorzubeugen und aktiv etwas Gutes für Ihre Gesundheit zu tun.

Alltagstipps zur Aktivierung des zweiten Chakras
Es gibt verschiedenste Möglichkeiten, das zweite Chakra ganz nebenbei zu fördern. Binden Sie einige davon in Ihren Alltag ein und pflegen Sie damit täglich dieses Energiezentrum:
- Setzen Sie sich an das Ufer eines klaren Gewässers und nehmen Sie es bewusst wahr.
- Gehen Sie regelmäßig schwimmen.
- Trinken Sie Wasser, das Sie mit Rosenquarz, Bergkristall und Amethyst harmonisiert haben (Steine in eine Glaskaraffe legen und mit Wasser auffüllen).
- Tanzen Sie, so viel Sie können.
- Suchen Sie sich ein kreatives Hobby.
- Entspannungsbäder oder Aromatherapien mit ätherischen Ölen wie Vanille, Sandelholz, Myrrhe, Pfeffer und Bitterorange pflegen das zweite Chakra. Geben Sie vier Tropfen davon mit etwas destilliertem Wasser in eine Duftlampe oder in etwas Sahne verrührt ins Badewasser.
- Nehmen Sie dreimal täglich je fünf Tropfen der Bach-Blüten Pine, Olive oder Oak ein.
- Nutzen Sie die Farbe Orange. Setzen Sie etwa mit orangefarbenen Blumen Akzente in der Wohnung. Auch orangefarbenes Essen regt das Chakra an.

Edelsteine für das zweite Chakra
Goldtopas, Hyacinth, Karneol, Feueropal und Aventurin wirken stärkend auf das zweite Chakra. Umschließen Sie einen dieser Steine mit den Händen und legen Sie ihn erst wieder beiseite, wenn Sie spüren, dass diese seine Energie aufgenommen haben. Danach legen Sie eine Hand auf das zweite Chakra.
Als Ring oder an einer Kette getragen, spendet Ihnen ein entsprechender Stein fortwährend Energie.

Affirmationen für das zweite Chakra
Wiederholen Sie nach dem Aufstehen und vor dem Zubettgehen die folgenden Affirmationen:
- »Neue Erfahrungen geben mir die Freiheit, Veränderungen zu erleben.«
- »Emotionales Gleichgewicht macht mich kreativ.«
- »Von heute an finde ich immer einen neuen Weg, Freude und Frieden begleiten mich dabei.«

Mantra für das zweite Chakra
Das Mantra für das zweite Chakra lautet »Vam«. Falls Sie zuvor noch keine Mantras gesungen haben, finden Sie eine kurze Anleitung unter »Mantra für das erste Chakra« (siehe Seite 58).

FARBMEDITATION

- Setzen Sie sich auf einen Stuhl oder im Schneidersitz auf ein Sitzkissen und richten Sie Ihre Wirbelsäule auf. Schließen Sie die Augen und atmen Sie tief ein und aus. Legen Sie die Hände auf die Oberschenkel und öffnen Sie sie nach oben.

- Konzentrieren Sie sich auf den Bereich rund um das Kreuzbein, etwa eine Handbreit unter dem Nabel. Lassen Sie dort vor Ihrem inneren Auge einen warmen orangeroten Lichtwirbel entstehen.

  Bei Einatmen dehnt sich das Licht aus, beim Ausatmen zieht es sich wieder zusammen. Beobachten Sie, wie das Licht im Rhythmus Ihres Atems pulsiert. Atmen Sie ruhig weiter, bis das Chakra gleichmäßig von intensivem orangerotem Licht erfüllt ist.

  Wenn Sie die Energie im gesamten Beckenraum spüren und sie entlang der Wirbelsäule zum Bauch, zum Brustkorb und schließlich zum Kopf strömt, lassen Sie das zweite Chakra wieder zur Ruhe kommen.

- Kehren Sie dann mit ein paar Atemzügen langsam wieder in den Alltag zurück und öffnen Sie die Augen.

HEILÜBUNG

- Legen Sie sich auf den Rücken und schließen Sie die Augen. Reiben Sie die Handflächen aneinander, bis sie sich warm anfühlen und energiegeladen sind. Legen Sie dann die linke Hand unter dem Nabel auf den Bauch und die rechte Hand darüber.

- Lassen Sie den Alltag mit all seinen Sorgen hinter sich und konzentrieren Sie sich auf Ihre Atmung. Atmen Sie 7-mal tief ein und wieder aus. Spüren Sie, wie mit jedem Einatmen orangerote warme Energie aus Ihren Händen in das zweite Chakra fließt.

- Genießen Sie die Wärme, die durch das Chakra strömt, und öffnen Sie langsam wieder die Augen.

HEILMASSAGE

- Massieren Sie zunächst die beiden Außenseiten der Oberschenkel: Reiben Sie beide Beine gleichzeitig zunächst mit den Fingern, dann mit den Handballen auf und ab – je 10-mal.

- Anschließend schieben Sie mit den Fingern die Haut im Kreuzbeinbereich auf beiden Seiten der Wirbelsäule auf und ab. Dann streichen Sie diese Zone 20-mal von unten nach oben aus. ❶

- Zum Schluss bearbeiten Sie auf dieselbe Art auch den Bereich rund um das Steißbein.

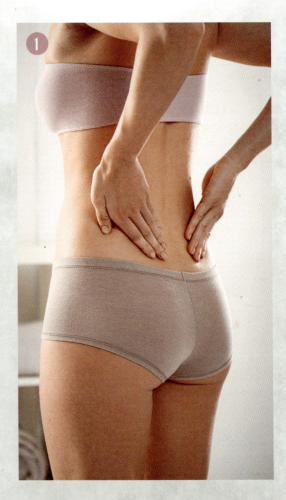

DRITTES CHAKRA

Weitere Bezeichnungen: Nabel-, Solarplexus-, Leber-, Magen- oder Persönlichkeitschakra

Das dritte Chakra befindet sich auf Höhe des Magens, etwa auf halbem Weg zwischen Nabel und Brustbein. Es wirkt sich auf seine unmittelbare Umgebung aus und versorgt mit seiner Energie Magen, Dünndarm, Milz, Bauchspeicheldrüse, Gallenblase und Leber. Seine Hauptaufgabe besteht darin, die Verdauungsprozesse im Körper zu regeln. Darüber hinaus beeinflusst es auch das vegetative Nervensystem.

Das dritte Chakra ist eng mit der Entfaltung unserer Persönlichkeit verbunden, denn hier wohnt das Bewusstsein für Individualität und Identität. Genauso entspringen ihm alle Emotionen. Das Chakra schenkt Kraft und Lebendigkeit. Es ist nicht nur unser körperlicher, sondern auch unser seelischer Mittelpunkt. Menschen mit einem gut entwickelten dritten Chakra wissen genau, was sie wollen, und zeichnen sich durch eine ausgeprägte Persönlichkeit aus. Sie vertrauen auf ihr Bauchgefühl, sind beharrlich, stabil und tatkräftig. Weil sie ein stabiles Nervenkostüm haben, kann sie fast nichts aus der Ruhe bringen. Ein ausgeglichenes drittes Chakra fördert zudem Mitgefühl und Sensibilität. Auf körperlicher Ebene äußert sich das starke Chakra in einer reibungslosen Stoffwechselfunktion sowie gutem und tiefem Schlaf.

Ein schwaches drittes Chakra ist häufig für Selbstmitleid und Orientierungslosigkeit verantwortlich; das Leben scheint sinnlos und voller Hindernisse. Körperliche Anzeichen für eine Schwächung sind Essstörungen, Magenleiden, Leber- und Gallenbeschwerden, Dysfunktionen der Speicheldrüsen sowie Zwölffingerdarmentzündungen.

Extremer Ehrgeiz, Neid oder Machtbesessenheit weisen hingegen auf einen Energieüberschuss im dritten Chakra hin. Betroffene häufen bevorzugt materielle Güter an und suchen vor allem in Äußerlichkeiten Bestätigung. Unterdrückte Wutausbrüche und Gereiztheit sind die Folge von unterdrückten Minderwertigkeitsgefühlen und anderen Unzulänglichkeiten. Ist das dritte Chakra einseitig betont, fällt es zudem schwer, loszulassen und zu entspannen.

DAS DRITTE CHAKRA AUF EINEN BLICK

- **Lage:** oberhalb des Nabels
- **Element:** Feuer
- **Farbe:** Gelb, Gold
- **Symbol:** zehnblättriger Lotos, Dreieck
- **Sinn:** Sehsinn
- **Mantra:** Ram
- **Zentrale Themen:** Willenskraft, Ausgeglichenheit, Persönlichkeitsentfaltung
- **Seinsbereich:** Mensch
- **Seelisch-geistige Aspekte (positiv):** Sensibilität, Mitgefühl, Spontaneität, Durchsetzungsvermögen, Ich-Gefühl, Standfestigkeit, innere Kraft
- **Körperbereiche:** vegetatives Nervensystem, Magen, Milz, Dünndarm, Leber, Gallenblase, Bauchspeicheldrüse, Bauchhöhle

Test: Wie stark ist Ihr drittes Chakra?
- Haben Sie mit Ihrem Gewicht zu kämpfen?
- Haben Sie oft das Gefühl, von anderen nicht beachtet oder wahrgenommen zu werden?
- Neigen Sie zu Ängsten?
- Plagen Sie regelmäßig Magenschmerzen oder Verdauungsprobleme?
- Haben Sie oft Albträume und/oder leiden Sie an Schlafstörungen?
- Verletzt Sie Kritik? Geben Sie deshalb schnell auf?
- Fällt es Ihnen schwer, Ihre Gefühle zu zeigen?
- Können Sie Ihre Emotionen nur schwer kontrollieren und verlieren Sie schnell die Beherrschung?
- Fühlt sich Ihr Bauch oft hart und verkrampft an?
- Leiden Sie unter Essstörungen oder einem Mangel an Appetit?
- Lassen Sie sich leicht von Ihren Zielen abbringen?

Sie haben mehr als sechs Fragen mit »Ja« beantwortet? Dann sollten Sie Ihr drittes Chakra unbedingt unterstützen. Es kann eine große Hilfe bei der Bewältigung dieser Beschwerden sein, wenn Sie den Energiefluss in diesem Bereich wieder in Gang bringen.

Wenn Sie auf vier bis sechs Fragen mit »Ja« geantwortet haben, ist die Störung im Bereich des dritten Chakras zwar noch nicht stark ausgeprägt. Trotzdem sollten Sie auf dieses Energiezentrum achten und es pflegen. Sie können beispielsweise die sanften Übungen des Duftenden Qi Gong ab Seite 106 ausprobieren, um es zu harmonisieren.

Treffen weniger als vier Fragen auf Sie zu, ist Ihr drittes Chakra relativ ausbalanciert. Soll es so bleiben und wollen Sie möglichen Beschwerden aktiv vorbeugen beziehungsweise etwas Gutes für Ihre Gesundheit tun, lohnt es sich dennoch, mithilfe der folgenden Empfehlungen an ihm zu arbeiten.

Alltagstipps zur Aktivierung des dritten Chakras

Sie können eine Menge für die Stärkung Ihres dritten Chakras tun. Die folgenden Maßnahmen zum Beispiel lassen sich ohne Probleme in den gewohnten Tagesablauf integrieren. Sie helfen Ihnen, den Energiefluss in diesem Energiezentrum anzuregen.

- Tanken Sie möglichst viel Sonnenlicht, diese Energie aktiviert das dritte Chakra besonders.
- Zünden Sie abends oder bei Kälte ein Kaminfeuer oder eine Kerze an und lassen Sie die Flamme und die Wärme auf sich wirken.
- Achten Sie darauf, dass Sie nicht unnötig frieren.
- Entspannungsbäder oder Aromatherapien mit ätherischen Ölen wie Römische Kamille, Wacholder oder Anis pflegen das dritte Chakra. Geben Sie vier Tropfen mit etwas destilliertem Wasser in eine Duftlampe oder in etwas Sahne verrührt ins Badewasser.
- Nehmen Sie dreimal täglich je fünf Tropfen der folgenden Bach-Blüten ein: Impatiens, Scleranthus oder Hornbeam.
- Nutzen Sie die Farben Gelb und Gold. Setzen Sie beispielsweise mit gelben Blumen oder goldenen Accessoires farbliche Akzente in der Wohnung. Auch gelbes Essen regt das dritte Chakra an.

Edelsteine für das dritte Chakra

Gelber Citrin, Sonnenstein, gelber Jaspis oder Calcit wirken stärkend auf das dritte Chakra. Umschließen Sie einen solchen Stein mit beiden Händen und legen Sie ihn erst wieder beiseite, wenn Sie spüren, dass diese seine Energie aufgenommen haben. Danach legen Sie eine Hand auf das dritte Chakra.

Als Ring oder an einer Kette getragen, spendet Ihnen ein entsprechender Stein fortwährend Energie.

Affirmationen für das dritte Chakra

Wiederholen Sie nach dem Aufstehen und vor dem Zubettgehen die folgenden Affirmationen:
- »Ich höre auf, ständig zu beurteilen, und lasse mein Leben frei fließen.«
- »Ich habe die innere Kraft, meine Ziele zu erkennen und umzusetzen.«
- »Ich vertraue meinen Gefühlen und bejahe die Fülle des Lebens.«

Mantra für das dritte Chakra

Das Mantra für dieses Chakra lautet »Ram«. Spüren Sie, wie seine reinigenden Klangwellen durch den Organismus strömen und die Kräfte des dritten Chakras harmonisieren. Falls Sie zuvor noch keine Mantras gesungen haben, finden Sie eine kurze Anleitung unter »Mantra für das erste Chakra« (siehe Seite 58).

MEDITIEREN

Meditieren Sie für das dritte Chakra in möglichst lichtdurchfluteter Umgebung, weil die Sonne mit ihrer unbändigen Kraft dieses Energiezentrum zusätzlich stark aktiviert. Vermeiden Sie jedoch die pralle Mittagssonne und ziehen Sie gerade im Sommer die Morgen- oder Abendsonne vor.

FARBMEDITATION

- Setzen Sie sich auf einen Stuhl oder im Schneidersitz auf ein Sitzkissen und richten Sie Ihre Wirbelsäule auf. Schließen Sie die Augen und atmen Sie tief ein und aus. Legen Sie die Hände auf die Oberschenkel und öffnen Sie sie nach oben.

- Gehen Sie tief in sich und konzentrieren Sie sich auf den Magenbereich oberhalb des Nabels. Lassen Sie dort vor Ihrem inneren Auge einen goldgelben warmen Lichtwirbel entstehen.

- Beim Einatmen dehnt sich das Licht aus, beim Ausatmen zieht es sich wieder zusammen. Beobachten Sie, wie das Licht im Rhythmus Ihres Atems pulsiert. Atmen Sie so lange ruhig und gleichmäßig weiter, bis das dritte Chakra durch und durch von intensivem goldgelbem Licht erfüllt ist.

- Wenn Sie die Energie im gesamten Bauchraum spüren, lassen Sie Ihr Chakra wieder zur Ruhe kommen. Kehren Sie dann mit ein paar Atemzügen langsam in den Alltag zurück und öffnen Sie die Augen.

HEILÜBUNG

- Legen Sie sich auf den Rücken und schließen Sie die Augen. Reiben Sie die Handflächen aneinander, bis sie sich warm anfühlen und energiegeladen sind. Platzieren Sie dann die linke Hand oberhalb des Nabels auf dem Bauch und legen Sie die rechte Hand darüber.

- Lassen Sie den Alltag mit all seinen Sorgen hinter sich und konzentrieren Sie sich nur auf Ihre Atmung. Atmen Sie 7-mal tief ein und ebenso tief wieder aus. Spüren Sie, wie mit jedem Einatmen goldgelbe warme Energie aus Ihren beiden Händen in das dritte Chakra fließt.

- Genießen Sie die Wärme, die durch das Chakra strömt, und öffnen Sie langsam wieder die Augen.

HEILMASSAGE

- Nehmen Sie eine bequeme aufrechte Sitzhaltung ein und streichen Sie die Rückenmuskulatur im Bereich des vierten Lendenwirbels mit den Fingerspitzen 20-mal von unten nach oben aus.

- Legen Sie nun die linke Hand auf den Nabel und die rechte in selber Höhe auf den Rücken. Massieren Sie beide Partien 20-mal abwechselnd in kreisenden Bewegungen. ❶

- Wiederholen Sie den letzten Schritt, indem Sie Hand beziehungsweise Arm wechseln.

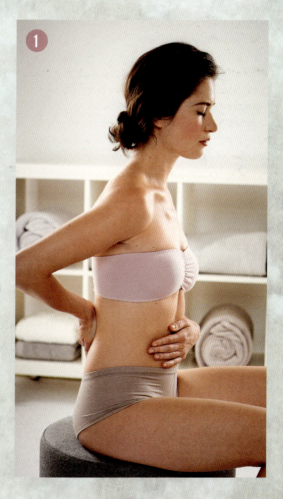

VIERTES CHAKRA

Weitere Bezeichnungen: Herz- oder Brustchakra

Das vierte Chakra befindet sich auf Höhe des Herzens in der Brustmitte und ist nach vorn geöffnet. Es stärkt und belebt den gesamten Brustkorb sowie die dort angesiedelten Organe und versorgt den Kreislauf, das Blut, den oberen Rücken, die Schultern, die Arme und die Hände, die auch die direkte Verbindung zur Außenwelt herstellen, mit Energie. Entsprechend zeigt sich ein starker Energiefluss in einer guten, aufrechten Haltung. Das Chakra steht darüber hinaus in Verbindung mit den Bronchien und dem unteren Lungenbereich, wo es die Atmung regiert. Die Thymusdrüse, bedeutend für die körperlichen Abwehrkräfte, unterliegt ebenfalls dem vierten Chakra, weshalb dieses auch das Immunsystem steuert. Am bedeutendsten jedoch ist sein Einfluss auf das Herz.

Das vierte Chakra ist das Zentrum der Heilung, Zuneigung, Liebe und Hingabe. Nur dank ihm sind wir in der Lage, Beziehungen zu anderen Menschen aufzubauen. Zugleich bildet es den Übergang der drei unteren Chakren, die in körperlicher und emotionaler Hinsicht die Grundlage unseres Lebens darstellen, zu den drei oberen Chakren, in denen das höhere menschliche Bewusstsein sitzt. Es fungiert also als Verbindungs- und Mittelpunkt dieser beiden Ebenen. Darüber hinaus öffnet uns die in diesem Bereich fließende Energie für kulturelle Schätze wie zum Beispiel Lyrik, Malerei und Musik.

Ein stark ausgeprägtes viertes Chakra manifestiert sich in Geselligkeit, Herzlichkeit und der bereitwilligen Übernahme von Verantwortung. Es geht einher mit einer liebevollen Grundhaltung, die die Grundlage schafft, sich selbst und andere frei von jeglichen egoistischen Interessen zu akzeptieren und anzunehmen. In dieser gesunden Selbstliebe steckt ein enormes Heilungspotenzial.

Bei einer Überfunktion des vierten Chakras kann es zu übertriebener Nächstenliebe kommen, bis hin zur völligen Selbstaufopferung (Helfersyndrom). Blockaden zeigen sich dagegen in Form von Lieblosigkeit und Intoleranz. Die Betroffenen haben wenig Einfühlungsvermögen und zeigen kaum Mitgefühl.

Auf körperlicher Ebene kann sich eine Disharmonie durch Herzbeschwerden und Atemwegserkrankungen bemerkbar machen. Herzrhythmusstörungen, Angina Pectoris, Arteriosklerose oder sogar ein Herzinfarkt sind meist Folgen eines schwachen vierten Chakras, genauso aber auch Husten, Erkältungen, Bronchitis, Asthma und Lungenentzündung. Verspannungen und Schulterschmerzen oder rheumatische Beschwerden in den Armen und Fingergelenken können Anzeichen für eine Unterfunktion sein. Nicht zuletzt können eine allgemeine Abwehrschwäche oder Allergien auf einen gestörten Energiefluss hinweisen.

Hauterkrankungen können zwar verschiedene Ursachen haben und auch mit Disharmonien in anderen Chakren zusammenhängen. Trotzdem empfiehlt es sich, bei jeglicher Form von Hautproblemen die Akti-

DAS VIERTE CHAKRA AUF EINEN BLICK

- **Lage:** Brustmitte, auf der Höhe des Herzens
- **Element:** Luft
- **Farbe:** Grün
- **Symbol:** zwölfblättriger Lotos, Hexagramm
- **Sinn:** Tastsinn
- **Mantra:** Yam
- **Zentrale Themen:** Verständnis, Liebe, Offenheit, Mitgefühl, Geborgenheit, Toleranz, Güte, Heilung
- **Seinsbereich:** Mensch
- **Seelisch-geistige Aspekte (positiv):** universelle Liebe, Hingabe, Toleranz, Gruppenbewusstsein, Selbstwertgefühl
- **Körperbereiche:** Herz, Haut, Blut und Blutkreislauf, Brust, oberer Rücken, Arme, Schultern, Hände, Bronchien und unterer Lungenbereich

vierung des vierten Chakras als unterstützende Maßnahmen einzusetzen.

Test: Wie stark ist Ihr viertes Chakra?
- Leiden Sie unter Herzproblemen oder Kreislaufstörungen?
- Empfinden Sie Treffen mit Freunden als anstrengend und kraftraubend?
- Möchten Sie sich selbst und anderen mehr Liebe schenken?
- Passen Sie sich lieber an als Ihre eigene Meinung zu vertreten, um nicht zurückgewiesen zu werden?
- Sind Sie gerade unglücklich verliebt oder leiden unter einer schmerzhaften Trennung?
- Fühlen Sie sich einsam und fällt es Ihnen schwer, in Kontakt mit anderen Menschen zu treten?
- Gibt es nur wenige Menschen, denen Sie sich aus tiefstem Herzen verbunden fühlen?
- Leiden Sie unter wiederkehrenden Hautentzündungen (Neurodermitis) und offenen Ekzemen?
- Verspüren Sie häufiger ein Gefühl von Druck und Enge im Bereich des Brustkorbs?
- Leiden Sie unter Asthma oder Atemproblemen?
- Sind Sie oft erkältet?

Sie haben mehr als sechs Fragen mit »Ja« beantwortet? Dann sollten Sie Ihr viertes Chakra unbedingt mehr unterstützen und den Energiefluss in diesem Bereich wieder in Gang bringen, um die Beschwerden zu bewältigen.

Haben Sie vier- bis sechsmal mit »Ja« geantwortet, ist die Störung zwar noch nicht stark ausgeprägt, trotzdem sollten Sie Ihr Chakra achten und pflegen. Sie können beispielsweise die Duft-Qi-Gong-Übungen ab Seite 106 ausprobieren, um es zu harmonisieren. Wenn Sie weniger als vier Fragen mit »Ja« beantwortet haben, ist Ihr viertes Chakra relativ ausbalanciert. Indem Sie an ihm arbeiten, können Sie Beschwerden vorbeugen und aktiv etwas für Ihre Gesundheit tun.

Alltagstipps zur Aktivierung des vierten Chakras
Schon mit wenigen Alltagstipps können Sie den Energiefluss im vierten Chakra anregen. Beherzigen Sie diese, sie sind eine Wohltat für die Seele und helfen Ihnen, Ihr Leben noch mehr zu genießen.

- Gehen Sie liebevoll mit sich selbst um und verwöhnen Sie sich, wann immer es geht.
- Nehmen Sie sich mindestens einmal pro Woche einige Stunden Zeit nur für sich. Unternehmen Sie etwas, das Ihnen Freude bereitet.
- Spazieren Sie über grüne Wiesen oder durch den Wald und nehmen Sie viel von der Kraft auf, die diesen Orten innewohnt.
- Entspannungsbäder oder Aromatherapien mit ätherischen Ölen wie Lavendel, Rose oder Jasmin pflegen das vierte Chakra. Geben Sie vier Tropfen mit etwas destilliertem Wasser in eine Duftlampe oder in etwas Sahne verrührt ins Badewasser.
- Nehmen Sie dreimal täglich je fünf Tropfen Bach-Blüten Red Chestnut, Willow oder Chicory ein.
- Nutzen Sie die Farbe Grün. Setzen Sie beispielsweise mit grünen Pflanzen farbliche Akzente in der Wohnung. Auch grünes Essen regt das vierte Chakra an.

Edelsteine für das vierte Chakra
Jade, Wassermelonen-Turmalin und Rosenquarz wirken stärkend auf das vierte Chakra. Umschließen Sie einen der Steine mit den Händen und legen Sie ihn erst wieder beiseite, wenn Sie spüren, dass diese seine Energie aufgenommen haben. Danach legen Sie eine Hand auf das vierte Chakra.
Als Ring oder an einer Kette getragen, spendet Ihnen ein entsprechender Stein fortwährend Energie.

Affirmationen für das vierte Chakra
Wiederholen Sie nach dem Aufstehen und vor dem Zubettgehen die folgenden Affirmationen:
- »Ich liebe die Menschen und mich selbst.«
- »Wenn ich mich öffne, bleibe ich geschützt.«
- »Ich heile mit meinem Herzen.«

Mantra für das vierte Chakra
Verwenden Sie für die Meditation auf das vierte Chakra das Mantra »Yam«. Spüren Sie, wie sich Ihr Herz energetisch öffnet. Wenn Sie nicht in der freien Natur meditieren können, sollten Sie den Raum gründlich lüften. Falls Sie zuvor noch keine Mantras gesungen haben, finden Sie eine kurze Anleitung unter »Mantra für das erste Chakra« (siehe Seite 58).

FARBMEDITATION

- Setzen Sie sich auf einen Stuhl oder im Schneidersitz auf ein Sitzkissen und richten Sie Ihre Wirbelsäule auf. Schließen Sie die Augen und atmen Sie tief ein und aus. Legen Sie die Hände auf Ihr Herz.

- Konzentrieren Sie sich auf die Mitte Ihrer Brust. Lassen Sie dort vor Ihrem inneren Auge einen lebendigen grünen Lichtwirbel entstehen.

- Beim Einatmen dehnt sich das Licht aus, beim Ausatmen zieht es sich zusammen. Beobachten Sie, wie es pulsiert, und atmen Sie ruhig weiter, bis das Chakra gleichmäßig von lebendiger grüner Energie erfüllt ist. Ist diese deutlich zu spüren, öffnen Sie die Hände und lassen die Energie in die Welt strömen.

- Schließen Sie die Hände über Ihrem Herzen wieder und fühlen Sie nochmals die Energie, die sich im ganzen Brustkorb sammelt. Der Energiestrom passt sich langsam Ihrer Atmung an und die Lichtkugel zieht sich auf die ursprüngliche Größe zusammen.

- Denken Sie an die Verbindung, die Sie zur Welt hergestellt haben. Kehren Sie dann langsam wieder in den Alltag zurück und öffnen Sie die Augen.

HEILÜBUNG

- Legen Sie sich auf den Rücken und schließen Sie die Augen. Reiben Sie die Handflächen aneinander, bis sie sich warm anfühlen und energiegeladen sind. Legen Sie dann die linke Hand in Höhe des Herzens auf die Brust und die rechte Hand darüber.

- Lassen Sie den Alltag hinter sich und konzentrieren Sie sich auf Ihre Atmung. Atmen Sie 7-mal tief ein und aus. Mit jedem Einatmen fließt leuchtend grüne Energie aus Ihren Händen in das Chakra.

- Genießen Sie die Wärme, die durch Ihr Chakra strömt, und öffnen Sie langsam wieder die Augen.

HEILMASSAGE

- Drücken Sie nacheinander jede einzelne Fingerspitze der einen Hand mit dem Daumen und Zeigefinger der anderen. Reiben Sie dann, ebenfalls mit Daumen und Zeigefinger, jeden Finger erst 10-mal von unten nach oben, ehe Sie ihn 10-mal ausstreichen.

- Massieren Sie nun mit dem Daumen 20-mal die Handinnenfläche, anschließend ebenfalls 20-mal die Partie in der Mitte der Handgelenksfalte. ❶

- Umfassen Sie die Hand unterhalb des Handgelenks, strecken Sie sie und lassen Sie die Hand sanft kreisen – erst gegen, dann im Uhrzeigersinn.

- Strecken Sie den Arm und reiben Sie die Partie zwischen Ellbogen und Armbeuge 20-mal mit den Fingern. Streichen Sie dann diesen Bereich 20-mal nach unten aus. Zum Abschluss beugen und strecken Sie den Arm im Ellbogen je 10-mal.

Wiederholen Sie dann das Ganze mit der anderen Hand beziehungsweise dem anderen Arm.

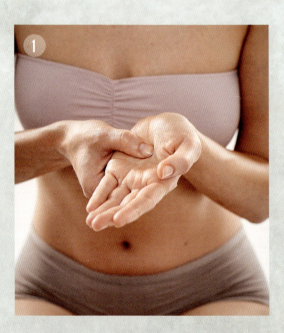

FÜNFTES CHAKRA

Weitere Bezeichnungen: Hals-, Kehl- oder Ausdruckschakra

Das fünfte Chakra liegt im Bereich der Halswirbelsäule in Höhe des Kehlkopfs. Es regelt alle körperlichen Vorgänge im Bereich der Kehle, des Halses und des Mundes und versorgt mit seiner Energie die Speise- und Luftröhre, Halswirbelsäule, Nacken und Schultern. Auch die Ohren und das Gehör sind mit ihm verbunden, Gleiches gilt für die Atmung und den Klang der Stimme. Weil sich unmittelbar unter dem Kehlkopf die Schilddrüse und die Nebenschilddrüse befinden, ist das Energiezentrum zudem für den Hormonkreislauf und den Stoffwechsel von Bedeutung. Das fünfte Chakra verbindet das Herzchakra, das seine energetische Grundlage bildet, mit dem Stirnchakra (siehe ab Seite 72). Somit stellt es den Kontakt zwischen der Liebe und der Bewusstseinskraft des Geistes her. Seine Hauptaspekte sind Kommunikation und Sprache. Es stellt somit die Basis der Entwicklung unseres Intellekts dar und hilft uns, die richtigen Worte zu finden und zuzuhören. Mit seiner Hilfe können wir geistigen Kontakt zu anderen Menschen aufnehmen. Es birgt das Streben nach Wahrheit und Weisheit sowie die Inspiration, die nötig ist, um neue Gedankengänge zu entwickeln.

Menschen mit einem aktiven fünften Chakra sind offen und kreativ, können gut zuhören und lassen sich gerne inspirieren. Sie sehen den geistigen Austausch mit anderen als Bereicherung, zeigen offen ihre Stärken und akzeptieren ihre Schwächen.

Auf der seelisch-geistigen Ebene kann eine Blockade in diesem Chakra verhindern, dass man sich seine eigene Meinung bildet. Eine gestörte Kommunikationsfähigkeit, ein Mangel an Ausdruckskraft sowie auffallende Schüchternheit weisen ebenfalls auf eine energetische Unterfunktion hin. Man verschließt sich und tendiert dazu, der Realität zu entfliehen.

Bei einer einseitigen Betonung und wenn ein starkes fünftes Chakra auf ein schwächeres viertes Chakra trifft, wird die Gefühlsebene vernachlässigt, während gleichzeitig der Intellekt überbetont wird. Die Folge sind engstirniges und überhebliches Verhalten, Intoleranz, Ruhmsucht und Machtstreben.

Auf körperlicher Ebene macht sich die Dysbalance kaum bemerkbar. Allenfalls Erkältungen oder Probleme im Nacken, der Mundhöhle und den Zähnen, häufige Heiserkeit sowie Verspannungen oder Schmerzen im Nacken können auf ein geschwächtes fünftes Chakra hinweisen. Auch Fehlfunktionen der Schilddrüse und Nebenschilddrüse sind Anzeichen dafür, dass die Energie an dieser Stelle blockiert ist.

Test: Wie stark ist Ihr fünftes Chakra?

- Leiden Sie unter Sprachstörungen (beispielsweise stottern oder lispeln)?
- Greifen Sie öfters zu einer Notlüge?
- Sind Sie in Gegenwart anderer häufig unsicher und schüchtern?
- Fällt es Ihnen schwer, Ihre Meinung zu sagen?
- Fehlen Ihnen oft die Worte, sodass Sie mitten im Satz abbrechen?
- Mangelt es Ihnen momentan an Ideen/Inspiration für Ihre Arbeit?
- Reden Sie andere Menschen sehr oft in Grund und Boden?
- Haben Sie häufig Halsschmerzen?
- Sind Sie oft heiser?
- Leiden Sie häufig unter Verspannungen im Schulter- und Nackenbereich?
- Haben Sie Schilddrüsenprobleme?

Wenn Sie mehr als sechs Fragen mit »Ja« beantwortet haben, sollten Sie Ihr fünftes Chakra unbedingt aktiv unterstützen. Denn wenn Sie den Energiefluss wieder in Gang bringen, kann das eine große Hilfe bei der Bewältigung Ihrer persönlichen Probleme und Beschwerden darstellen.

Sie haben vier bis sechs Fragen mit »Ja« beantwortet? Dann ist die Störung zwar noch nicht so stark ausgeprägt. Trotzdem sollten Sie auf dieses Energiezentrum achten und es pflegen. Sie können beispielsweise die Duft-Qi-Gong-Übungen von Seite 106 ausprobieren, um es zu harmonisieren.

Haben Sie auf weniger als vier Fragen mit »Ja« geantwortet, ist Ihr fünftes Chakra relativ ausbalanciert. Um möglichen Beschwerden vorzubeugen und noch mehr dafür zu tun, dass Sie weiterhin so gesund bleiben, lohnt es sich aber, an ihm zu arbeiten.

Alltagstipps zur Aktivierung des fünften Chakras

Wie bei allen anderen Chakren helfen auch hier verschiedene Übungen, das Energiezentrum zu harmonisieren. Genauso wichtig ist aber, ihm auch im Alltag regelmäßig ein bisschen Zeit zu widmen. Diese Tipps helfen dabei:

- Lernen Sie eine neue Sprache oder frischen Sie alte Kenntnisse wieder auf.
- Schulen Sie Ihre Stimme, das wirkt sich nicht nur förderlich auf das Chakra aus, Sie profitieren auch im Berufsleben davon.
- Entspannen Sie sich in der Natur und beobachten Sie den Himmel. Sie öffnen sich damit für die Weiten des Kosmos.
- Hören Sie bewusst Musik, egal ob klassisch oder modern. Noch besser ist es, selbst zu singen oder ein Instrument zu spielen. Haben Sie keine Hemmungen, es kommt nicht auf Perfektion an.
- Entspannungsbäder oder Aromatherapien mit ätherischen Ölen wie Salbei, Eukalyptus, Ingwer oder Pfefferminze pflegen das fünfte Chakra. Geben Sie vier Tropfen mit etwas destilliertem Wasser in eine Duftlampe oder mit etwas Sahne ins Badewasser.
- Nehmen Sie dreimal täglich je fünf Tropfen Bach-Blüten Mimulus, Cerato oder Agrimony ein.
- Nutzen Sie die Farbe Hellblau. Setzen Sie beispielsweise mit hellblauen Kissen oder Blumen farbliche Akzente in der Wohnung.

Edelsteine für das fünfte Chakra

Türkis, Aquamarin oder Lapislazuli wirken stärkend auf das fünfte Chakra. Umschließen Sie einen solchen Stein mit den Händen und legen Sie ihn erst wieder beiseite, wenn Sie spüren, dass diese seine Energie aufgenommen haben. Danach legen Sie eine Hand auf das fünfte Chakra.
Als Ring oder an einer Kette getragen, spendet Ihnen ein entsprechender Stein fortwährend Energie.

Affirmationen für das fünfte Chakra

Wiederholen Sie nach dem Aufstehen und vor dem Zubettgehen die folgenden Affirmationen:

- »Ich kann meine tiefsten Gefühle und Bedürfnisse ausdrücken.«
- »Von heute an treffe ich Entscheidungen leicht, einfach und freudig.«
- »Ich lebe meine Wahrheit.«

Mantra für das fünfte Chakra

Um den Energiefluss im fünften Chakra zu harmonisieren, hilft das Mantra »Ham«. Gerade, weil Sie dieses Mantra sensibel für Klänge macht, sollten Sie während der Meditation störende Nebengeräusche unbedingt meiden. Suchen Sie einen stillen Raum oder einen entsprechenden Ort unter freiem Himmel. Falls Sie zuvor noch keine Mantras gesungen haben, finden Sie eine kurze Anleitung unter »Mantra für das erste Chakra« (siehe Seite 58).

DAS FÜNFTE CHAKRA AUF EINEN BLICK

- **Lage:** auf der Höhe des Kehlkopfes
- **Element:** Äther
- **Farbe:** Hellblau, Grün-Blau, Silber
- **Symbol:** Kreis, sechzehnblättriger Lotos
- **Mantra:** Ham
- **Sinn:** Hörsinn
- **Zentrale Themen:** Kommunikation, Sprache, Wahrheit, Klarheit, Inspiration, geistige Energie, Selbstausdruck
- **Seinsbereich:** Himmel
- **Seelisch-geistige Aspekte (positiv):** Entfaltung der Persönlichkeit, Vernunft, Ausdrucksfähigkeit, Lern- und Konzentrationsfähigkeit, starker Intellekt
- **Körperbereiche:** Hals, Nacken, Kehlkopf, Mund, Kiefer, Schilddrüse, Speise- und Luftröhre, Atemwege, Stimme, Schulterbereich, Ohren

FARBMEDITATION

- Setzen Sie sich auf einen Stuhl oder im Schneidersitz auf ein Sitzkissen und richten Sie Ihre Wirbelsäule auf. Legen Sie die Hände auf die Oberschenkel und öffnen Sie die Handflächen.

- Gehen Sie tief in sich und konzentrieren Sie sich auf den Kehlkopfbereich. Lassen Sie dort vor Ihrem inneren Auge einen hellblauen Lichtwirbel entstehen.

- Beim Einatmen dehnt sich das Licht aus, beim Ausatmen zieht es sich wieder zusammen. Beobachten Sie, wie das Licht im Rhythmus Ihres Atems pulsiert. Atmen Sie ruhig weiter, bis das Chakra gleichmäßig von leuchtend hellblauem Licht erfüllt ist.

- Fühlen Sie, wie die Energie sich im Hals ausbreitet und von dort aus den gesamten Bereich zwischen dem Gaumen und den Schlüsselbeinen erreicht.

- Lassen Sie nun Ihr Chakra wieder zur Ruhe kommen und kehren Sie mit ein paar Atemzügen langsam wieder in den Alltag zurück. Öffnen Sie die Augen.

HEILÜBUNG

- Legen Sie sich auf den Rücken und schließen Sie die Augen. Reiben Sie die Handflächen aneinander, bis sie sich warm anfühlen und energiegeladen sind. Legen Sie beide Hände sanft auf Ihren Hals. Dabei zeigen die Finger in Richtung Boden.

- Lassen Sie den Alltag mit all seinen Sorgen hinter sich und konzentrieren Sie sich nur auf Ihre Atmung. Atmen Sie siebenmal tief ein und ebenso tief wieder aus. Spüren Sie, wie mit jedem Einatmen hellblaue Energie aus Ihren Händen in das fünfte Chakra im Hals fließt.

- Genießen Sie die Wärme, die durch das Chakra strömt, lösen Sie dann die Hände wieder und öffnen Sie langsam die Augen.

HEILMASSAGE

- Reiben Sie Ihre Handflächen in schnellen Bewegungen aneinander, bis sie warm sind. Streichen Sie dann je 20-mal mit der flachen Hand langsam erst den Bereich des linken Schultergelenks aus, dann den des rechten. ①

- Stabilisieren Sie das linke Schultergelenk mit der rechten Hand und lassen Sie es dann kreisen. Oder heben und senken Sie es, bis es völlig entspannt ist. Wiederholen Sie anschließend das Ganze auf der anderen Seite.

- Heben Sie nun den Kopf leicht an, legen Sie eine Hand an den Kehlkopf und streichen Sie diese Partie in sanften, langsamen Bewegungen 20-mal von unten nach oben aus.

- Streichen Sie am Ende 20-mal mit der linken Hand vom rechten Ohr zum Kehlkopf hin und anschließend mit der rechten Hand vom linken Ohr aus.

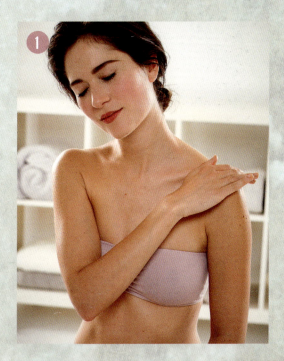

SECHSTES CHAKRA

Weitere Bezeichnungen: Stirn- oder Erkenntnischakra, drittes Auge

Das sechste Chakra liegt hinter dem Punkt zwischen den Augenbrauen in der Mitte der Stirn. Es versorgt den gesamten Gesichtsbereich sowie die dort befindlichen Sinnesorgane (Augen, Ohren und Nase) mit seiner Energie und sichert so ihre Funktion. Es wirkt sich außerdem auf das Kleinhirn aus, das für die Steuerung der Motorik eine wichtige Rolle spielt. Über das Zwischenhirn, genauer über Hypothalamus und Hypophyse, die eine Schlüsselrolle in der Regulierung der Hormonproduktion einnehmen, beeinflusst das Energiezentrum zudem den gesamten Körper.

Das sechste Chakra ist der Sitz der reinen Seele; hier liegen das Bewusstsein des höheren Geistes und die innere Sicht. Weil ihm die Intuition entspringt, nennt man es auch das dritte Auge. Wichtige Aspekte dieses Energiezentrums sind die Selbsterkenntnis und das Erkennen eines höheren Selbst. Darüber hinaus steuert das sechste Chakra alle Prozesse der Wahrnehmung und ist für die Verarbeitung aller Informationen und Sinneseindrücke zuständig.

Ein harmonisches sechstes Chakra sorgt für eine unmittelbare und unverfälschte Wahrnehmung und verleiht uns die Fähigkeit zu tiefer Erkenntnis. Anzeichen für einen aktiven Energiefluss sind ein wacher Verstand, ansehnliche geistige Fähigkeiten und eine gut entwickelte Vorstellungskraft. Letztere wirkt sich positiv auf die Realisierung von Zielen und Wünschen sowie auf Heilungsprozesse aus. Menschen mit einem starken sechsten Chakra haben ein besonders großes Vertrauen ins Leben.

Ein geschwächtes sechstes Chakra führt im Gegenzug zu geistiger Zerstreutheit und Verwirrtheit, die bei erhöhter Schwächung sogar in Wahnvorstellungen und Realitätsverlust münden kann. Fehlende Orientierung und ein Gefühl von Sinnlosigkeit sind weitere Indizien für eine Blockade in diesem Bereich. Man ist mit seinem Leben und den Aufgaben, die es an einen stellt, überfordert, fühlt sich hilflos und ist nicht in der Lage, Entscheidungen zu treffen.

Auf seelischer Ebene äußert sich eine einseitige Betonung in Selbstverherrlichung, Machtstreben und Selbstsucht. Sofern eine Unterfunktion vorliegt, treten materielle Bestrebungen und körperliche Bedürfnisse in den Vordergrund.

Auf körperlicher Seite macht sich eine Überfunktion in Kopfschmerzen oder Migräne bemerkbar, Gleichgewichtsstörungen können auftreten. Erkrankungen der Gesichtsmuskulatur und Ohrenentzündungen beruhen dagegen auf einem schwachen Chakra. Genauso werden Sehstörungen aller Art und Augenleiden wie Bindehautentzündungen oder Gerstenkörner durch Blockaden verursacht. Erkrankungen des Nervensystems oder Gehirns weisen auf eine Disharmonie des sechsten Chakras hin, weshalb dessen Aktivierung unterstützend wirken kann. Sie bedürfen jedoch unbedingt einer gezielten medizinischen Behandlung. Gleiches gilt für Störungen des Hormonhaushalts.

DAS SECHSTE CHAKRA AUF EINEN BLICK

- **Lage:** auf der Mitte der Stirn, über der Nasenwurzel
- **Element:** Geist
- **Farbe:** Dunkelblau, Indigoblau
- **Symbol:** zweiblättriger Lotos
- **Mantra:** Ksham
- **Sinn:** außersinnliche Wahrnehmung
- **Zentrale Themen:** Weisheit, Intuition und Erkenntnis
- **Seinsbereich:** Seinserkenntnis
- **Seelisch-geistige Aspekte (positiv):** Wahrnehmung, Fantasie, Intuition, Selbsterkenntnis, Seelenverbundenheit, spirituelle Erleuchtung
- **Körperbereiche:** zentrales Nervensystem, Kleinhirn, Nebenhöhlen, Nase, Ohren, Augen, Gesicht

Test: Wie stark ist Ihr sechstes Chakra?
- Haben Sie Probleme damit, Lebensziele zu entwickeln und leiden Sie unter Unentschlossenheit?
- Machen sich depressive Verstimmungen und Ängste bemerkbar?
- Haben Sie Gleichgewichtsstörungen und gelegentlich Probleme mit der Koordination von Bewegungen?
- Leiden Sie unter Konzentrationsproblemen?
- Plagen Sie häufige Nasennebenhöhlenentzündungen?
- Haben Sie Probleme mit den Augen (Sehstärke, Entzündungen) oder Ohren (Hörfähigkeit, Entzündungen)?
- Haben Sie das Gefühl, Ihre Bestimmung nicht finden zu können?
- Überkommt Sie oft das Gefühl absoluter Sinnlosigkeit in Ihrem Tun und Handeln?
- Machen Sie sich nur selten Gedanken über die Welt und das Leben?
- Haben Sie häufig Kopfschmerzen oder Migräne?
- Können Sie sich nur selten an Ihre Träume erinnern?
- Halten Sie nicht viel von Religion, Glauben oder Spiritualität?

Haben Sie mehr als sechs Fragen mit »Ja« beantwortet, sollten Sie Ihr sechstes Chakra unbedingt aktiv unterstützen. Dadurch bringen Sie den Energiefluss in diesem Bereich wieder in Gang und tragen dazu bei, die Beschwerden zu bewältigen.

Sie haben auf vier bis sechs Fragen mit »Ja« geantwortet? Dann ist die Störung zwar noch nicht stark ausgeprägt, trotzdem sollten Sie auf dieses Energiezentrum achten und es pflegen. Sie können beispielsweise die Übungen aus dem Duftenden Qi Gong ab Seite 106 ausprobieren, um es zu harmonisieren.

Wenn Sie weniger als vier Fragen mit »Ja« beantwortet haben, ist Ihr Chakra relativ ausbalanciert. Indem Sie an ihm arbeiten, können Sie jedoch Beschwerden vorbeugen und etwas Gutes für Ihre Gesundheit tun.

Alltagstipps zur Aktivierung des sechsten Chakras
Bei einem schwachen oder blockierten sechsten Chakra empfiehlt es sich, dieses durch verschiedene Übungen zu unterstützen. Vergessen Sie auch nicht, es zugleich, so oft es geht, im Alltag zu fördern:

- Regen Sie Ihre Fantasie durch Lesen an.
- Schreiben Sie Ihre Träume auf. Sie sind der Ort, an dem sich Ihre Fantasie ungestört entfaltet.
- Machen Sie nächtliche Spaziergänge. Dunkelheit und Stille sowie ein strahlender Sternenhimmel regen das sechste Chakra an.
- Entspannungsbäder oder Aromatherapien mit ätherischen Ölen wie Lemongrass, Majoran oder Cajeput pflegen das sechste Chakra. Geben Sie vier Tropfen mit etwas destilliertem Wasser in eine Duftlampe oder in etwas Sahne verrührt ins Badewasser.
- Nehmen Sie dreimal täglich je fünf Tropfen Bach-Blüten ein: Vine, Walnut oder Crab Apple.
- Nutzen Sie die Farben Dunkelblau oder Indigoblau. Setzen Sie beispielsweise mit blauen Kissen farbliche Akzente in der Wohnung.

Edelsteine für das sechste Chakra
Azurit, violetter Fluorit oder Calcit/Kalkspat wirken stärkend auf das sechste Chakra. Umschließen Sie einen solchen Stein mit den Händen und legen Sie ihn erst wieder beiseite, wenn Sie spüren, dass diese seine Energie aufgenommen haben. Danach legen Sie eine Hand auf das sechste Chakra.
Als Ring oder an einer Kette getragen, spendet Ihnen ein entsprechender Stein fortwährend Energie.

Affirmationen für das sechste Chakra
Wiederholen Sie nach dem Aufstehen und vor dem Zubettgehen die folgenden Affirmationen:
- »Ich lasse mich durch meine göttliche Mitte inspirieren.«
- »Ich öffne mich für mein inneres Licht.«
- »Ich bin ein geliebtes Kind des Universums.«

Mantra für das sechste Chakra
Wecken Sie die geistigen Kräfte und die Intuition Ihres sechsten Chakras, indem Sie das Mantra »Ksham« singen. Weil das Mantra auch der Überwindung von Begrenzungen dient, empfiehlt es sich, an einem Ort mit freier Aussicht zu meditieren.
Falls Sie zuvor noch keine Mantras gesungen haben, finden Sie eine kurze Anleitung unter »Mantra für das erste Chakra« (siehe Seite 58).

FARBMEDITATION

- Setzen Sie sich auf einen Stuhl oder im Schneidersitz auf ein Sitzkissen und richten Sie Ihre Wirbelsäule auf. Legen Sie die Hände auf die Oberschenkel und öffnen Sie die Handflächen.

- Gehen Sie tief in sich und konzentrieren Sie sich auf den Bereich zwischen den Augenbrauen. Lassen Sie dort vor Ihrem inneren Auge einen dunkelblauen Lichtwirbel entstehen.

- Beim Einatmen dehnt sich das Licht aus, beim Ausatmen zieht es sich wieder zusammen. Beobachten Sie, wie das Licht im Rhythmus Ihres Atems pulsiert. Atmen Sie so lange ruhig weiter, bis das sechste Chakra gleichmäßig von leuchtendem dunkelblauem Licht erfüllt ist.

- Fühlen Sie, wie sich die Energie erst in der Stirn, dann im geistigen Raum ausbreitet.

- Lassen Sie nun Ihr Chakra wieder zur Ruhe kommen und kehren Sie mit ein paar Atemzügen langsam in den Alltag zurück, ehe Sie die Augen wieder öffnen.

HEILÜBUNG

- Legen Sie sich bequem auf den Rücken und schließen Sie die Augen. Reiben Sie die Handflächen aneinander, bis sie sich warm anfühlen und energiegeladen sind. Legen Sie dann die linke Hand sanft auf die Stirn und die rechte Hand darüber.

- Lassen Sie den Alltag mit all seinen Sorgen hinter sich und konzentrieren Sie sich nur auf Ihre Atmung. Atmen Sie 7-mal tief ein und ebenso tief wieder aus. Spüren Sie, wie mit jedem Einatmen dunkelblaue Energie aus Ihren Händen in das Chakra fließt. Genießen Sie die Wärme, die durch Ihr Chakra strömt.

- Nehmen Sie die Hände wieder von der Stirn und öffnen Sie langsam die Augen.

DUFTMASSAGE

Ein Ungleichgewicht der Energie im sechsten Chakra lässt sich gut mit einer Duftmassage ausgleichen. Ätherische Öle, die sich dafür bewährt haben, sind Lemongrass, Cajeput und Majoran. Lemongrass macht optimistisch und belebt. Cajeput fördert die Intuition und kann bei Schnupfen und Ohrenbeschwerden helfen. Majoran beruhigt und wirkt angstlindernd. Darüber hinaus empfiehlt er sich bei Schnupfen oder Nebenhöhlenentzündungen.

Wenn Sie sich für eines der Öle entschieden haben, mischen Sie einen Tropfen mit einigen Tropfen Mandel- oder Jojobaöl. Verteilen Sie die Mischung auf Ihren Fingerspitzen und streichen Sie die Mitte der Stirn in kreisförmigen Bewegungen aus – so lange, bis das Öl ganz in die Haut eingezogen ist. Frauen massieren dabei im Uhrzeigersinn, Männer dagegen. ❶

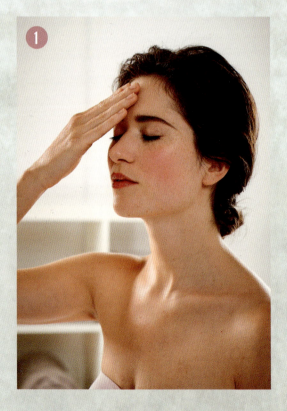

SIEBTES CHAKRA

Weitere Bezeichnungen: Scheitel- oder Kronenchakra

Das siebte Chakra liegt am Scheitelpunkt des Kopfes im Schädeldach. Es versorgt mit seiner Energie das Großhirn, das nicht nur den größten Teil unseres Gehirns ausmacht, sondern auch die unzähligen Verbindungen zwischen den Gehirnzellen koordiniert. Auch die Zirbeldrüse (Epiphyse), die Schlaf und Biorhythmus reguliert, nimmt die Lebensenergie aus diesem Chakra auf. Darüber hinaus stärkt es das Immunsystem sowie die körpereigenen Schutzmechanismen und reguliert über das Nerven- und Hormonsystem das Gleichgewicht im gesamten Organismus – in physischer Hinsicht ebenso wie in psychischer.

Als einziges Chakra öffnet sich das siebte nach oben, denn es ist das Zentrum der Spiritualität, verbindet das Menschliche mit dem Göttlichen und führt zu höchsten Bewusstseinszuständen. Allerdings kann es sich erst dann öffnen, wenn alle übrigen Chakren voll entwickelt sind. Schließlich ist das irdische Leben die Basis für geistige Einsichten.

Menschen mit einem stark ausgeprägten siebten Chakra haben Teil an tief spirituellen kosmischen Erfahrungen. Sie nehmen das allumfassende Wissen auf und werden selbst zur Inspiration für andere. Die Kraft des Energiezentrums ist dabei nicht nur großen geistigen Lehrern vorbehalten. Sofern das Chakra nicht allzu schwach entwickelt ist, verfügt jeder Mensch über die Gewissheit, Teil des großen Ganzen zu sein. Dieses Wissen spendet seiner Seele Kraft. Bei einem harmonischen siebten Chakra stellt sich tiefe Gelassenheit ein, man hat das Gefühl, mit dem Kosmos verbunden zu sein. Das Energiezentrum nährt Spiritualität und Glauben.

Ein mangelndes Interesse an der Umwelt und den Mitmenschen ist ein deutliches Indiz für eine Überbetonung des siebten Chakras. Man zieht sich extrem zurück, ist depressiv, geistig verwirrt, unnahbar und leidet unter Realitätsverlust.

Ist das Energiezentrum der Erleuchtung dagegen geschwächt, wird das Leben ausschließlich von materiellem Streben gesteuert. Es fällt dann schwer, Entscheidungen zu treffen und innere Leere breitet sich aus.

Auf physischer Ebene können bei mangelndem Energiefluss in allen Bereichen des Körpers chronische oder systemische Krankheiten auftreten. Auch Beschwerden wie Schlafstörungen, Vergesslichkeit und Konzentrationsstörungen sind Zeichen, die auf eine Unterfunktion hinweisen.

Test: Wie stark ist Ihr siebtes Chakra?

- Fällt es Ihnen schwer, Ihre Mitte zu finden?
- Leiden Sie häufig unter depressiven Verstimmungen oder sogar unter Depressionen?
- Sind Sie der Meinung, es spielt keine Rolle, was Sie in diesem Leben tun, weil nach dem Tod ohnehin nichts mehr auf Sie wartet?
- Haben Sie Probleme einzuschlafen und/oder wachen Sie nachts häufig auf?
- Fällt es Ihnen schwer, Entscheidungen zu fällen?
- Leiden Sie unter einer chronischen Krankheit?
- Haben Sie häufig Kopfschmerzen?
- Finden Sie nur sehr schwer innere Ruhe?
- Plagen Sie Gedächtnislücken und fühlen Sie sich oft mental erschöpft?
- Würden Sie sich gern mehr auf spirituellen Ebenen bewegen?
- Nehmen Sie Ihre Umwelt sehr ernst?

Sie haben mehr als sechs Fragen mit »Ja« beantwortet? Dann sollten Sie Ihr siebtes Chakra unbedingt unterstützen. Denn indem Sie den Energiefluss wieder in Gang bringen, schaffen Sie die besten Voraussetzungen dafür, Ihre persönlichen Probleme und Beschwerden zu bewältigen.

Wenn vier bis sechs Fragen auf Sie zutreffen, ist die Störung des siebten Chakras zwar noch nicht stark ausgeprägt. Dennoch sollten Sie auf dieses Energiezentrum achten und es pflegen. Sie können beispielsweise die Duft-Qi-Gong-Übungen ab Seite 106 ausprobieren, um es zu harmonisieren.

Haben Sie auf weniger als vier Fragen mit »Ja« geantwortet, ist Ihr siebtes Chakra relativ ausbalanciert. Es lohnt sich dennoch, an ihm zu arbeiten, um möglichen Beschwerden vorzubeugen und aktiv etwas Gutes für die eigene Gesundheit zu tun. Versuchen Sie einfach, möglichst viele der nachfolgenden Tipps und Übungen in Ihr Leben zu integrieren.

Alltagstipps zur Aktivierung des siebten Chakras

Sie können Ihr siebtes Chakra auf unterschiedlichen Wegen sanft anregen und damit Ihre Gesundheit fördern. Die folgenden Tipps und Übungen haben sich dabei sehr gut bewährt:

- Fördern Sie Ihre eigene spirituelle Entwicklung und schenken Sie Ihrer inneren Weisheit Gehör.
- Stille-Übungen wie Tiefenmeditation oder Chakra-Qi-Gong sind hervorragend geeignet, um dieses Energiezentrum zu aktivieren. Wenden Sie sich an einen erfahrenen Lehrer, der Sie in diese Methoden einweist.
- Auf dem Gipfel eines hohen Berges erfahren Sie absolute Nähe zum Universum und zur göttlichen Kraft. Fern jeglicher Zivilisation sind Sie dem Himmel ganz nah.
- Entspannungsbäder oder Aromatherapien mit ätherischen Ölen wie Melisse, Weihrauch oder Iris pflegen das siebte Chakra. Geben Sie vier Tropfen mit etwas destilliertem Wasser in eine Duftlampe oder in etwas Sahne verrührt ins Badewasser.
- Nehmen Sie dreimal täglich je fünf Tropfen einer der Bach-Blüten Clematis, Wilde Rose oder White Chestnut ein.
- Essen Sie leichte Kost, besonders empfehlenswert ist eine überwiegend pflanzliche Ernährung. Trinken Sie regelmäßig Grünen Tee.
- Nutzen Sie die Farben Violett und Weiß. Setzen Sie beispielsweise mit entsprechenden Blumen Akzente in Ihrer Wohnung. Auch wenn Sie violette oder weiße KLeidung tragen, wirkt sich dies günstig auf das Kronenchakra aus.

Edelsteine für das siebte Chakra

Bergkristall, Amethyst oder Diamant wirken stärkend auf das siebte Chakra. Umschließen Sie einen solchen Stein mit den Händen und legen Sie ihn erst wieder beiseite, wenn Sie spüren, dass diese seine Energie aufgenommen haben. Danach legen Sie eine Hand auf das siebte Chakra.
Als Ring oder an einer Kette getragen, spendet Ihnen ein entsprechender Stein fortwährend Energie.

Affirmationen für das siebte Chakra

Wiederholen Sie nach dem Aufstehen und vor dem Zubettgehen die folgenden Affirmationen:
- »Liebe ist ewig.«
- »Ich bin durch das Göttliche geschützt und wohlgeleitet.«
- »Ich bin offen für die Güte und Fülle des Universums.«

Mantra für das siebte Chakra

Das Mantra für das siebte Chakra lautet: »Om«. Im Gegensatz zu den anderen Chakren-Mantras ist diese Silbe auch im Westen relativ bekannt – vor allem durch die positive Wirkung seiner Schwingungen auf Körper, Geist und Seele und unabhängig von der Chakralehre. »Om« spendet tiefen Frieden und stärkt die Verbindung zum Kosmos.
Falls Sie zuvor noch keine Mantras gesungen haben, finden Sie eine kurze Anleitung unter »Mantra für das erste Chakra« (siehe Seite 58).

DAS SIEBTE CHAKRA AUF EINEN BLICK

- **Lage:** Scheitelpunkt des Kopfes
- **Element:** Kosmos
- **Farbe:** Violett, Weiß, Gold
- **Symbol:** tausendblättriger Lotos
- **Mantra:** Om
- **Sinn:** universales Bewusstsein
- **Zentrale Themen:** Spiritualität, Einheit mit dem Kosmos, Erleuchtung
- **Seinsbereich:** reines Sein
- **Seelisch-geistige Aspekte (positiv):** Transformation, Selbstverwirklichung, Erleuchtung, Glaube, allumfassendes Wissen
- **Körperbereiche:** Großhirn

FARBMEDITATION

- Setzen Sie sich auf einen Stuhl oder im Schneidersitz auf ein Sitzkissen und richten Sie Ihre Wirbelsäule auf. Legen Sie die Hände auf die Oberschenkel und öffnen Sie die Handflächen nach oben.

- Konzentrieren Sie sich auf den höchsten Punkt Ihres Kopfes. Lassen Sie dort vor Ihrem inneren Auge einen violetten Lichtwirbel entstehen.

- Beim Einatmen dehnt sich das Licht aus, beim Ausatmen zieht es sich wieder zusammen. Beobachten Sie, wie das Licht im Rhythmus Ihres Atems pulsiert. Atmen Sie so lange ruhig weiter, bis das Chakra gleichmäßig von leuchtend violettem Licht erfüllt ist.

- Beobachten Sie, wie das siebte Chakra immer mehr über Ihren Kopf hinauswächst. Schließlich wandelt sich das leuchtende Violett in ein reines weißes Leuchten. Dieses symbolisiert die Vollkommenheit. Öffnen Sie sich der Energie und genießen Sie diesen unvergleichlichen Zustand.

- Lassen Sie Ihr Chakra wieder zur Ruhe kommen. Kehren Sie mit ein paar Atemzügen langsam wieder in den Alltag zurück und öffnen Sie die Augen.

HEILÜBUNG

- Legen Sie sich auf den Rücken und schließen Sie die Augen. Reiben Sie die Handflächen aneinander, bis sie sich warm anfühlen und energiegeladen sind. Legen Sie dann die linke Hand direkt auf Ihren Scheitel und die rechte Hand auf die linke.

- Lassen Sie den Alltag mit all seinen Sorgen hinter sich und konzentrieren Sie sich auf Ihre Atmung. Atmen Sie 7-mal tief ein und wieder tief aus. Spüren Sie, wie mit jedem Einatmen kristallklare Energie aus Ihren Händen in das Chakra fließt.

- Genießen Sie die Wärme, die durch Ihr Chakra strömt, nehmen Sie die Hände wieder vom Scheitel und öffnen Sie die Augen.

BITTENTHERAPIE

Die folgende Übung für das siebte Chakra stammt aus der Traditionellen Chinesischen Medizin und ist für die körperliche und seelische Gesundheit besonders wertvoll. Sie öffnet Sie für die Kraft der Natur sowie die spirituelle Welt und stärkt dadurch Geist und Seele.

Wie der Name bereits vermuten lässt, formulieren Sie hier Ihre ganz persönlichen Bitten und Wünsche. Weil es dazu nötig ist, sich auf Ihr Innerstes und Ihre zentralen Anliegen zu konzentrieren und einzulassen, sollten Sie die Bittentherapie nur dann durchführen, wenn Sie völlig ruhig und entspannt sind.
Führen Sie die Bittentherapie einmal täglich durch, bis sich ein Gefühl der Besserung einstellt. Insgesamt nimmt die Übung etwa 15 bis 30 Minuten in Anspruch.

Vorbereitung: Bevor Sie beginnen, sollten Sie sich ein paar Gedanken über Ihr innerstes Anliegen machen. Auch wenn Ihr Wunsch eher allgemein ist, sollten Sie Ihre Bitte aus tiefster Überzeugung zum Ausdruck bringen. Verwenden Sie nur positive Formulierungen, vermeiden Sie dabei Worte wie »nicht«, »nein«, »niemals« oder »müssen«. Konzentrieren Sie sich auf das Gute.

Ausgangsstellung: Die Bittentherapie wird im Stehen ausgeführt. Nehmen Sie eine entspannte, aufrechte Haltung ein. Es ist vor allem wichtig, dass der Atem frei fließen kann. Die Beine sind hüftbreit geöffnet, die Knie leicht gebeugt. Lassen Sie die Arme locker an den Seiten herabhängen und richten Sie Ihren Blick nach vorn. Die Zunge liegt am Gaumen.
Atmen Sie langsam durch die Nase ein und wieder aus; finden Sie Ihren eigenen Rhythmus. Lassen Sie den Alltag und alle negativen Empfindungen, Sorgen und Ängste zurück und beginnen Sie mit der ersten Übung (die Anleitung finden Sie auf der nächsten Seite).

TEIL 1:
- Legen Sie die Spitzen von Daumen und Ringfinger der einen Hand an die der anderen, sodass Ihre Hände einen Ring formen.

- Führen Sie den Mittel- und Zeigefinger der rechten Hand so in diesen Ring, dass sie zum Ringfinger der linken Hand zeigen, diesen aber nicht berühren. Lassen Sie die beiden Finger 30-mal im Uhrzeigersinn kreisen. Finden Sie Ihren eigenen Rhythmus.

- Konzentrieren Sie sich auf Ihre Bitte: Sie können sie nur in Gedanken formulieren oder laut aussprechen. Was liegt Ihnen am Herzen?

- Wechseln Sie die Seite und lassen Sie Mittel- und Zeigefinger der linken Hand 30-mal im Uhrzeigersinn kreisen. Vergessen Sie dabei nicht, sich auf Ihre Bitte zu konzentrieren.

- Wechseln Sie zurück zur rechten Hand, drehen Sie jetzt aber die Finger gegen den Uhrzeigersinn.

- Dann lassen Sie auch die Finger links noch einmal gegen den Uhrzeigersinn kreisen.

TEIL 2:
- Kommen Sie zurück in die Ausgangsstellung. Legen Sie die linke Hand in die rechte, die Finger zeigen nach vorn. ❶

- Lassen Sie die Daumen kreisen, ohne dass sie sich berühren. Denken Sie währenddessen an Ihre Bitte.

- Hören Sie auf Ihre innere Stimme und beenden Sie die Übung, wenn es Zeit dafür ist.

TEIL 3:
- Kommen Sie wieder zurück in die Ausgangsstellung. Legen Sie Mittel-, Ring- und kleine Finger beider Hände aneinander. Lassen Sie jetzt die Zeigefinger je 5-mal vorwärts und rückwärts kreisen, ohne dass sie die übrigen Finger berühren. Konzentrieren Sie sich währenddessen wieder auf Ihr Anliegen. ❷

- Lassen Sie nacheinander auch die Mittelfinger, Ringfinger und kleinen Finger vor- und rückwärts kreisen, während sich die anderen Fingerkuppen berühren.

- Lockern Sie Ihren Körper und kehren langsam wieder in den Alltag zurück.

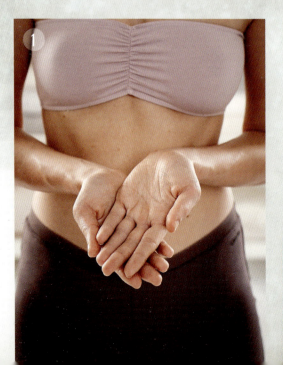
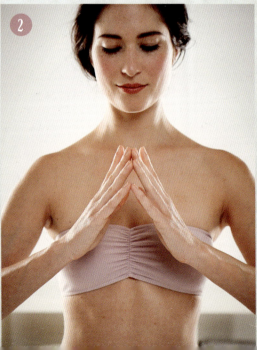

DAS BIOMAGNETISCHE FELD DER AURA

Die Traditionelle Chinesische Medizin, Ayurveda und die Chakralehre gehen davon aus, dass der menschliche Körper von einer feinstofflichen Lebensenergie erfüllt ist. In diese Tradition reiht sich auch die Theorie der Aura ein – ein Phänomen, das die Menschheit seit Jahrtausenden beschäftigt. Detaillierte Beschreibungen der Aura finden sich in den vedischen Schriften genauso wie bei den tibetischen und indischen Buddhisten und vielen nordamerikanischen Indianerstämmen. Die Pythagoreer bezeichneten sie bereits um 500 v. Chr. als »Vitalkörper«, die jüdische Kabbala rund 1200 Jahre später als »astrales Licht«. Auch der Arzt Paracelsus (1493–1541) war überzeugt: »Die Vitalkraft ist nicht im Menschen eingeschlossen, sondern umgibt ihn wie ein leuchtendes Feld und kann aus der Entfernung angesprochen werden.«

Einige zeitgenössische Forscher verstehen unter der Aura ein biomagnetisches Feld, das sich wie andere Energiefelder unendlich ausdehnen kann. Es beinhaltet Informationen über jedes Organ und jedes Gewebe im Organismus und gibt damit direkt Auskunft über den körperlichen Gesundheitszustand. Andere Wissenschaftler, wie die US-amerikanische Physikerin Barbara Ann Brennan (*1939), vermuten, dass sich die Aura aus Plasma zusammensetzt, ihre Bestandteile sich also zwischen Energie und Materie bewegen. Brennan geht außerdem davon aus, dass sich das Aurafeld aus sieben Schichten zusammensetzt, welche die Energie außerhalb des Körpers steuern. Jede davon ist einem der sieben Hauptchakren zugeordnet.

- Die erste Auraschicht stellt den Ätherleib dar. Sie schützt die Lebensenergien und steht in Verbindung mit dem ersten Chakra.
- Die zweite Schicht ist für die Selektion von Emotionen zuständig. Sie ist mit dem zweiten Chakra verknüpft.
- In der dritten Schicht, dem mentalen Körper, werden Ideen und Glaubenssätze gefiltert. Sie gehört zum dritten Chakra.
- Die vierte Schicht agiert als astraler Körper auf der Beziehungsebene (viertes Chakra).
- Die fünfte Schicht beeinflusst als ätherischen Negativkörper, ob wir Verantwortung übernehmen beziehungsweise Hilfe annehmen oder abweisen (fünftes Chakra).
- Die sechste Schicht ist der himmlische Körper und Ort der Liebe (sechstes Chakra).
- Die siebte Schicht schließlich, der ketherische Körper, verkörpert die Ebene des höheren Bewusstseins. Sie steht in Kontakt mit dem siebten Chakra.

AURAWAHRNEHMUNG

Für die meisten Menschen ist die Aura nicht sichtbar. Diejenigen, die sie wahrnehmen, berichten einstimmig über verschiedene visuelle Facetten des Energiefelds. So nehmen viele zum Beispiel bei Schwäche und Krankheit eine dunkle Aura wahr.

Neben diesen subjektiven Wahrnehmungsberichten gibt es auch wissenschaftliche Versuche, die Aura eines Menschen zu ermitteln: Die US-amerikanische Physiologin Valerie Hunt (1916–2014) etwa entwickelte für die Suche nach der subtilen Strahlung des menschlichen Energiefelds spezielle Messgeräte, die von der Körperoberfläche ausgestrahlte, geringfügige Aktivitäten messen sollten. Parallel zu den Messungen ließ sie dann bekannte Auraleser die Energieschichten der Testpersonen beschreiben.

Obwohl Hunt der Auratheorie anfangs skeptisch gegenüberstand, waren die Ergebnisse ihrer Studien verblüffend. So zeichneten die Telemetriegeräte beispielsweise einheitlich kürzere Wellen auf, wenn die Leser eine blaue Farbe wahrnahmen. Nahmen diese die Aura dagegen in Rot wahr, maßen die Geräte einheitlich langwellige Bewegungslinien.

DIE AURASICHT ÖFFNEN

Innere Aufgeschlossenheit ist die Voraussetzung, um die Aura eines Menschen sehen zu können. Trotz allem handelt es sich bei der Aura um ein schwer greifbares Konzept. Regelmäßig praktiziert, helfen spezielle Übungen jedoch dabei, die Aurasicht zu öffnen. Üben Sie aber nie länger als fünf Minuten, weil Ihre Augen sonst ermüden. Auch direktes Licht ist nicht empfehlenswert.

Weil die Aurasicht einer Innenschau ähnelt, empfiehlt es sich außerdem, zuvor das sechste Chakra zu stärken, das den feinstofflichen und den physischen Leib miteinander verbindet. Entsprechende Tipps und Übungen finden Sie ab Seite 73.

ÜBUNG 1

- Setzen Sie sich entspannt hin und richten Sie Ihre ganze Aufmerksamkeit auf das sechste Chakra, das dritte Auge in der Mitte Ihrer Stirn. Nehmen Sie sich ausreichend Zeit dafür.

- Betrachten Sie nun maximal 5 Minuten eine Pflanze, ein Tier oder einen Menschen in Ihrer Umgebung. Denken Sie an nichts, nehmen Sie nur wahr.

- Schließen Sie jetzt die Augen und versuchen Sie, die Schwingungen des feinstofflichen Körpers, den Sie eben so intensiv betrachtet haben, in sich aufzunehmen. Mit etwas Übung spürt man diese im Bereich der Brust. Wenn Sie die Schwingungen dort wahrnehmen, leiten Sie sie weiter nach oben zum sechsten Chakra.

- Wenn Sie fühlen, dass die Schwingungen zu Ihrem dritten Auge strömen, öffnen Sie die Augen und verbinden das, was Sie wirklich sehen, mit dem Bild, das vor Ihrem geistigen Auge im Bereich des sechsten Chakras entstanden ist.

ÜBUNG 2

- Entspannen Sie sich und richten Sie Ihre ganze Aufmerksamkeit auf das sechste Chakra. Nehmen Sie sich ausreichend Zeit dafür.

- Wedeln Sie 10-mal schnell mit den Händen und ballen Sie diese dann 10-mal schnell zu Fäusten.

- Legen Sie nun die Fläche der einen Hand so auf den Rücken der anderen, dass die Fingerspitzen der oberen Hand auf der Handwurzel der unteren liegen.

- Heben Sie nun die obere Hand etwa zwei Zentimeter an und bewegen Sie sie leicht auf und ab. Mit etwas Übung können Sie dabei feinstoffliche »Fäden« zwischen den beiden Händen wahrnehmen.

AURAHEILUNG MIT REIKI

Es gibt verschiedene Methoden, die für die Auraheilung angewendet werden. Eine davon ist Reiki, das einen klärenden Einfluss auf die Aura haben soll (»rei« bedeutet so viel wie Seele oder Geist, »ki« Lebensenergie). Mit seiner Hilfe lassen sich Energieblockaden lösen und die Selbstheilungskräfte des Körpers aktivieren.

Erfahrene Reiki-Heiler berichten, dass sich die Farben der Auraschichten nach einer Behandlung aufhellen, was auf eine emotionale Stärkung hinweist. Genauso werden Einwölbungen in der Aura, die auf blockierte Meridiane hinweisen, durch wiederholte Reiki-Behandlungen kleiner oder verschwinden sogar ganz. Insgesamt strahlt die Aura nach der Behandlung deutlich stärker. Das Heilungskonzept des japanischen Reiki beruht auf der Technik des Handauflegens. Dabei überträgt der Meister »heilende Energien« auf den Patienten, die den Fluss des Ki harmonisieren. Manche glauben, dass man durch Reiki sogar aus der Ferne heilen kann.

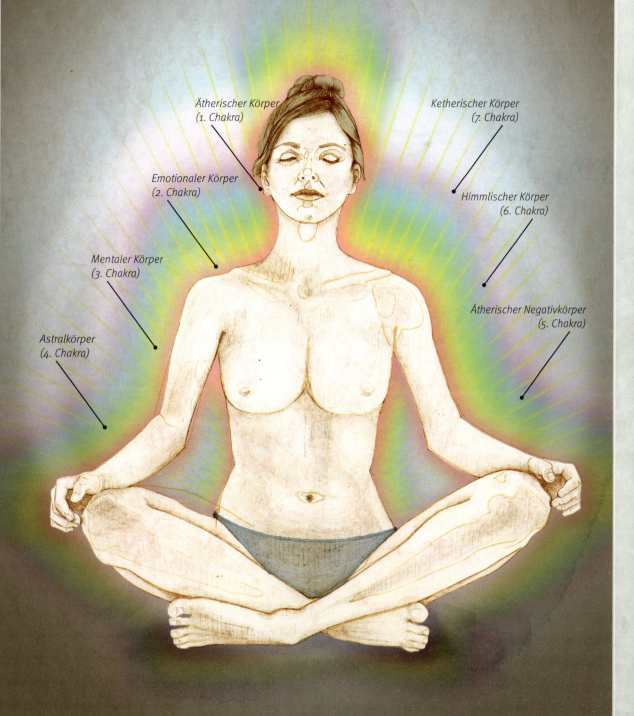

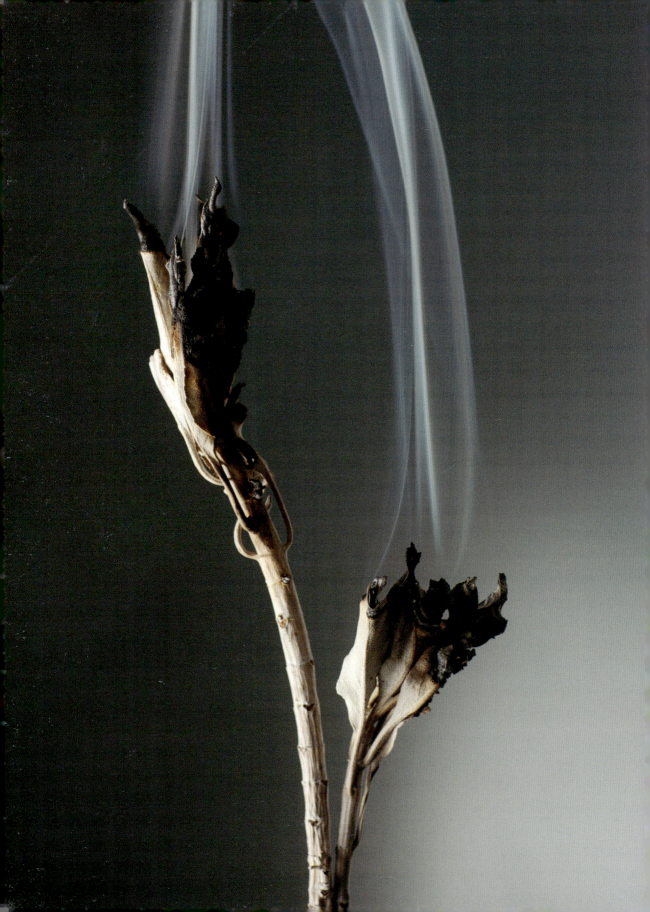

WEGE ZUR GESUNDHEIT

GESUNDHEIT IST DER URZUSTAND UNSERES KÖRPERS. DOCH ENERGETISCHE BLOCKADEN KÖNNEN DIESEN ZUSTAND EMPFINDLICH STÖREN, BIS HIN ZU SCHWEREN KRANKHEITEN. DURCH ENTSPRECHENDE MASSNAHMEN VERSUCHT DIE ENERGIEMEDIZIN, DAS ENERGETISCHE GLEICHGEWICHT ZU ERHALTEN BEZIEHUNGSWEISE WIEDER ZU IHM ZURÜCKZUFINDEN.

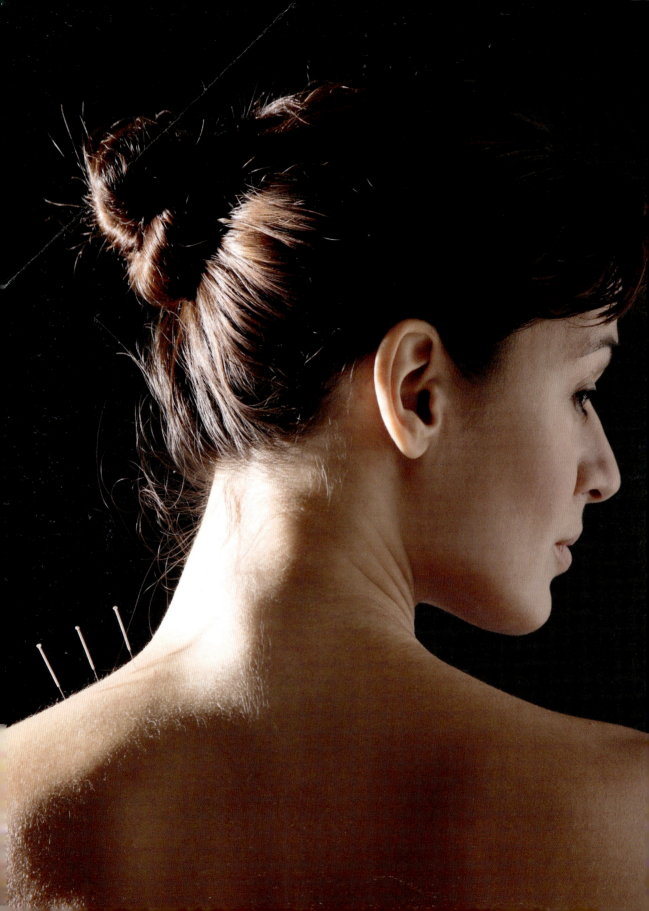

DIE ENERGETISCHEN BEHANDLUNGSKONZEPTE

Kann die Lebensenergie im Körper nicht ungehindert fließen oder gerät das Verhältnis der fünf Elemente aus dem Gleichgewicht, kommt es zu einer Disharmonie, die über kurz oder lang dazu führt, dass wir krank werden. Um diesem Prozess vorzubeugen, empfehlen alle energetischen Lehren, krank machende Entwicklungen möglichst frühzeitig zu erkennen und durch entsprechende Maßnahmen zu korrigieren. Ein Hauptaugenmerk liegt auf der Prävention: Ein ausgeglichener Gemütszustand ist gesund für Körper und Seele. Er schützt wirksam vor diversen stressbedingten Zivilisationskrankheiten – von Bluthochdruck bis Herzinfarkt, von Rückenschmerzen bis Depression.
Die goldene Gesundheitsregel lautet: Seien Sie gut zu sich selbst und zu Ihren Mitmenschen. Üben Sie sich in Gelassenheit und gönnen Sie sich täglich eine kurze Auszeit. Nehmen Sie ein entspannendes Bad, lesen Sie ein inspirierendes Buch oder gehen Sie einfach nur in der Natur spazieren. Suchen Sie Kraft in der Ruhe und meditieren Sie. Auch ein geregelter Tagesablauf ist förderlich. Versuchen Sie, tolerant zu sein, und begegnen Sie Ihrem Umfeld aufgeschlossen und mit Verständnis. Entwickeln Sie eine positive Grundeinstellung und bewahren Sie Ruhe, wenn es Ärger gibt.
Einen ebenfalls enormen Einfluss auf das Wohlbefinden hat die Qualität unserer Lebensmittel, ihre Zubereitung und das Ritual der Nahrungsaufnahme. Nicht ohne Grund galt und gilt das Speisen in vielen Kulturen als heilige Handlung. Steht Nahrung aber, wie es heutzutage häufig der Fall ist, im Überfluss zur Verfügung, vergisst man leicht ihren spirituellen Aspekt. Man betrachtet das Essen dann eher als reine Energiezufuhr und vielleicht sogar als eine lästige Unterbrechung der beruflicher Tätigkeit. Versuchen Sie, dies zu vermeiden, indem Sie jede Ihrer Mahlzeiten in Ruhe und mit Genuss zu sich nehmen.
Bewegung ist im Hinblick auf die Gesundheit nicht weniger wichtig als die Ernährung. Aktiv zu werden ist gut und tut gut. Allerdings verfügt jeder Mensch über eine spezifische Konstitution, die bei der Wahl der Sportart berücksichtigt werden muss, genauso wie das Alter und die aktuelle körperliche Verfassung. Ansonsten kann es passieren, dass Sie Ihren Körper langfristig überbeanspruchen.
Aber die Energiemedizin wirkt nicht nur präventiv. Auch wenn bereits eine Erkrankung diagnostiziert wurde, kann sie oftmals helfen. Anders als in der westlichen Medizin wird dabei jedoch nicht das erkrankte Organ direkt behandelt. Stattdessen zielt eine Reihe von Heilbehandlungen darauf ab, das körperliche und seelische Gleichgewicht wiederherzustellen und so akute und chronische Beschwerden zu lindern und teilweise sogar zu heilen. Einige dieser Behandlungen kann nur der Arzt oder der Heilpraktiker durchführen, wie die Akupunktur, die Moxibustion oder das Schröpfen. Gleiches gilt für die Verabreichung von Arzneimitteln. Andere Maßnahmen und Anwendungen eignen sich dagegen hervorragend für die Selbstbehandlung – allen voran Rezepte aus der Küchenapotheke, Heiltees, Heilbäder sowie Massagen und Akupressur. Gesundheitsübungen aus dem Qi Gong, Taj Ji, Yoga oder Meditationen empfehlen sich ebenso für die selbstbestimmte Therapie. Einfache Übungen, wie Sie sie zum Beispiel ab Seite 106 finden, können Sie sich auch als Einsteiger relativ leicht aneignen. Wenn Sie tiefer einsteigen wollen, sind Seminare und Kurse hilfreich, etwa an der Volkshochschule oder bei Heilpraktikern, Ayurveda- und TCM-Ärzten.

AKUPUNKTUR

Die Akupunktur ist eine traditionelle chinesische Heilmethode, um den ungehinderten Fluss des Qi im Körper anzuregen. Dazu werden in schnellen Bewegungen feine Nadeln aus Stahl, Silber oder Gold an bestimmten Punkten in die Haut gestochen. Die Akupunkturpunkte wiederum stehen mit einzelnen Organen und Organbereichen in Verbindung, sodass eine gezielte Wirkung bei bestimmten Beschwerden möglich ist. Auch auf die Hormon- und Botenstoffproduktion, zum Beispiel sogenannter Glückshormone, kann Akupunktur Einfluss nehmen.

Es gibt am menschlichen Körper insgesamt 360 Akupunkturpunkte. Sie befinden sich in der Regel entlang der Meridiane (siehe Seite 26) und werden aufgrund gemeinsamer energetischer Merkmale teilweise in Gruppen eingeteilt. Dabei unterscheiden Experten zwischen folgenden Punkten, die auf unterschiedliche Weise stimuliert werden können:

- Punkt des Ur-Qi: Existiert auf jeder Leitbahn.
- Brunnenpunkte: Auf den Händen und Füßen.
- Vereinigungspunkte: Hier wird eine Verbindung nach innen aufgebaut.
- Zusammenkunftspunkte: Über sie lassen sich spezifische Gewebe- und Energieformen beeinflussen.
- Durchgangspunkte: Hier lässt sich ein letztes Mal auf den Energiestrom des Meridians einwirken.
- Anknüpfungspunkte: Hier stoßen die Hauptmeridiane auf die sie verbindenden Netzleitbahnen.
- Spaltpunkte: Sie lösen Qi-Stauungen auf.
- Punkt des Ausgießens: Hier tritt die Energie wieder in die Tiefe ein.
- Punkt der Einwirkung: Dort hat das Qi eine tiefgehende Wirkung.

WANN HILFT AKUPUNKTUR?

Akupunktur hat sich bei einer Vielzahl von Beschwerden und Erkrankungen bewährt und ist mittlerweile auch wissenschaftlich anerkannt. Bereits im Jahr 1997 attestierte eine zwölfköpfige Kommission der National Institutes of Health (NIH) nach einer strengen Befragung von 20 Akupunkturexperten ihre Wirksamkeit. So wirkt Akupunktur unter anderem effektiv bei

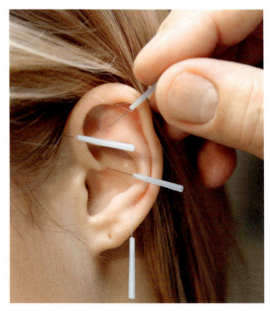

Die Ohrakupunktur wirkt schnell und präzise. Zum einen finden sich am Ohr zahlreiche Reflexpunkte, zum anderen ist der Weg zum Schmerzzentrum des Gehirns kurz.

postoperativer sowie in Folge einer Chemotherapie auftretender Übelkeit und Brechreiz, kuriert Schwangerschaftsübelkeit und postoperative Zahnschmerzen. Die Kommission hob darüber hinaus den Nutzen von Akupunktur als ergänzende Maßnahme bei Asthma bronchiale, Rückenschmerzen, Karpaltunnelsyndrom, Tennisellbogen, Menstruations- und Kopfschmerzen, Fibromyalgie, Suchterkrankungen sowie der Rehabilitation nach einem Schlaganfall hervor. Genauso wenig ist die Wirkung von Akupunktur in der Schmerztherapie von der Hand zu weisen. Sie ist besonders bei mittelschweren und schweren chronischen Schmerzen und in Kombination mit anderen Schmerztherapieverfahren empfehlenswert. Das zeigt auch eine Studie zur Akupunktur bei Patienten mit chronischen Lendenwirbelsäulenschmerzen, an der das Institut für Sozialmedizin, Epidemiologie und Gesundheitsökonomie und das Universitätsklinikum Charité der Humboldt-Universität in Berlin beteiligt waren: Eine Patientengruppe erhielt über drei Monate jeweils 15 Akupunkturbehandlungen; daneben konnten konventionelle Behandlungen erfolgen. Die Kontrollgruppe wurde nicht mit Nadeln behandelt, sondern durfte lediglich konventionelle Therapien in Anspruch nehmen. Erst nach drei Monaten wurde auch sie akupunktiert. Das Ergebnis: Während sich bei der ersten Gruppe nach drei Monaten eine deutliche Besserung bemerkbar machte und der Effekt auch in den darauffolgenden drei Monaten noch spürbar war, stellten sich in der Kontrollgruppe vergleichbare Ergebnisse erst nach der Akupunktur ein.

Eine Auswahl an wissenschaftlichen Studien finden Sie im Serviceteil dieses Buches (siehe ab Seite 250).

Dauer der Behandlung

Im Schnitt dauert eine Behandlung etwa 30 Minuten. Sie sollte nur von einem erfahrenen Akupunkteur durchgeführt werden. Er weiß, wie er die Nadeln einsetzen muss, damit sie je nach Krankheitsbild anregend oder dämpfend wirken. Dabei kommt es nicht nur auf die Wahl des richtigen Punktes an, sondern auch auf die Anzahl der Nadeln: Wenige Nadeln bewirken eine Stärkung, mehrere dagegen beruhigen.

MOXIBUSTION

Die Moxibustion ist ein Teilbereich der Akupunktur. Grabfunde belegen sogar, dass die Anwendung von angezündeten Beifußblättern schon lange vor der »Nadeltechnik« erfolgte. Damals hielt man das glimmende Kraut über schmerzhafte Körperstellen. Heute werden bei der Behandlung spezifische Akupunkturpunkte mittels glimmenden Moxakrauts (Beifuß) erwärmt; dafür werden Moxazigarren oder Moxakegel auf einer Akupunkturnadel abgebrannt.

Die bei der Moxibustion entstehende Hitze sowie die ätherischen Öle des Krauts wirken sich günstig auf Beschwerden infolge innerer oder äußerer Kälte aus, wie zum Beispiel Kältegefühl, Bronchitis, Asthma, Schwindel, Depressionen, Energiemangel, Erschöpfung und niedriger Blutdruck. Wie die Akupunktur sollte auch die Moxibustion nur von erfahrenen Therapeuten angewendet werden. Das gilt in besonderem Maße während der Menstruation oder einer Schwangerschaft, da der Körper in dieser Zeit sehr sensibel auf die Behandlung reagieren kann.

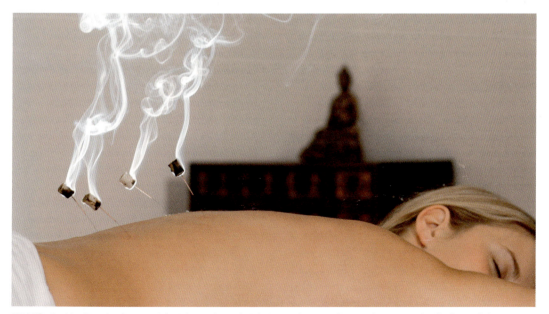

Mithilfe der Moxibustion lassen sich Kälte und Feuchtigkeit aus den Meridianen, der Körperoberfläche und den Organen vertreiben. Die Behandlung kurbelt die Qi-Zirkulation an und wirkt Krankheiten entgegen.

SCHRÖPFEN

Beim Schröpfen, das seinen Ursprung ebenfalls in der Traditionellen Chinesischen Medizin hat, werden unterschiedlich große Glasglocken erwärmt und auf der Haut platziert. Wenn die Luft in den Gläsern wieder abkühlt, wird ein Unterdruck erzeugt, durch den wiederum ein starker Saugreiz am Glockenhals entsteht und die Haut angesogen wird. Weil sich dadurch die Gefäße erweitern und die Durchblutung angeregt wird, steigert das Schröpfen den Stoffwechsel (Entgiftung), wirkt schmerzlindernd und normalisiert erhöhte Spannung im Gewebe. Über Hautreflexe stimuliert es zudem die inneren Organe (ähnlich der Reflexzonentherapie). Die Behandlung eignet sich vor allem zur Therapie von Schmerzen im Muskel- und Bewegungsapparat, Arthrosen, rheumatischen Erkrankungen und Rückenbeschwerden, weil sie als wohltuend empfunden wird und rasch für Erleichterung sorgt. Aber auch bei Erkältungen oder Menstruationsbeschwerden hat sich Schröpfen bewährt.

AKUPRESSUR

Eine weitere Methode, Energieblockaden zu lösen, ist die Akupressur, bei der, wie bei der Akupunktur, bestimmte Meridiane und Punkte behandelt werden. Allerdings werden diese nicht mit Nadeln stimuliert, sondern lediglich gedrückt oder geklopft. Dadurch nehmen Schmerzen ab, die Durchblutung in den behandelten Bereichen wird verbessert und der Stoffwechsel optimiert. Das wiederum kurbelt den Lymphfluss und die Ausscheidung von Schlackenstoffen an. Nicht zuletzt kommt es aufgrund der verbesserten Blutversorgung zu einer Wärmeentwicklung, die die Entspannung fördert und die Nerven beruhigt. Akupressur eignet sich im Gegensatz zu Akupunktur oder Moxibustion hervorragend auch für die Selbstbehandlung. Entsprechend erfahren Sie im Beschwerdeteil ab Seite 162 bei vielen der dort aufgeführten Krankheitsbilder, welche Punkte sich zur Stimulation bewährt haben. Die Bilder auf der gegenüberliegenden und den folgenden Seiten helfen Ihnen dabei, die Lage dieser Punkte zu ermitteln.

VERSCHIEDENE TECHNIKEN

Zur Behandlung der ausgewählten Punkte haben sich folgende vier Methoden bewährt:
- Drücken mit festem Hautkontakt, entweder mit dem Daumenballen oder mit mehreren Fingern gleichzeitig. Beginnen Sie sanft und steigern Sie den Druck langsam.
- Sanftes Reiben mit dem Daumen oder der Handfläche, bis sich die Haut erwärmt.
- Kneten und Zupfen der Muskulatur mit Daumen und/oder den Fingern.
- Klopfen mit der Seitenfläche des kleinen Fingers oder der Seitenfläche der geballten Faust. Auf diese Art wird auch jede Akupressurbehandlung beendet.

DIE WICHTIGSTEN REGELN

Wenn Sie es selbst versuchen wollen, sind folgende grundlegende Dinge zu beachten:
- Die Behandlung sollte in einem ruhigen und gut gelüfteten Raum erfolgen.
- Es empfiehlt sich, jeden Punkt drei bis fünf Minuten zu drücken. Bei Kleinkindern und Säuglingen sollte der Druck maximal 30 Sekunden andauern.
- Insgesamt sollte die Behandlung nicht länger als 15 Minuten dauern.
- Führen Sie die Akupressur am besten zweimal täglich durch.
- Chronische Beschwerden sind ein Zeichen für einen Energiemangel, daher empfiehlt sich eine Anregung. Dazu massieren Sie den entsprechenden Punkt mit mittelstarkem Druck im Uhrzeigersinn. Das belebt.
- Akute Probleme lassen sich meist auf einen Energieüberschuss zurückführen. In diesem Fall hilft eine leichte Druckmassage gegen den Uhrzeigersinn, um die überschüssige Energie auszuleiten.
- Treten in Folge der Akupressur Schwindelgefühle oder Kopfschmerzen auf, brechen Sie die Behandlung ab und holen den Rat eines TCM-Arztes oder Akupressur-Spezialisten ein.
- Bei Herz-Kreislauf-Erkrankungen, Bluthochdruck, bakteriellen Infektionen oder infektiösen Hauterkrankungen sollten Sie die Behandlung vorher mit einem TCM-Arzt abklären. Gleiches gilt während der Schwangerschaft oder der Menstruation.

DIE WICHTIGSTEN AKUPRESSURPUNKTE

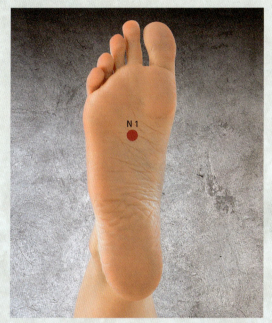

An der Fußsohle

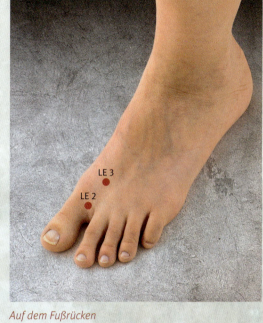

Auf dem Fußrücken

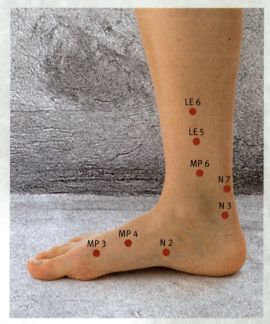

Am Fuß innen

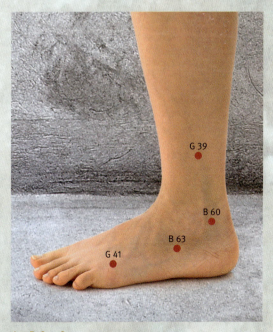

Am Fuß außen

WEGE ZUR GESUNDHEIT

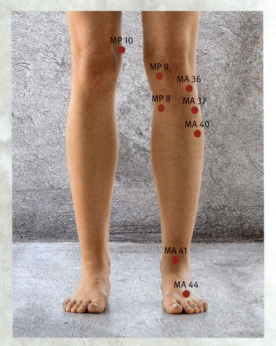

An der Vorderseite und seitlich der Beine

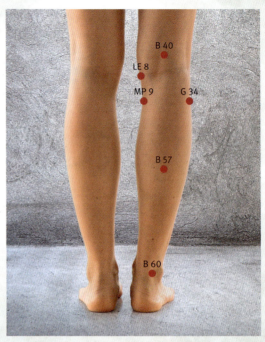

An der Rückseite und seitlich der Beine

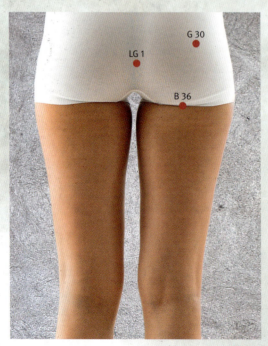

Im Bereich des Gesäßes

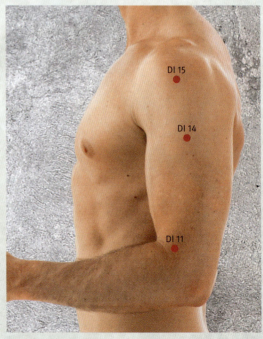

Am Oberarm

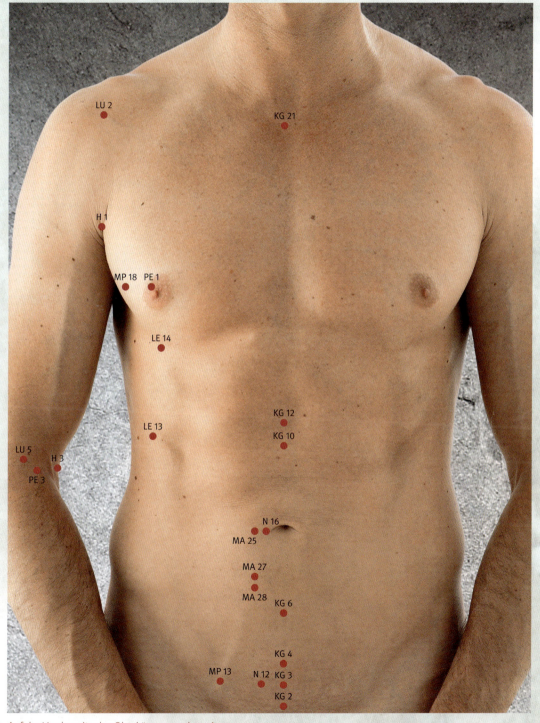

Auf der Vorderseite des Oberkörpers und am Arm

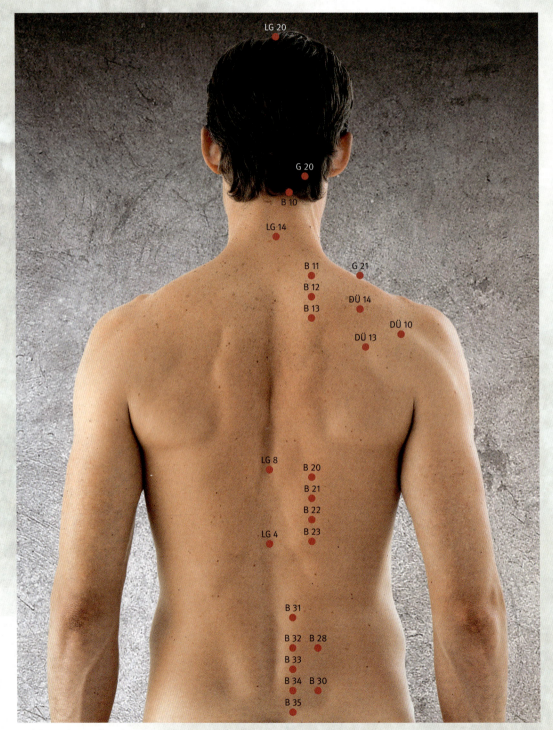

Auf der Rückseite des Oberkörpers und des Kopfes

DIE ENERGETISCHEN BEHANDLUNGSKONZEPTE

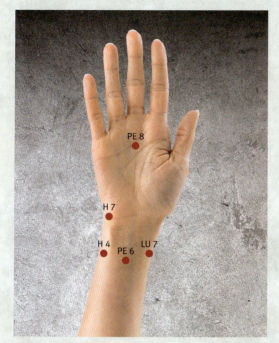

Im Handbereich innen

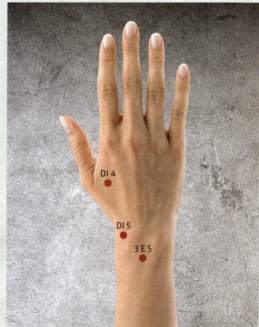

Auf dem Handrücken

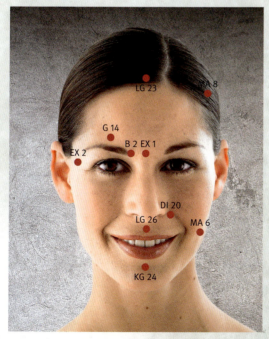

Im Gesicht

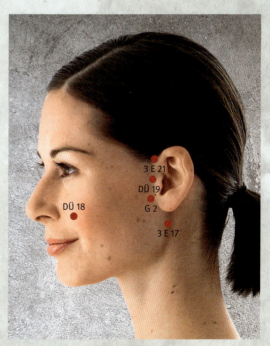

Seitlich am Kopf

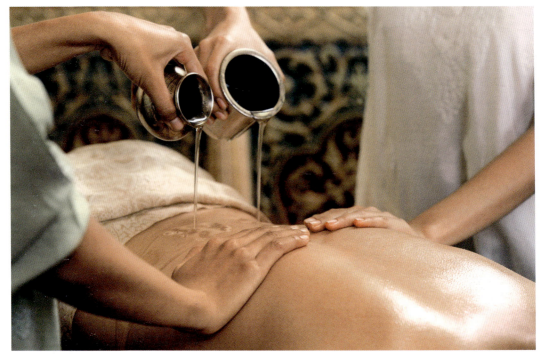

Eine professionell ausgeführte Ayurvedamassage schenkt bei Verspannungen, Unwohlsein oder Schwächegefühlen neue Kraft und Energie. Bei Abhyanga verwöhnen traditionell zwei Therapeuten synchron jeden Zentimeter der Haut.

HEILMASSAGEN

Massagen, also die manuelle Bearbeitung der Muskulatur, der Haut und des Bindegewebes über Druck-, Dehnungs- und Zugreize, zählen zu den ältesten Heilmitteln der Menschheit und haben dementsprechend auch in der fernöstlichen Energiemedizin eine lange Tradition. Die hierzulande wohl bekannteste therapeutische Massagekunst ist die Ayurveda-Massage, vor allem die Ölmassagen (Snehana), sanfte Ausstreichungen, bei denen medizinierte Öle (Kräuterabkochungen) eingesetzt werden. In der indischen Heilkunde geht man davon aus, dass sie den Fluss der Lebensenergie anregt. Gleichzeitig soll das warme Öl die Verbindung von Körper, Geist und Seele stärken. Heute werden vor allem diese Massagen praktiziert:

- **Abhyanga (Ganzkörper-Ölmassage):** Entspannung und Lockerung von Gewebe und Haut; warmes Öl löst ein Gefühl der Geborgenheit aus.
- **Upanahasveda (Prishta-Rückenmassage):** Lockerung der Muskeln; löst psychische und physische Blockaden und setzt dadurch gestaute Energien frei.
- **Garshan (Seidenhandschuh-Massage):** reinigt die Haut, befreit von Schlacken und regt die Durchblutung an.
- **Shirodhara (Öl-Stirnguss):** löst Verspannungen im Kopf- und Nackenbereich, lindert Kopfschmerzen (auch chronische), befreit von Stress, Nervosität, Müdigkeit und Schlaflosigkeit.
- **Mukabhyanga (Gesichts- und Kopfmassage):** regeneriert die Haut und sorgt für einen strahlenden Teint, beeinflusst das Gefühlsleben positiv und hilft bei Kummer.
- **Padabhyanga (Fuß- und Beinmassage):** Füße und Unterschenkel werden mit warmem Öl massiert, was alle Organe stimuliert und bei Schlafproblemen sowie Taubheitsgefühl in den Füßen hilft. Ähnelt der chinesischen Fußreflexzonenmassage.

- **Pinda sveda:** Massage mit Gazesäckchen.
- **Udvarthana:** Abreibungen mit Pulvern.
- **Nasya (Nasenspülung mit arzneilichem Pulver oder Öl):** soll bei Beschwerden im Bereich des Kopfes wie Kopfschmerzen, Erkältung, Schweregefühl oder Nebenhöhlenbeschwerden helfen. Um diesen vorzubeugen, empfiehlt sich auch das morgendliche Nasenölen gleich nach dem Aufstehen. Geben Sie dazu einen Tropfen angewärmtes Öl oder Ghee auf den kleinen Finger und reiben Sie es in die Nase. Das reinigt, macht die Nasenwände geschmeidig und schützt vor Umweltgiften.

Auch in China ist die Heilmassage, Tuina genannt, neben Akupunktur, Arzneimittelheilkunde, Ernährung und Bewegung eine tragende Säule der traditionellen Medizin. Über die Haut reguliert Tuina den Fluss der Lebensenergie Qi und des Blutes Xue und wirkt so auf die Funktionskreise im Körperinneren. Sie eignet sich aber auch, um Körper und Geist zu entspannen und zu harmonisieren. Anders als etwa bei der Akupressur werden dabei nicht nur einzelne Punkte behandelt, sondern auch ganze Leitbahnen geknetet, gerieben, gedrückt oder geschoben. Tuina wird zudem meist mit anderen Heilmethoden kombiniert.

SELBSTMASSAGE

Die meisten energetischen Massagen setzen viel Wissen voraus. Daher sollte man sich für eine wirkungsvolle Behandlung in die Hände eines erfahrenen Ayurveda- oder TCM-Therapeuten begeben. Es gibt aber auch Techniken, die sich zur Selbstmassage eignen, wie die schon vorgestellte Chakrenheilmassage (siehe ab Seite 59). Regelmäßig angewandt können auch solche Massagen zum Beispiel Konzentrationsschwäche oder Erkrankungen des Bewegungsapparats entgegenwirken. Wichtig dafür ist, dass Sie sich Zeit nehmen und sich der Körperpartie, die Sie bearbeiten, aufmerksam und liebevoll zuwenden. Wenn Sie in Eile sind, bleibt die Behandlung wirkungslos.

Führen Sie die Selbstmassage am besten in einem wohltemperierten Raum aus (etwa 24 °C). Die massierten Körperteile sollten nämlich nicht auskühlen. Verwenden Sie ein selbst gemischtes Kräuteröl, um die Wirkung zu unterstützen. Für so ein Öl benötigen Sie je 50 Milliliter Jojoba- und Mandelöl sowie je 5 Tropfen ätherisches Lavendelöl und Orangenöl. Sie können alternativ aber auch andere Aromaöle verwenden, deren Geruch Sie gerne mögen. Wichtig: Wer leicht friert, kann auch leichte Kleidung anbehalten und einfach durch den feinen Stoff hindurch massieren. In diesem Fall verzichten Sie allerdings auf das Massageöl.

Massagegriffe

Bei der Selbstmassage kommen unterschiedliche Handgriffe zum Einsatz: Sie können die Haut mit der Handwurzel oder den oberen Fingergliedern reiben, mit den Fingern oder dem Daumen drücken, zupfen, kneten und walken, mit einem oder mehreren Fingern schieben, mit den Fingern, dem Handballen oder der Handwurzel streichen oder Ihre Gelenke in kreisenden Bewegungen lockern. Wenden Sie jeden Griff gerade so stark an, dass Sie ein sanftes Druckgefühl verspüren, die Berührung aber nicht unangenehm oder gar schmerzhaft ist. Bei der Ayurveda-Massage streichen Sie mit einem individuell passenden ayurvedischen Öl nur über die zu behandelnde Körperpartie.

VORSICHT

Wenn eine akute Krankheit vorliegt, wie Entzündungen, Erkrankungen des Gefäßsystems, frische Verletzungen oder eine durch einen Streuherd hervorgerufene Infektion, ist von einer Selbstmassage abzuraten. In solchen Fällen sollten Sie einen Arzt konsultieren und eine andere Behandlungsmethode in Erwägung ziehen. Dasselbe gilt bei Hautinfektionen und instabilen Knochenbrüchen oder wenn Sie blutgerinnungshemmende Mittel einnehmen.

ARZNEIMITTEL

Wie die ayurvedische Pharmazie kennen auch die Traditionelle Chinesische und Tibetische Medizin Tausende von Arzneistoffen – allen voran Heilkräuter. Viel Erfahrung ist nötig, um die teilweise hochkomplizierten Rezepturen zu mischen, die in Form von Pillen, Pulvern und Arzneipflastern oder als Tee und Kräutersaft verabreicht werden. Sie alle haben das Ziel, das energetische Gleichgewicht im Menschen wiederherzustellen. Keine Arznei ist dabei für einen langfristigen Gebrauch gedacht und die Einnahme darf nur auf Anraten eines Heilpraktikers und/oder Arztes erfolgen. Auch wenn Beschwerden immer wiederkehren oder lang anhalten, müssen sie im Vorfeld unbedingt medizinisch abgeklärt werden. Heilmittel sind oft verschreibungspflichtig. Gehen Sie aber auch bei rezeptfreien MItteln kein Risiko ein und beziehen Sie Arzneimittel niemals in Eigenregie über das Internet oder andere Kanäle, sondern über einen Arzt, Heilpraktiker und/oder eine Apotheke Ihres Vertrauens.

KÜCHENAPOTHEKE

Neben verschreibungspflichtigen Arzneimitteln haben auch einige Lebensmittel eine besondere Wirkung auf die Gesundheit. Vor allem Pflanzen werden in den verschiedensten Kulturen seit Jahrtausenden zur Heilung von Krankheiten angewendet. Sie bilden nicht nur das Herzstück der traditionellen Heilverfahren. Über das Potenzial dieser Heilpflanzen ist sich auch die Wissenschaft im Klaren und isoliert daher stetig einzelne Wirkstoffe, um sie anschließend für medizinische Zwecke zu nutzen.

Das Besondere an Heilpflanzen ist, dass sie bei vielen Beschwerden normalerweise ohne Nebenwirkungen zur Heilung beitragen können. Darüber hinaus sind sie so gut wie überall erhältlich oder finden sich häufig ohnehin bereits in der Speisekammer. Beinahe täglich bereiten wir Speisen zu, die medizinisch wirksame Pflanzenstoffe enthalten – ohne dass wir uns dessen bewusst sind. Petersilie beispielsweise ist ebenso wie Thymian ein natürliches Antibiotikum. Ghee, ein Produkt aus ungesalzener Butter, regt den Appetit an. Ingwer neutralisiert Toxine und Koriander wirkt harntreibend. Die Liste ist endlos. Vertrauen Sie dem jahrtausendealten Wissen über die Heilwirkung von Pflanzen und anderen Nahrungsmitteln und nutzen Sie Ihre Küche als Hausapotheke, um Ihre Körperenergie wieder in Balance zu bringen und die Heilung zu fördern. Stellt sich keine Besserung ein, sollten Sie unbedingt einen Arzt und/oder Heilpraktiker zurate ziehen. Denn manchmal können sich hinter scheinbar unbedeutenden Symptomen ernsthafte Krankheiten verbergen.

NAHRUNGSMITTEL IN DER TCM

Heilpflanzen und Nahrungsmittel sind nicht deshalb ayurvedisch, tibetisch oder chinesisch, weil sie nur in diesen Ländern zu finden wären (auch wenn es natürlich bestimmte Heilpflanzen gibt, die zum Beispiel nur in Indien verfügbar sind und daher dort zum festen Repertoire der Heilkunde zählen, während sie andernorts unbedeutend sind). Vielmehr werden die Mittel nach ganz bestimmten Eigenschaften klassifiziert, etwa nach ihrem Geschmack und/oder ihrer Temperatur. Entsprechend werden sie spezifischen Funktionen zugeordnet. Nach der energetischen Gesundheitslehre führt zum Beispiel nur ein gesundes Maß der Dinge zu einem langen Leben, wobei das Schlüsselwort »Balance« lautet. Das gilt auch für die Geschmacksrichtungen, denn eine übermäßige Dosierung kann den entsprechenden Funktionsbereich nachhaltig schädigen.

Scharfe Lebensmittel: Sie entsprechen dem Element Metall, führen zu einer Öffnung nach außen und entfalten aktive Energie, indem sie den Fluss der Lebensenergie aktivieren und das Blut vitalisieren. Weil

Scharfes Blockaden löst und schweißtreibend wirkt, eignet es sich beispielsweise zur Behandlung von Erkältungskrankheiten (Vorsicht während der Schwangerschaft oder bei Kindern!). Zur Gruppe der scharfen Lebensmittel gehören unter anderem Basilikum, Brunnenkresse, Dillsamen, Ingwer (frisch oder getrocknet), Kapern, Kohlrabi, Lauch, Paksoi, Pfefferminze, Rosmarin, Schalotte, Sojaöl, Spinat, Steckrübe, Weizenkeime und Zwiebeln.

Süße Lebensmittel: Lebensmittel dieser Geschmacksrichtung bauen Qi auf, indem sie aktive Energie zur Verfügung stellen, und ernähren das Blut. Sie entsprechen der Erde. Süße Lebensmittel und Kräuter wirken ausgleichend, befeuchtend, entspannend und regulierend. Vor allem bei nervlicher Überbelastung können sie heilsam sein, genauso wie bei Zuständen der Leere, einer Stagnation des Leber-Qi oder allgemeiner Schwäche. Typische Lebensmittel sind: Ei, Ente, Gans, Garnelen, Gurken, Hammel, Hering, Himbeeren, Honig, Huhn, Kohl, Kokosnuss, Kürbis, Mais, Mandeln, Mangos, Norialgen, Papayas, Reis, Shiitakepilze oder Spargel.

Saure Lebensmittel: Neben ihrer kühlenden und stopfenden Wirkung haben saure Lebensmittel auch einen zusammenziehenden, blutstillenden und aufrauenden Effekt. Sie werden dem Element Holz zugeordnet, absorbieren Stoffe und entspannen die Funktionskreise von Leber und Gallenblase, die bei Stress zu Hitze und Stagnation neigen. Bei Gereiztheit, Wutausbrüchen und innerer Unruhe wirkt das Saure abkühlend. Es bewahrt die Körpersäfte und sammelt die Energie. Zu den sauren Lebensmitteln zählen unter anderem Birnen, Erdbeeren, Forelle, Käse, Litschis, Mandarinen, Mangos, Oliven, Pflaumen, Safran, Sternfrucht, Tomaten und Weinessig.

Bittere Lebensmittel: Sie reduzieren einen Qi-Überschuss, wirken trocknend, entzündungshemmend und allgemein dämpfend. Bei klimatischer Feuchtigkeit oder bei Flüssigkeitsansammlungen im Körper bewegt das Bittere die Körperenergie nach unten und leitet so die Hitze über die Körperausscheidungen ab. Auch bei innerer Unruhe erweisen sich bittere Lebensmittel als nützlich. Bei Stress oder intellektueller Belastung haben sie einen ausgleichenden Effekt. Alfalfasprossen, Kopfsalat, Roggen, Romanasalat, Sellerie, Steckrübe und weißer Pfeffer gehören in diese Kategorie.

Salzige Lebensmittel: Sie werden dem Element Wasser zugeordnet und haben eine schleimlösende, abführende, befeuchtende und abschwellende Wirkung. Geringe Mengen von Salz vermehren die Körpersäfte, während hohe Dosierungen zu Austrocknung führen und insbesondere die Nierenenergie schwächen. Patienten mit Wasseransammlungen im Gewebe, Herz- oder Nierenerkrankungen sowie Bluthochdruck sollten daher ihren Salzkonsum deutlich einschränken. Zu den salzigen Lebensmitteln zählen zum Beispiel Agar-Agar, Austern, Hirse, Hühnermagen, Kartoffeln, Krebstiere, Meeresalgen, Miesmuscheln, Salz, Sardinen und Schweinefleisch.

Neben ihrer geschmacklichen Wirkung verfügen Heilkräuter und Nahrungsmittel in der chinesischen Lehre im Allgemeinen über energetische Eigenschaften, die von der jeweiligen Temperatur abhängen. Feuer wird demnach durch sogenannte kalte und kühle Kräuter ausgeglichen, während Kälte durch warme und heiße

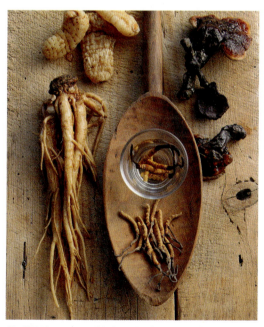

Die TCM kennt verschiedene Stärkungsmittel, die helfen, das Energiegleichgewicht wiederherzustellen.

Heilpflanzen gelindert wird. Daher greifen wir beispielsweise im Sommer automatisch oft zu Gurken oder Melonen, die eine kühlende Eigenschaft haben. Im Winter erfreuen wir uns dagegen an Lebkuchen, die Zimt oder Anis enthalten und einen wärmenden Effekt haben. Vertrauen Sie bei der Auswahl Ihrer Speisen und Getränke auf Ihre Intuition und achten Sie darauf, was Ihnen der Körper signalisiert.

Kalte Nahrungsmittel: Avocados, Bier, grüner Tee, Gurken, Joghurt, Kürbis, Mineralwasser, Safran, Spargel, Tomaten, Wild, Zucchini und andere Lebensmittel dieser Gruppe. Sie sollten Sie nur in kleinen Mengen zu sich nehmen, da sie zu einer Yang-Fülle (innerer Hitze) führen können.

Kühle Nahrungsmittel: Sind die Quelle für die Körpersäfte im Blut und in gekochter Form leicht verdaulich und verwertbar. Zu den kühlen Lebensmitteln zählen Äpfel, Birnen, Brokkoli, Ente, Mandarinen, Kräutertee, Okraschoten, Pute, Reis, Sojabohnen, Tofu, Weizen und Weizenbier.

Neutrale Nahrungsmittel: Sie harmonisieren und fördern die Energie im Körper. Werden Gemüse und Vollwertgetreide gekocht, bauen sie Toxine im Körper ab. Deshalb sollten sie regelmäßig auf Ihrem Speiseplan stehen. Zu dieser Gruppe zählen zum Beispiel Butter, Eier, Feigen, Getreide, Hülsenfrüchte, Kartoffeln, Mais, Malzbier, Milch, Möhren, Nüsse, Pilze, Rindfleisch und Trauben.

Warme Nahrungsmittel: Führen dem Körper Energie und Wärme zu. Besonders wirksam sind Beeren, Essig, die meisten Fische und Käsesorten, Huhn, Kaffee, Kakao, Kirschen, Kokosmilch, Lauch, Papayas, Pflaumen, Rote Bete, Sonnenblumenkerne, Wein sowie Zwiebeln.

Heiße Nahrungsmittel: Zur Gruppe der heißen Nahrungsmittel gehören alkoholische Getränke, Ananas, Aprikosen, Fenchel, gegrilltes Fleisch, Grapefruit, Paprika, scharfe Gewürze (wie Chili, Ingwer, Zimt, Curry, schwarzer Pfeffer, Knoblauch, Muskat) und weißer Rettich. Auch sie sollten nur in Maßen gegessen werden, da sie sonst zu einem energetischen Ungleichgewicht führen.

AYURVEDA-LEBENSMITTEL

Wie in der TCM unterteilt man auch im Ayurveda Nahrungsmittel nach sechs Geschmacksrichtungen (Rasa), die wiederum von den fünf Elementen abgeleitet werden: süß (Erde und Wasser), sauer (Erde und

NAHRUNGSMITTELEIGENSCHAFTEN UND IHRE WIRKUNG IN DER TCM

Geschmack	Temperatur	Funktionsbereich	Wandlungsphase
Scharf	Kühl	Dickdarm, Lunge	Metall
Süß	Neutral	Magen, Milz	Erde
Sauer	Warm	Gallenblase, Leber	Holz
Bitter	Heiß	Dünndarm, Herz	Feuer
Salzig	Kalt	Harnblase, Nieren	Wasser

Feuer), salzig (Wasser und Feuer), scharf (Feuer und Luft), bitter (Luft und Äther) und zusammenziehend/herb (Luft und Erde). Neben dem Geschmack spielt die Qualität der Nahrung (Guna) sowie ihre Wirkungen auf die Verdauung (Vipaka) und auf den gesamten Organismus (Virya) eine Rolle.

Scharfe Nahrungsmittel: Scharfes wirkt erhitzend und katabolisch, unterstützt also im Stoffwechsel den Abbau der Nährstoffe. Es vermindert Kapha, während es Pitta und Vata vermehrt. Nahrungsmittel dieser Geschmacksrichtung fördern die Verdauung und Resorption, sie reinigen das Blut und den Körper, heilen Hautkrankheiten und sollen Blutgerinnsel auflösen. Zu ihnen zählen zum Beispiel Cayennepfeffer, Ingwer, Knoblauch, Paprika, Rettich und Zwiebel.

Süße Nahrungsmittel: Haben gemäß der ayurvedischen Auffassung eine kühlende Wirkung. Sie fördern Kraft, nähren und beruhigen. Süßes wirkt anabolisch, fördert also das Wachstum und den Erhalt der Zellen. Es vermindert Vata und Pitta, während es im Gegenzug Kapha mehrt. Beispiele für süße Nahrungsmittel sind Datteln, Kandiszucker, Milch, Reis, Süßholzwurzel und Weizen.

Saure Nahrungsmittel: Haben eine erhitzende Wirkung. Sie vermehren Pitta und Kapha, während Vata vermindert wird. Saures wirkt appetitanregend und schärft den Geist. Darüber hinaus regt es den Speichelfluss an und kräftigt die Sinnesorgane. Nahrungsmittel wie zum Beispiel grüne Trauben, Joghurt, Käse, Tamarinde oder Zitronen werden dieser Kategorie zugeordnet.

Bittere Nahrungsmittel: Verfügen über kühlende Eigenschaften. Sie vermindern Kapha und Pitta und vermehren Vata. Bitteres wirkt Toxinen entgegen, tötet krankmachende Keime ab und vertreibt Juckreiz und Brennen im Körper. Bittere Nahrungsmittel sind unter anderem Ampfer, Enzian- oder Löwenzahnwurzel, Kurkuma und Rhabarber.

Salzige Nahrungsmittel: Haben eine erhitzende Wirkung. Sie vermindern Vata und vermehren Pitta sowie Kapha. Salziges wirkt verdauungsfördernd, krampflösend, abführend und regt den Speichelfluss an. Meersalz, Steinsalz und Kelp (Braunalge) gehören dieser Gruppe an.

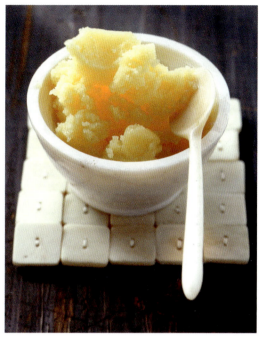

Ghee ist geklärte Butter und gehört zu den wichtigsten Nahrungsmitteln des Ayurveda.

Zusammenziehende Nahrungsmittel: Sie zeichnen sich durch ihre kühlende Wirkung aus, vermindern Pitta sowie Kapha und vermehren Vata. Zusammenziehende Nahrungsmittel wirken beruhigend, verstopfend und verursachen eine Zusammenziehung der Blutgefäße. Beispiele für diese Lebensmittel sind Granatapfel, Kurkuma, Myrrhe und unreife Bananen.

HEILTEES

Mit am einfachsten lässt sich die Wirkung von Heilpflanzen durch das Trinken von Tee entfalten. Allerdings ist dazu die richtige Zubereitung von großer Bedeutung; Dosierung, Wassermenge und Kochzeit spielen hier eine Rolle (mehr dazu auf der nächsten Seite). Grundsätzlich sollte man dabei wissen, dass Tee ein Naturprodukt ist, das gewissen Qualitätsschwankungen unterliegt. Bedenklich: Einige Produkte können zudem eine hohe Konzentration an Schadstoffen oder Pestiziden enthalten. Durch die Verwendung von

TEETIPPS

- Lagern Sie Teemischungen dunkel und trocken. Der Behälter sollte gut schließen, damit das Aroma erhalten bleibt. Optimal ist eine Lagertemperatur von 19 °C.
- Verwenden Sie möglichst chlorarmes und weiches Leitungswasser.
- Verzichten Sie auf chemische Süßungsmittel und süßen Sie, wenn nötig, mit Birkenzucker, Agavendicksaft, Ahornsirup oder Honig. Stevia eignet sich besonders für Diabetiker.

Produkten aus kontrolliertem Anbau können Sie dem vorbeugen und so die Wirkung positiv beeinflussen. Heilkräuter sind Arzneimittel, auch dann, wenn Sie sie als Tee zu sich nehmen. Sprechen Sie die Behandlung mit Kräuterheiltees daher immer mit Ihrem Arzt und/oder Heilpraktiker ab. Sie wissen genau, was Sie beachten müssen.

Wenn Beschwerden nach einer einwöchigen Teekur nicht abklingen, setzen Sie die Behandlung zunächst für eine Woche aus und beginnen dann erneut.

Die Heilkur mit Tee beginnt übrigens nicht erst mit dem Genuss desselben. Nehmen Sie sich Zeit für eine »Teezeremonie« und entfliehen Sie dem Alltag, indem Sie ein kleines Ritual aus der Zubereitung machen. Schon das beruhigt und harmonisiert den Körper und die Seele. Öffnen Sie die Fenster und lassen Sie frische Luft in den Raum. Legen Sie entspannende Musik auf und beginnen Sie dann mit dem Kochen Ihres Heiltees. Atmen Sie die wohltuenden Dämpfe bereits während der Ziehzeit ein und nehmen Sie wahr, wie schön es sein kann, mit Muße dabei zu sein. Sehen Sie das Ganze als Chance, den Stress des Alltags für kurze Zeit hinter sich zu lassen, und tun Sie sich etwas Gutes. Auch das ist Gesundheitsprävention.

ZUBEREITUNG UND EINNAHME

Die Zubereitung eines Tees hängt von der Rezeptur ab. Wenn Sie sich die folgenden Hinweise zu Herzen nehmen, können die Tees ihre volle Wirkung entfalten.

Europäischer Kräutertee

Für diese Tees, deren Zutaten Sie meist ohne Vorbestellung in ausgewählten Teeläden, im Bioladen oder in der Apotheke erhalten, legen Sie sich am besten gleich eine Vorratsmischung von 100 Gramm zu. Für eine Tasse Tee kochen Sie dann 10 Gramm der Mischung 2 bis 3 Minuten ohne Abdeckung in etwa 200 Milliliter Wasser. Gießen Sie den Tee anschließend durch ein Sieb in eine Tasse und trinken Sie ihn in kleinen Schlucken – am besten zweimal am Tag nach den Mahlzeiten.

Chinesischer Kräutertee

Für die chinesischen Heiltees in diesem Buch kochen Sie die Kräuter ohne Abdeckung 10 Minuten in 1,5 Liter Wasser und lassen alles anschließend noch weitere 15 Minuten sanft köcheln. Gießen Sie in dieser Zeit nochmals 0,1 bis 0,2 Liter kaltes Wasser hinzu. Nach insgesamt 25 Minuten gießen Sie den Tee durch ein Sieb in eine Kanne. 200 bis 250 ml davon trinken Sie gleich. Den Rest bewahren Sie im Kühlschrank auf und erwärmen ihn bei Bedarf kurz. Wenn Sie am Tag zwei Tassen trinken, reicht der Sud für drei Tage.

Wichtig: Anders als bei europäischen Tees sind die Zutaten für chinesische Heiltees oftmals schwer erhältlich. Im Anhang finden Sie einige zuverlässige Bezugsquellen (siehe Seite 250).

Ayurveda-Tee

Für einen ayurvedischen Tee gießen Sie die im jeweiligen Rezept angegebene Menge an Heilkräutern mit 200 ml kochendem Wasser auf und lassen das Ganze je nach gewünschter Stärke 7 bis 10 Minuten zugedeckt ziehen. Trinken Sie den Tee entweder zum Essen oder zwischendurch.

Wichtig: Kapha-Typen sollten ihren Tee gemäß der ayurvedischen Lehre nicht süßen. Für Vata- und Pitta-Menschen ist ein wenig Süße dagegen erlaubt. Zu welchem Typ Sie zählen, erfahren Sie auf Seite 47.

HEILBADEN

Schon im antiken Griechenland und Rom badete man bei verschiedensten Krankheiten in Thermalquellen. Genauso erkannte man im alten China und Ägypten, dass ein Bad mehr bietet als Reinigung. Es dient auch der Entspannung und der Zufuhr neuer Energie. Heilbäder regen die Durchblutung an, wirken positiv auf den Energiekreislauf und können präventiv gegen Erkrankungen eingesetzt werden. Sie stärken das Immunsystem und sind ideal zur Vorbeugung von Infekten. Die Bäder können dazu je nach erwünschter Wirkung warm oder kalt sein. Und es gibt Ganz-, Teil- oder Sitzbäder, wobei sich gerade bei chronischen Erkrankungen Ganzkörperbäder bewährt haben.

Für ein Heilbad verweilen Sie 20 Minuten im 36 bis 38 °C warmen Wasser, steigen dann aus der Wanne, hüllen sich in einen warmen Bademantel oder ein weiches Badetuch und trinken eine Tasse warmen Tee oder ein Glas Mineralwasser. Achten Sie darauf, dass Sie nicht auskühlen. Lassen Sie dann heißes Wasser nach und genießen Sie das entspannende Bad für weitere zehn Minuten. Wichtig: Bei erhöhtem Blutdruck ist von Wassertemperaturen über 37 °C abzuraten. Denn je wärmer das Wasser, desto anstrengender ist das Bad für Ihr Herz.

BADEZUSÄTZE

Einige fertige Badezusätze enthalten Polyethylenglykole, synthetisch hergestellte Duftstoffe, sowie waschaktive Substanzen. Daher ist es besser, eigene Kreationen zu verwenden, etwa ein duftendes Ölbad. Dafür vermengen Sie pro Vollbad in einer Tasse zwei Esslöffel Mandel- oder Jojobaöl mit zehn Tropfen ätherischem Öl in Bioqualität und geben die Mischung in die mit Wasser gefüllte Wanne. Über Nase, Haut und Schleimhäute entfalten die Öle ihre Wirkung.

Da manche ätherischen Öle allergische Reaktionen auslösen können, sollten Sie, bevor Sie ein Öl das erste Mal verwenden, testen, ob Sie es vertragen. Dazu geben Sie einen Tropfen in die Armbeuge. Treten innerhalb der nächsten 24 Stunden weder Rötungen noch Juckreiz oder andere Reaktionen auf, können Sie das Öl bedenkenlos anwenden.

Wenn Sie einige getrocknete Kräuter zur Hand haben, können Sie alternativ zur Ölmischung auch einen Badesud in der Küche vorbereiten. Die Wirkung der Kräuter ist ähnlich wie bei ätherischen Ölen. Für den Sud geben Sie ein bis zwei gute Handvoll Kräuter in drei Liter Wasser und lassen das Ganze 15 Minuten in einem zugedeckten Topf kochen. Dann seihen Sie die Flüssigkeit ab und schütten sie in das wohltemperierte Badewasser. Ein derart hergestellter Aufguss aus Zypressen eignet sich beispielsweise hervorragend, wenn Sie Ihre Durchblutung in Schwung bringen wollen. Geben Sie einfach zwei Hände voll Zypressenzweige in drei Liter Wasser. Ein Aufguss aus Mandarinenschalen, getrockneten Blütenblättern und Tannennadeln regt das Immunsystem an. Kochen Sie dazu die frische, ungespritzte Schale von 12 Mandarinen mit einer Hand voll Tannennadeln und einigen getrockneten Blütenblättern (zum Beispiel Chrysanthemen) auf.

ÄTHERISCHE ÖLE UND IHRE WIRKUNG

- **Fichtennadeln:** beruhigt, stärkt die Nerven
- **Lavendel:** wirkt beruhigend, stärkt die Nerven, fördert den Schlaf
- **Melisse:** beruhigt, harmonisiert das Nervensystem, fördert guten Schlaf (vor allem in Kombination mit Lavendel)
- **Neroli:** ein wahres Nerventonikum
- **Orange:** wirkt belebend, fördert die Konzentration und die Verdauuung
- **Römische Kamille:** lindert Stress, entspannt
- **Rose:** harmonisiert, beruhigt, reguliert den Blutdruck
- **Muskatellersalbei:** harmonisiert Menstruationsbeschwerden und stärkt die Psyche

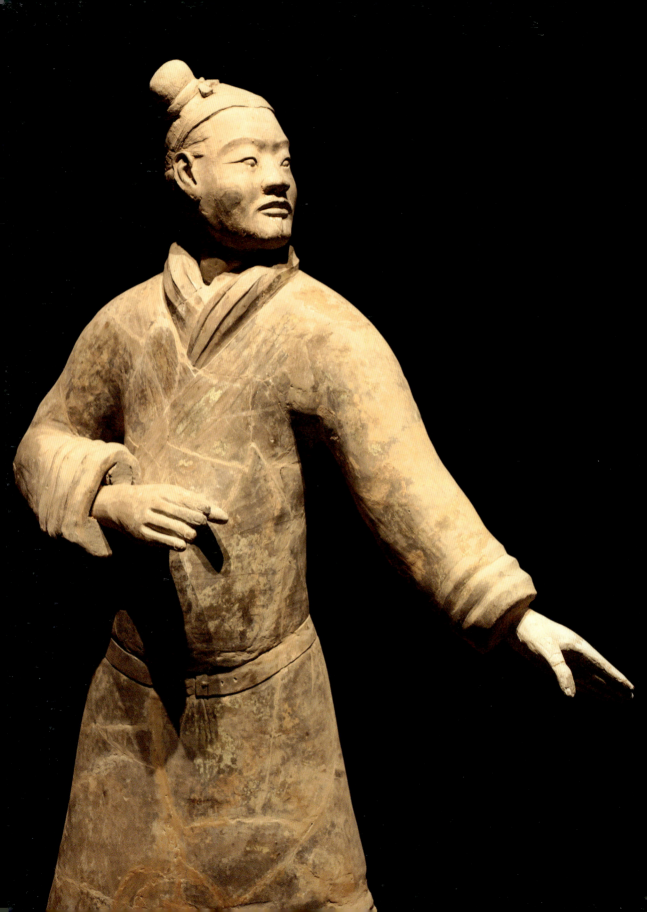

SANFTE BEWEGUNGSFORMEN

Bewegung ist ein wahres Lebenselixier: Sie verbessert unsere Lebensqualität und wirkt sich positiv auf die Gesundheit aus, weil sie das Risiko für chronische Krankheit senkt. Regelmäßige körperliche Aktivität stärkt die Muskeln, hält Sehnen und Bänder geschmeidig, verringert das Risiko für Herzkrankheiten, fördert den gesunden Schlaf, beugt Übergewicht sowie Typ-2-Diabetes vor und steigert nicht zuletzt das psychische Wohlbefinden.

Körperliche Aktivität hat allerdings nur dann einen schützenden Effekt, wenn sie an die persönliche Belastbarkeit angepasst ist. Anderenfalls besteht die Gefahr, dass man sich verletzt oder sich Beschwerden noch verschlechtern. So sollten beispielsweise Übergewichtige keine Sportarten ausführen wie Joggen, bei denen die Beingelenke das Zweieinhalb- bis Dreifache des Körpergewichts abfedern müssen. Herzpatienten sollten ihr Sportprogramm unbedingt mit einem Arzt besprechen und ihre Kondition überprüfen lassen, ehe sie starten.

Es gibt aber auch Bewegungsformen, die sich für die allermeisten Menschen eignen. Dazu zählen insbesondere Qi Gong und die in diesem Buch vorgestellten Yogaübungen. Sie haben nicht nur einen positiven Effekt auf den Körper, sondern begünstigen auch die innere Ruhe und sind eine Wohltat für Geist und Seele, weil sie Meditation und Bewegung vereinen.

QI GONG

Qi Gong ist ein ganzheitliches Übungssystem, das auf ein jahrtausendealtes Wissen zurückblickt. Die ältesten Hinweise auf diese Lehre finden sich bereits im »Buch des Gelben Kaisers« (siehe Seite 15).

Qi Gong dient der äußerlichen und innerlichen Kräftigung. Es fördert die Ruhe, die Konzentration sowie die Leichtigkeit und beschwingt die Seele. Darüber hinaus unterstützt es die Leistungsfähigkeit, hat einen positiven Effekt auf Sehnen, Knochen, Haut, Hirnfunktionen, Verdauungs- und andere Organe sowie die Funktionen des Blutgefäßsystems.

Neben den körperlichen Aspekten verhilft Qi Gong oftmals zu einer positiveren Lebenseinstellung. Es ist nämlich nicht nur eine Übungsmethode, die man bestenfalls regelmäßig exerziert. Hinter den einzelnen Übungen steckt eine tiefe Philosophie. Die bewusste

WURZELN DER BEWEGUNGEN

Wie unser Leben werden auch unsere Bewegungen von Yin und Yang beeinflusst. Um die Lebenskraft Qi zu nähren und zu pflegen, folgen die fließenden Bewegungen des Qi Gong dem harmonischen Wechselspiel der beiden polaren Kräfte. Auf Aktivität folgt Ruhe und aus ihr entsteht wiederum Bewegung. Nach einer Phase der Sammlung und der Konzentration auf sich selbst kommt es zur Öffnung und zum Austausch. Auf diese Weise ist alles im Fluss. Geist und Körper verschmelzen und die Seele wird von tiefer Ruhe erfüllt.

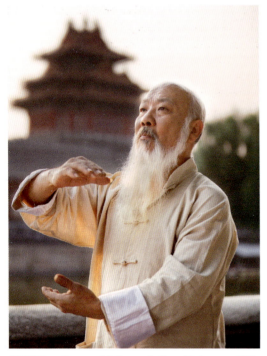

Mit Qi Gong lassen sich Gesundheit und Lebensqualität bis ins hohe Alter aufrechterhalten.

Wahrnehmung des Körpers und die Schulung der Vorstellungskraft sind Teil eines Konzeptes, mit dem der Übende zu seinem Ursprung zurückfinden soll. Dadurch führt Qi Gong oft auch zu einer Veränderung der persönlichen Einstellungen und Ziele. Trotz seiner vielfältigen positiven Wirkung sollten Sie vor dem Üben mögliche Beschwerden von einem Arzt und/oder Heilpraktiker untersuchen und abklären lassen. Körperliche oder seelische Erkrankungen müssen in jedem Fall medizinisch behandelt werden. Qi Gong kann die Behandlung dann effektiv unterstützen. So zeigte beispielsweise 2010 eine Studie des Department of Integrative Oncology (Fudan University Shanghai Cancer Center) an 96 Frauen eines Krebszentrums in Shangha, die aufgrund einer Brustkrebserkrankung eine Strahlentherapie erhielten: Bei denjenigen Probandinnen, die fünfmal wöchentlich Qi Gong ausübten, verringerten sich Depressionen und Müdigkeit (Fatigue) und die Lebensqualität sich verbesserte sich.

Forscher konnten auch beweisen, dass Qi Gong eine positive Wirkung bei Schmerz- und Asthmapatienten hat und sich der Schlaf sowie die psychische Verfassung bessert. Es hat einen positiven Effekt in der Prävention von Knochenabbau bei Frauen mittleren Alters, beeinflusst Parkinson-Symptome und reduziert nachhaltig Beschwerden bei Tinnitus, vor allem bei somatosensorischen Komponenten.
Eine Auswahl an wissenschaftlichen Studien zu Qi Gong finden Sie im Serviceteil dieses Buches (siehe ab Seite 250).

VERSCHIEDENE SCHULEN

Es gibt zwei Arten von Qi Gong: Im Qi Gong der Ruhe ist die Atmung von großer Bedeutung. Es wird meist im Stehen, Sitzen oder Liegen ausgeübt. Durch die ruhigen Bewegungen lässt sich die innere Energie intensiv lenken. Das Qi Gong der Bewegung beinhaltet geschmeidige, fließende Bewegungen, die dabei helfen, die Gedanken und Gefühle, die körperliche Kraft und das Qi zu harmonisieren.
Im Grunde umfasst die Bezeichnung »Qi Gong« aber alle möglichen Übungen zur Anregung der Lebensenergie. Daher zählen auch Tai Ji Quan und das Duftende Qi Gong dazu. Auch wenn jede Schule unterschiedliche Aspekte lehrt beziehungsweise betont, haben doch alle eine gemeinsame Basis, nämlich die innere und äußere Grundhaltung.

Die Atmung

Beim Qi Gong kommen viele verschiedene Atemtechniken zum Einsatz. Für Einsteiger sind jedoch nur zwei wichtig: das natürliche Atmen und das Qi-Atmen. Ersteres mag vielleicht selbstverständlich erscheinen. Doch die meisten Menschen atmen nur in die Brust und nicht bis in den Bauch. Das kann Fehlhaltungen, Verspannungen sowie Herz- und Kreislaufstörungen verursachen. Sie atmen richtig, wenn sich beim Einatmen durch die Nase bei geschlossenem Mund der Bauch leicht nach vorn wölbt. Nur dann nämlich senkt sich im Inneren das Zwerchfell und massiert die Organe im Bauchraum. Beim Ausatmen – ebenfalls über die Nase – wird der Bauch wieder flach. Wenn Sie Ihre Hände übereinander auf

Ihren Bauch legen, können Sie deutlich fühlen, wie sich die Bauchdecke hebt und senkt.

Beim Qi-Atmen nehmen Sie die Luft langsam durch die Nase auf. Das Zwerchfell zieht sich dabei leicht nach unten, wodurch sich die Bauchmuskeln automatisch leicht anspannen. Bei dieser Atemform strömt das Qi vom unteren Xia Dantian, dem energetischen Schwerpunkt des Körpers, der sich in der Region des Unterbauchs etwa 1,5 Daumen breit unter dem Bauchnabel befindet, in die Meridiane.

Während man durch die Nase ausatmet, entspannen sich die Bauchmuskeln wieder und das Xia Dantian ist von Energie erfüllt.

DUFTENDES QI GONG

Die Bewegungen dieser äußerst wirkungsvollen Art des Qi Gong sind leicht nachvollziehbar und lassen sich deshalb auch ohne Vorkenntnisse einfach erlernen. Darüber hinaus können sie mühelos in den Alltag integriert werden. Im Gegensatz zu den traditionellen Qi-Gong-Übungen muss man sich nicht auf eine bestimmte Vorstellung konzentrieren. Der Atem muss den Bewegungen der Übungen nicht angepasst werden, sondern kann frei fließen, wie bei der oben beschriebenen Qi-Atmung.

Das Duftende Qi Gong stärkt allgemein den Körper und fördert das Wohlbefinden. Einige Übungen haben darüber hinaus eine spezifische Wirkung und lindern eine Reihe von Krankheiten wie Herz- und Kreislauf-Erkrankungen, Asthma bronchiale, Rheuma, Kopfschmerzen und Migräne, Venenleiden, Augen- und Hauterkrankungen, Übergewicht, Bluthochdruck und Erkrankungen des Verdauungstrakts.

Nach einem Schlaganfall kann Duftendes Qi Gong eine sinnvolle Bewegungstherapie sein. In diesem Fall können die Übungen auch sitzend ausgeführt werden.

Übungen für jeden Tag

Es empfiehlt sich, das Duftende Qi Gong zweimal täglich für 15 bis 20 Minuten zu üben. Sie müssen dabei nicht den gesamten Übungszyklus durchführen, sondern können auch je nach Beschwerde spezifische Übungseinheiten durchführen. Jede Übung sollte allerdings höchstens 54-mal nacheinander praktiziert werden. Halten Sie sich dabei genau an die Reihenfolge der einzelnen Bewegungsabläufe.

Das sollten Sie beim Üben beachten:

- Besonders gut ist es, in der freien Natur zu üben. Aber auch in gut gelüfteten Räumen lässt sich das Duftende Qi Gong durchführen.
- Wenn Sie in der Gruppe üben, ist das Energiefeld manchmal besser und stärker. Außerdem ergänzen sich in einer gemischten Gruppe die Yin- und Yang-Energien der beiden Geschlechter sehr gut.
- Machen Sie sich keine Gedanken, wenn Sie während des Übens zum Beispiel gähnen, schwitzen, zittern, weinen, aufstoßen oder Blähungen haben. Das ist sogar gut und nützlich und ein Zeichen dafür, dass sich Ihr Körper von angestauten Giften befreit und Beschwerden gelöst werden.
- Lassen Sie sich Zeit und achten Sie auf langsame und fließende Bewegungen.
- Atmen Sie immer durch die Nase ein und aus.
- Beenden Sie das Duftende Qi Gong stets mit der Abschlussübung, ansonsten kann es zu Krankheiten kommen. Dies gilt auch, wenn Sie anstelle des gesamten Übungszyklus nur eine einzelne Übung machen. Die Abschlussübung schließt den Energiefluss.

DAS BEHINDERT DIE WIRKUNG

Üben Sie nicht …

- 20 Minuten vor oder nach einer Mahlzeit
- bei Sonnen- und Mondfinsternis
- während eines Gewitters oder bei schlechter Witterung im Freien (starker Wind, Regen, Nebel)
- in Räumen mit Klimaanlage oder Ventilator
- wenn Sie schlechte Laune haben, zornig oder angetrunken sind

DUFTENDES QI GONG

AUSGANGSPOSITION

- Sie stehen aufrecht und entspannt. Die Füße sind in schulterbreitem Abstand parallel zueinander ausgerichtet. Alle Muskeln sind locker und auf Ihren Lippen zeichnet sich ein zufriedenes Lächeln ab. Blicken Sie geradeaus und atmen Sie gleichmäßig ein und aus. Die Arme sind auf Brusthöhe angewinkelt, die Handflächen zeigen zueinander. ❶

- Öffnen und schließen Sie die Hände 5- bis 10-mal im fließenden Rhythmus vor der Brust. ❷

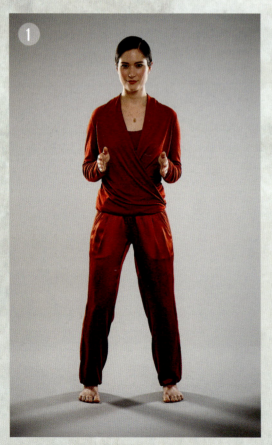

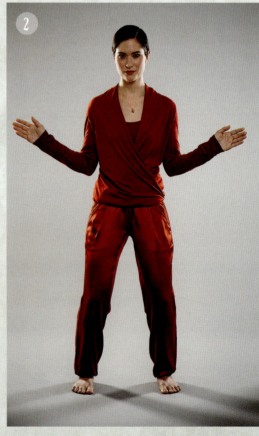

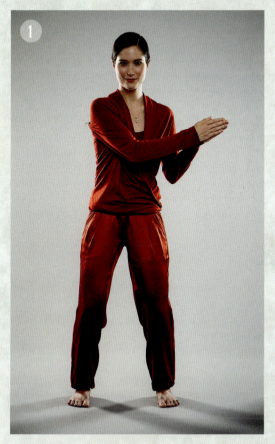 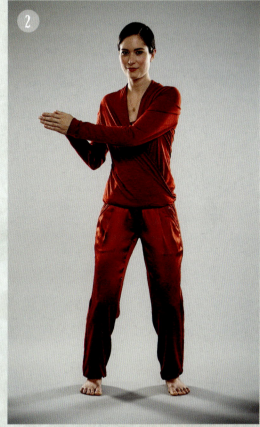

DER GOLDENE DRACHE SCHWINGT SEINEN SCHWANZ

Diese Übung hilft besonders bei Bronchitis, Asthma bronchiale und Zervikobrachialsyndrom, also Schmerzen, die von der Halswirbelsäule ausgehen und in den Arm ausstrahlen.

- Bleiben Sie in der Grundstellung. Die Arme sind leicht angewinkelt, die Hände etwa auf Brusthöhe.

- Legen Sie die Hände wie zum Gebet aneinander. Zwischen den Handflächen bleibt ein kleiner Hohlraum. Heben Sie die Finger leicht an, sodass sie etwas nach oben zeigen.

- Schwingen Sie die Hände achtsam 36-mal nach links und 36-mal nach rechts. ❶ ❷

DER JADE-PHOENIX NICKT MIT DEM KOPF

Die Übung hat sich besonders bei Gastritis, Blähungen und Verdauungsbeschwerden bewährt.

- Halten Sie die Hände nun so, dass die Finger nach oben zeigen. Achten Sie wieder auf den kleinen Hohlraum zwischen den Handflächen.

- Senken und heben Sie die Hände 36-mal.

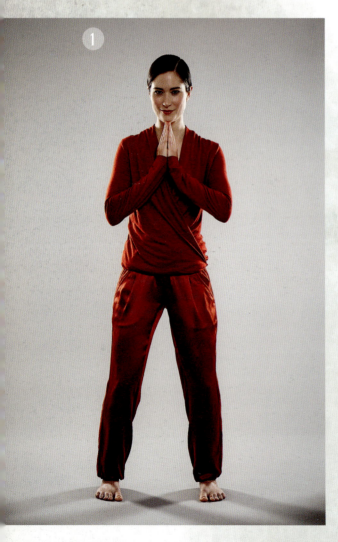
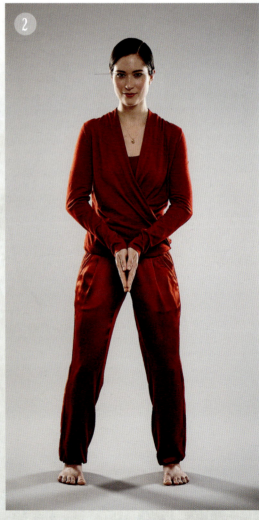

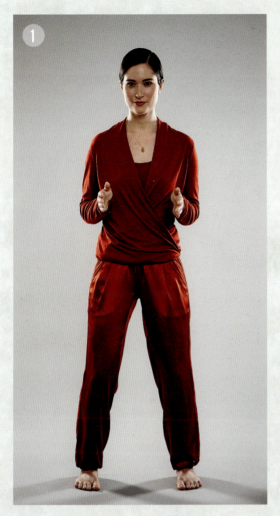 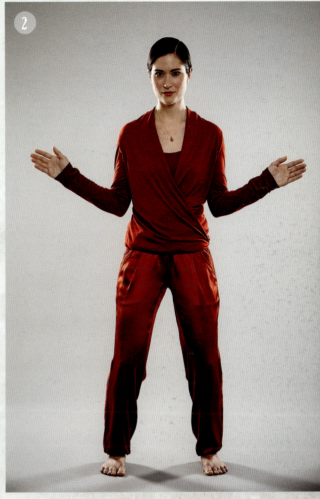

DIE LUFT IST ERFÜLLT VOM DUFT DER CHINESISCHEN PAGODE

Hilft besonders bei Beschwerden des Zwerchfells, Gallenschmerzen und Atemwegsbeschwerden.

- Die Handflächen zeigen mit einem Abstand von etwa 30 Zentimetern zueinander, die Finger sind nach vorn ausgerichtet. Winkeln Sie die Arme auf Brusthöhe an. ❶

- Öffnen und schließen Sie die Hände im gleichmäßigen Rhythmus 5-mal vor der Brust. ❷

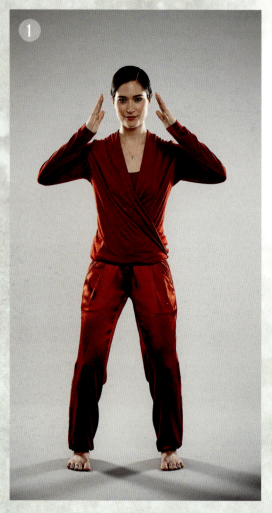 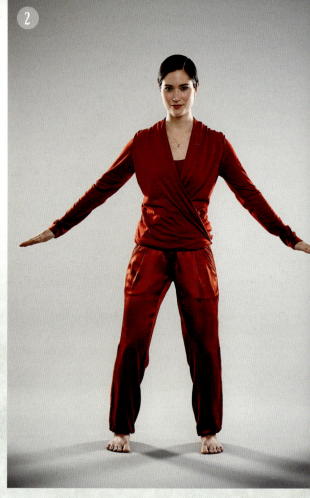

DIE LUFT IST ERFÜLLT VOM DUFT DER BUDDHISTISCHEN PAGODE

Unterstützt die Behandlung von Fettleber, Gastritis, Gallensteinen und hilft bei Atemnot.

- Die Arme sind auf Brusthöhe angewinkelt, die Handflächen mit etwas Abstand zueinander. Öffnen und schließen Sie die Hände 5-mal in achtsamen Bewegungen.

- Führen Sie die Hände nun langsam in einem weiten Bogen erst nach außen, dann zu den Schultern und über innen wieder in die Ausgangsposition. ❶

- Anschließend führen Sie die Hände in einem weiten Bogen erst nach außen, zur Taille und ebenfalls über innen zurück in die Ausgangsposition. ❷

BODHISATTWA SPIELT CHINESISCHE ZITTER

Hilft besonders bei Schmerzen, die von der Halswirbelsäule in den Arm ausstrahlen (Zervikobrachialsyndrom), Herzrasen, Tennisarm und schmerzhafter Schultersteife (Frozen Shoulder).

- Ihre Handflächen sind zum Boden ausgerichtet, die Fingerspitzen zeigen nach vorn. Führen Sie die Hände bewusst auf Brusthöhe und winkeln Sie die Arme leicht an. ❶

- Öffnen und schließen Sie nun in langsamen Bewegungen die Hände 36-mal vor der Brust. ❷

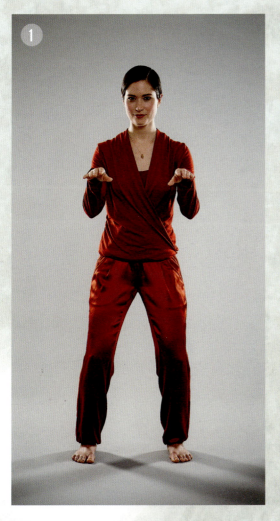

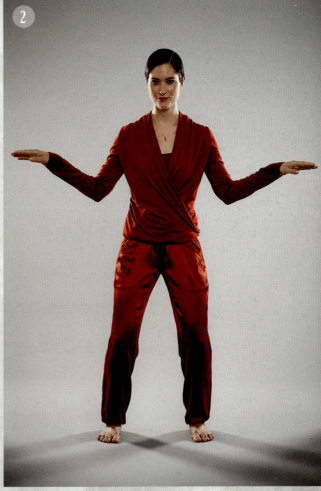

EINE ESSSCHALE IN ZWEI TEILEN

Hilft besonders bei Nierenschwäche, Tennisarm und schmerzhafter Schultersteife (Frozen Shoulder).

- Die Handflächen zeigen nach oben, die Fingerspitzen sind nach vorn ausgerichtet. Winkeln Sie Ihre Arme leicht an und führen Sie sie auf Brusthöhe. ❶

- Öffnen und schließen Sie nun die Hände 36-mal vor der Brust – langsam und gleichmäßig. ❷

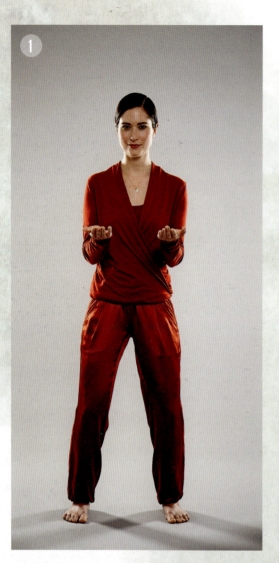
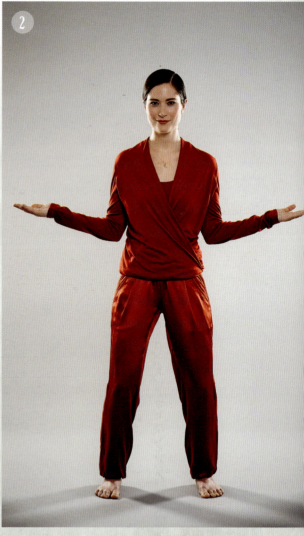

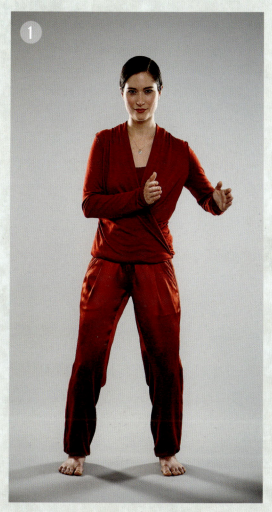
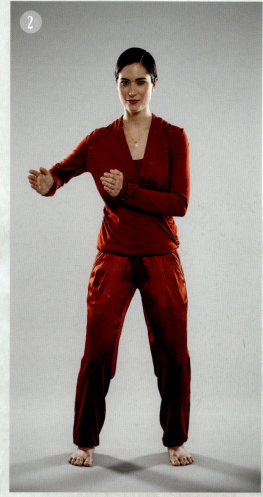

LOTUSBLÄTTER WIEGEN SICH IM WIND

Hilft besonders bei Zervikobrachialsyndrom (in den Arm ausstrahlende Schmerzen aus der Halswirbelsäule), Fettleber und Atemnot.

- Ihre Handflächen zeigen mit einem Abstand von etwa 20 Zentimetern zueinander. Die Finger sind nach vorn ausgerichtet. Winkeln Sie Ihre Arme leicht an und führen Sie sie auf Brusthöhe. Atmen Sie ruhig und entspannt.

- Schwingen Sie Ihre Hände nun abwechselnd nach links und rechts. Denken Sie, es wären Blätter, die sich im Wind wiegen. Wiederholen Sie die Übung insgesamt 36-mal. ❶ ❷

HIMMEL UND ERDE NACH LINKS DREHEN

Die Übung hilft besonders bei Herzrhythmusstörungen, Bronchitis, Gastritis und Zervikobrachialsyndrom (siehe Seite 113).

- Die Handflächen zeigen mit einem Abstand von etwa 20 Zentimetern zueinander.

- Zeichnen Sie mit den Händen gegen den Uhrzeigersinn ein Oval. Dabei wandern Ihre Hände zunächst von rechts nach links, dann von oben nach unten, anschließend wieder von links nach rechts und von unten nach oben. 36-mal wiederholen. ❶

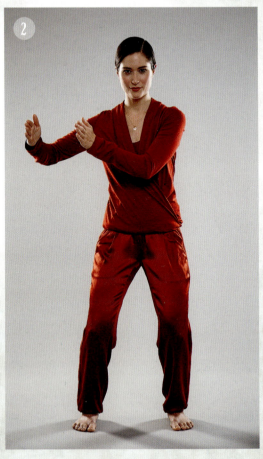

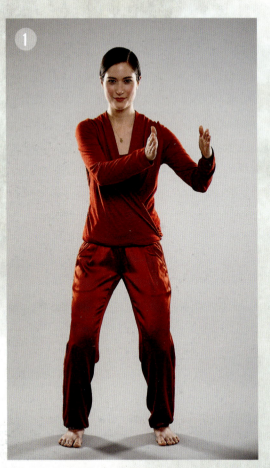

HIMMEL UND ERDE NACH RECHTS DREHEN

- Die Handflächen zeigen mit einem Abstand von etwa 20 Zentimetern zueinander.

- Zeichnen Sie mit den Händen im Uhrzeigersinn eine Ellipse. Dabei wandern Ihre Hände zunächst von links nach rechts und von oben nach unten, anschließend wieder von rechts nach links und von unten nach oben. 36-mal wiederholen. ❷

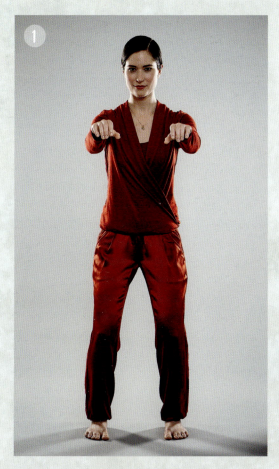

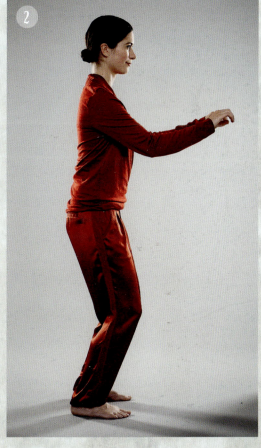

DIE RUDER BEWEGEN, UM DAS MEER ZU ÜBERQUEREN

Hilft besonders bei Beschwerden der Hals- und Brustwirbelsäule, Blähungen, Asthma und schmerzhafter Schultersteife (Frozen Shoulder).

- Die Handflächen sind zum Boden ausgerichtet, die Arme leicht angewinkelt. Halten Sie die Hände auf Brusthöhe und greifen Sie nach unten. 1

- Ziehen Sie nun die Hände wie beim Rudern zum Körper und führen Sie sie dann wieder nach vorn. Wiederholen Sie die Übung 36-mal. 2

DAS RAD DES DHARMA DREHT SICH IMMER

Hilft besonders bei Atemwegsbeschwerden, unruhigem Herz und Beschwerden der Brustwirbelsäule.

- Die Arme sind angewinkelt, die Handflächen nach unten gerichtet. Die rechte Hand befindet sich in Brusthöhe, die linke Hand 10 Zentimeter darunter.

- Zeichnen Sie nun mit beiden Händen eine Ellipse, indem Sie die Hände abwechselnd in einer kreisenden Bewegung vom Körper weg umeinanderführen. Die Handflächen zeigen weiter nach unten. ❶ ❷

- Wiederholen Sie die Übung 36-mal.

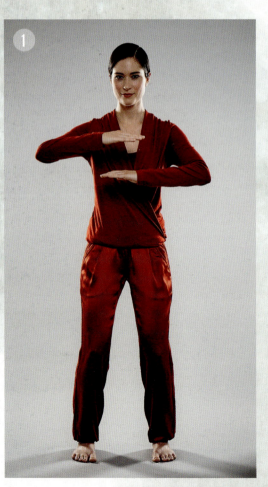
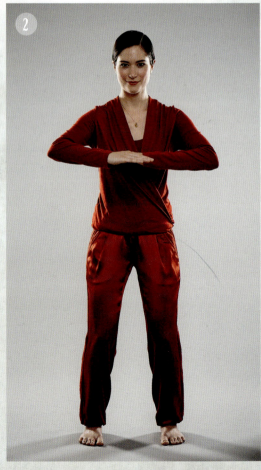

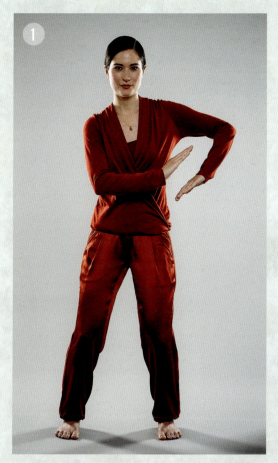 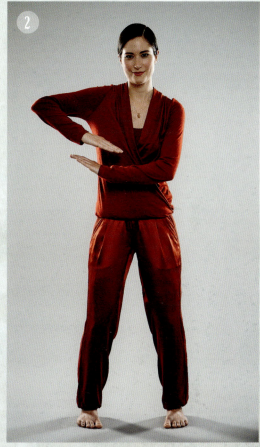

BODHI-DHARMA SCHAUKELT DAS BOOT

Hilft besonders bei Asthma bronchiale, schmerzhafter Schultersteife (Frozen Shoulder), Schmerzen, die von der Halswirbelsäule in den Arm ausstrahlen (Zervikobrachialsyndrom) und Verdauungsbeschwerden.

- Die Arme sind angewinkelt, die Handflächen zeigen zum Boden, die Finger zueinander.

- Führen Sie die rechte Hand in Brusthöhe etwa 10 Zentimeter über die linke.

- Schwingen Sie Ihre Hände dann abwechselnd nach links und rechts. Stellen Sie sich vor, Ihre Hände wären ein Boot, das auf den Wellen schaukelt. Wiederholen Sie die Übung 36-mal. ❶ ❷

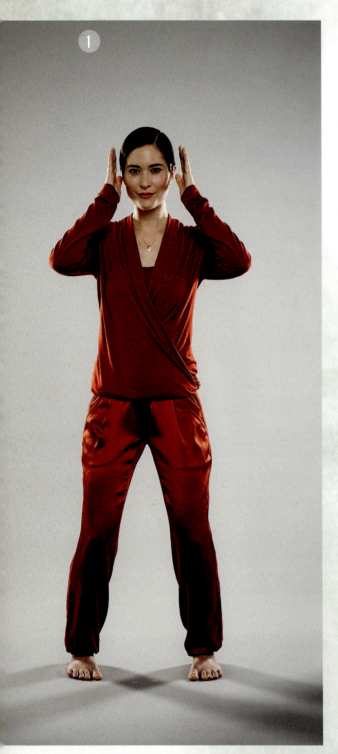

BUDDHISTISCHER WIND BLÄST IN DIE OHREN

Hilft besonders bei Nierenbeschwerden, Tinnitus und Gehörsturz.

- Die Arme sind angewinkelt. Heben Sie die Hände vor den Bauch, die Handflächen zeigen zueinander, die Finger nach vorn. Der Abstand zwischen den Händen beträgt etwa 30 Zentimeter.

- Führen Sie nun beide Hände langsam in einer schrägen Linie von unten zu den Ohren. Sie bewegen sich dabei immer mehr aufeinander zu, als wäre Ihr Kopf die Spitze eines Dreiecks. ❶

- Es hilft, wenn Sie sich vorstellen, Sie würden die Luft mit den Händen von unten nach oben in die Ohren drücken.

- Senken Sie die Hände dann ebenso langsam wieder zur Basis des Dreiecks ab, bis Sie sich wieder in der Ausgangsstellung befinden.

- Wiederholen Sie die Übung insgesamt 36-mal.

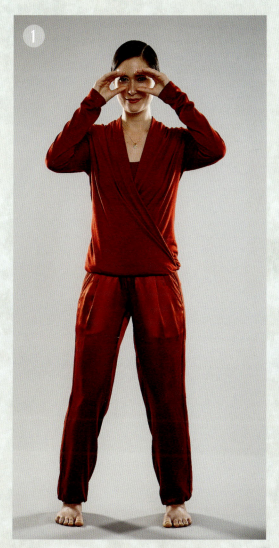
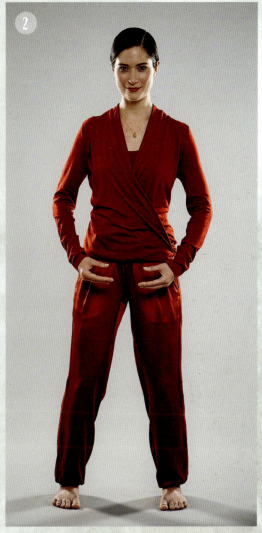

BUDDHISTISCHE STRAHLEN ERLEUCHTEN DIE AUGEN

Hilft besonders bei Kurz- und Weitsichtigkeit, tränenden Augen (Epiphora), Netzhauterkrankungen (Makuladegeneration) sowie Leber- und Gallenbeschwerden.

- Halten Sie die Hände vor dem Bauch und formen Sie jeweils einen »Entenschnabel«. Die Fingerspitzen zeigen zueinander.
- Führen Sie nun die Hände langsam von unten nach oben bis auf Augenhöhe. Stellen Sie sich vor, Sie würden die Luft nach oben drücken.
- Senken Sie die Hände dann langsam wieder ab.
- Wiederholen Sie die Übung 36-mal.

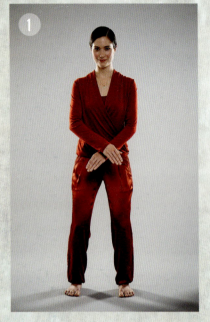 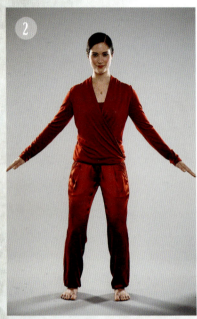 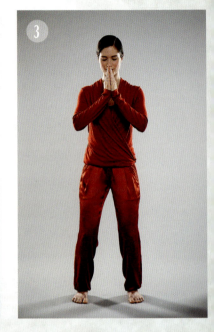

DIE HÄNDE KREUZEND SCHWINGEN

Hilft besonders bei der Entgiftung, physischem und psychischem Erschöpfungszustand und Menstruationsbeschwerden.

- Strecken Sie die Arme vor dem Körper nach unten und überkreuzen Sie sie vor dem Bauch. Der linke Arm liegt näher am Körper, der rechte darüber. Die Finger zeigen zum Boden. ❶

- Öffnen Sie die Hände in einer langsamen, fließenden Bewegung und kreuzen Sie sie anschließend wieder. ❷

- Wiederholen Sie die Übung 36-mal.

DER JÜNGER BETET ZU BUDDHA

Hilft besonders bei Störungen des vegetativen Nervensystems, Burn-out-Syndrom, körperlicher und seelischer Erschöpfung.

- Legen Sie die Hände wie zum Gebet aneinander. Die Finger sind nach oben gerichtet, zwischen den Handflächen bleibt ein kleiner Hohlraum.

- Heben Sie die Hände zur Brust und halten Sie diese Position für eine Minute. Schließen Sie die Augen und atmen Sie ruhig und gleichmäßig. ❸

- Um die Übung zu beenden, senken Sie die Hände wieder und öffnen die Augen.

ABSCHLUSSÜBUNG

Die Abschlussübung ist unbedingt notwendig, da sie den Energiefluss schließt. Führen Sie sie am Ende jedes Duftendes-Qi-Gong-Trainings durch, auch wenn Sie nur einzelne Übungen gemacht haben.

- Senken Sie die Hände und ballen Sie sie zu lockeren Fäusten. Winkeln Sie dann die Arme an und heben Sie die Fäuste auf Schulterhöhe. Atmen Sie durch die Nase ein. ❶

- Während Sie durch den Mund wieder ausatmen, senken Sie die Fäuste wieder und strecken die Finger. ❷ Reiben Sie am Ende die Hände aneinander und »waschen« Sie sich das Gesicht damit.

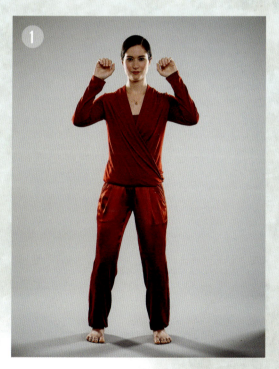
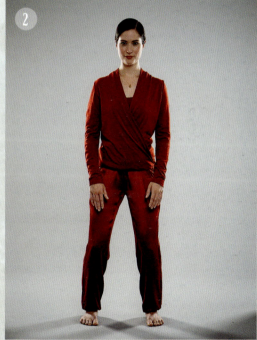

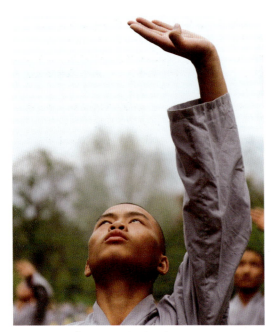

Schüler beim Üben: Das Shaolin-Kloster in Henan ist berühmt für seinen Kampfkunststil.

TAI JI QUAN

Die altchinesische Bewegungslehre Tai Ji Quan fußt auf den ehrwürdigen Verteidigungstechniken des Kung Fu. Kampfkünste wie diese haben in China eine lange Tradition und wurden vor allem in taoistischen Klöstern ausgeübt, darunter auch das berühmte Shaolin-Kloster in der Provinz Henan.

Um den Ursprung des Tai Ji Quan ranken sich viele Mythen und Legenden. Eine davon besagt, der Geist des Berges Wudang habe im 12. Jahrhundert den taoistischen Mönch Zhang Sanfeng im Traum in die Kunst des Tai Ji Quan eingeweiht, als er sich auf der Flucht vor 100 Räubern befand. Am nächsten Tag wendete Zhang Sanfeng sein neu erworbenes Wissen an und besiegte die bedrohlichen Räuber.

Andere Quellen berichten, Tai Ji Quan habe sich erst im 14. Jahrhundert entwickelt – wobei wiederum ein Mönch namens Zhang Sanfeng und der Berg Wudang auftauchen. Allerdings muss sich der Mönch in dieser Version keiner Räuber erwehren, sondern zieht sich auf den Berg zurück, um die Geheimnisse von Yin und Yang zu ergründen. Dabei beobachtet er eines Tages den ungleichen Kampf einer Krähe mit einer Schlange, bei dem der Vogel siegt. Daraufhin erfindet Zhang Sanfeng 13 Übungen, die bis heute als Ursprung der Kampfkunst gelten.

Wie dem auch sei: Tai Ji Quan ist Heilgymnastik, Meditation und Kampfsportart in einem und avancierte mit der Gründung der Volksrepublik China im Jahre 1949 zum Volkssport. Auch im Westen ist die Bewegungskunst auf dem Vormarsch, denn sie verbessert die Gesundheit und steigert gleichzeitig Vitalität, Wohlbefinden und Lebensfreude. Ein altes chinesisches Sprichwort sagt daher: »Tai Ji Quan schenkt die Geschmeidigkeit eines Kindes, die Gelassenheit eines Weisen und die Gesundheit eines Holzfällers.«

Tai Ji Quan ist weit mehr als bloße körperliche Betätigung. Es leistet einen entscheidenden Beitrag zur Besserung der Lebensqualität und stellt eine effektive Zusatzmaßnahme bei der Therapie verschiedenster Krankheiten dar. So ergab eine sechsmonatige Studie des Department of Kinesiology and Community Health der University of Illinois (USA), dass ältere Menschen die Übungen in physischer, mentaler, emotionaler, sozialer sowie spiritueller Hinsicht als gewinnbringend erachteten. Den größten Anteil daran hatte, wie auch beim Qi Gong, die Integration von Körper, Geist und Seele.

Andere Untersuchungen zeigen, dass Tai Ji Quan die Lebensqualität von Herzpatienten verbessert und die Symptome lindert. Auch wirkt sich regelmäßiges Üben positiv auf die Lungenfunktion und auf die Aktivitätstoleranz bei Patienten mit chronisch obstruktiver Bronchitis (COB) aus und verlangsamt zugleich das Fortschreiten der Krankheit. Hinweise auf die Studien finden Sie im Serviceteil ab Seite 250.

TAI JI QUAN ZU HAUSE

Ob jung oder alt, gesund oder krank: Aufgrund der langsamen und gleichmäßigen Bewegungen kann jeder Tai Ji Quan ausführen. Allerdings bedarf es eines erfahrenen Tai-Ji-Lehrers und langjähriger Übung, bis man diese Bewegungslehre beherrscht. Inzwischen bieten manche Fitnessstudios oder Volkshochschulen

Kurse an. Erkundigen Sie sich am besten bei Ihrem Heilpraktiker und/oder TCM-Arzt nach einer guten Adresse in Ihrer Nähe.

Im Folgenden lernen Sie eine vereinfachte Form des Tai Ji Quan kennen, die Sie auch als Einsteiger ganz leicht zu Hause durchführen können. Am Anfang sollten Sie ein- bis zweimal täglich zehn Minuten üben. Dabei gilt es ein paar Punkte zu beachten:

- Führen Sie die Übungen in einem gut gelüfteten Raum durch, noch besser im Freien.
- Üben Sie nur, wenn Sie sich gesund und wohl fühlen.
- Achten Sie auf bequeme Kleidung und tragen Sie entweder leichte Gymnastikschuhe oder verzichten Sie ganz auf Schuhe.
- Eine aufrechte und entspannte Körperhaltung ist wichtig. Dabei stehen Ihre Beine etwa hüftbreit auseinander und die Kniegelenke sind leicht abgewinkelt. Richten Sie Ihren Blick stets nach vorn.
- Stellen Sie sich während der Übungen vor, alles Schwere würde nach unten in den Boden sinken.
- Ihre Bewegungen sollten langsam und fließend sein. Bewegt sich ein Teil des Körpers, ruht gleichzeitig der andere.
- Jede Bewegung entspringt den Füßen, wird von den Hüften gelenkt und wirkt durch die Finger.
- Atmen Sie langsam und gleichmäßig durch die Nase. Bei schließenden Bewegungen atmen Sie ein. Bei öffnenden Bewegungen atmen Sie aus.
- Wenn Sie nur wenig Zeit haben, können Sie auch einzelne Positionen üben. Am besten ist es jedoch, alle Übungen nacheinander durchzuführen.
- Um anfangs ein Gefühl für die typischen Ruhe- und Stehzeiten zu bekommen, können Sie sich einen Wecker stellen. Vergewissern Sie sich jedoch zuvor, dass der Klingelton nicht allzu laut ist und Sie nicht in der Ruhe stört.

TAI-JI-QUAN-STILE

Es gibt verschiedene Stile, die sich gegenseitig ergänzen und befruchten, darunter der Chen-, Yang-, Wu-, Hao- und Sun-Stil. Obgleich sie sich in ihren Ausprägungen unterscheiden, verbinden sie harmonische Bewegungen mit Stabilität und Balance.

- **Chen-Stil:** Der älteste unter den Tai-Ji-Quan-Stilen zeichnet sich durch den fließenden Wechsel zwischen den Bewegungen mit und ohne Krafteinsatz aus. Besonders an ihm ist auch der gleitende Übergang zwischen Hüpfen, Springen und Stampfen. Die Bewegungen sind stets sehr weich, rund und fließend.
- **Yang-Stil:** Charakteristisch für diesen in China wohl populärsten Tai-Ji-Quan-Stil sind sehr kraftvolle, weit gespannte und besonders rhythmische Bewegungen.
- **Wu-Stil:** Dieser Stil fußt auf dem Yang-Stil. Er ist gekennzeichnet durch sanfte, kompakte und langsame Bewegungen sowie schmale Bögen.
- **Hao-Stil:** Zu den Besonderheiten dieses Stils, der sich durch Einfachheit, Klarheit und Kompaktheit auszeichnet, gehören weiche, klar strukturierte und kurze Bewegungen. Von Bedeutung ist bei dieser Version insbesondere die flinke Beinarbeit.
- **Sun-Stil:** Der einzigartige Sun-Stil vereint Elemente des Hao-Stils und der Boxkampfkünste Xingyi Quan und Bagua Quan. Charakteristisch sind der Einsatz der Hände, die abwechselnd geöffnet und geschlossen werden, sowie die spezielle Beinarbeit mit ihrem schnellen Wechsel von Vorwärts- und Rückwärtsbewegungen.

TAI JI QUAN

AUSGANGSPOSITION

- Sie stehen aufrecht und gerade. Ihre Füße sind hüftbreit auseinander, die Fußspitzen zeigen leicht nach innen. Ihre Knie sind etwas einwärtsgedreht und leicht gebeugt. Verlagern Sie Ihr Körpergewicht auf den vorderen Teil Ihrer Füße. Ihre Arme hängen locker an den Seiten herab und Sie blicken nach vorn. Der Hals ist gestreckt und das Kinn leicht eingezogen. Sie atmen tief und gleichmäßig. ❶

- Führen Sie nun die Finger zueinander, bis der Abstand etwa 10 Zentimeter beträgt. Ihre Hände sind ganz locker. Die Handflächen weisen zum Körper und befinden sich nun etwa auf Brusthöhe. ❷

- Schließen Sie die Augen und verharren Sie 5 bis 10 Minuten in dieser Position. Konzentrieren Sie sich auf Ihre Atmung.

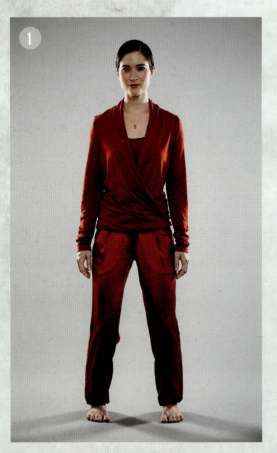
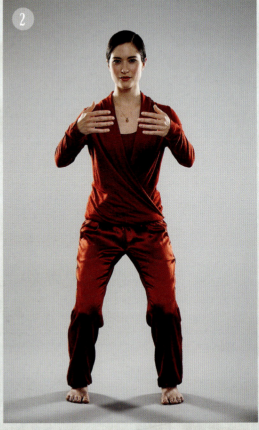

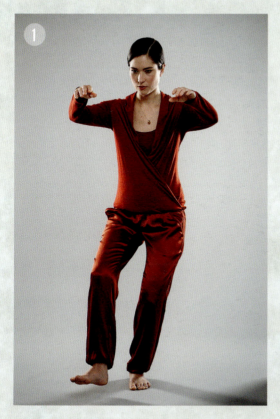
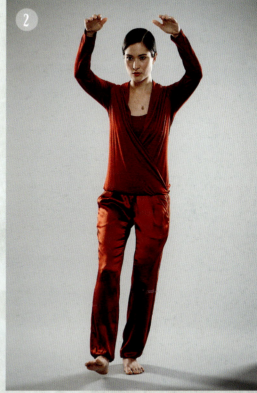

GEHEN

- Nehmen Sie die Ausgangsposition ein.

- Führen Sie die Arme auf Schulterhöhe nach vorn. Die Handflächen zeigen nach unten, die Hände sind entspannt. Nun verlagern Sie Ihr Körpergewicht langsam auf den rechten Fuß.

- Heben Sie anschließend den linken Fuß; dabei beginnen Sie mit der Ferse. Positionieren Sie ihn gemächlich etwa eine Fußlänge breit nach vorn. Dabei setzen Sie zuerst mit der Ferse auf. Jetzt verlagern Sie das Gewicht vorsichtig auf den linken Fuß. Der Oberkörper bleibt aufrecht. ❶

- Ihr rechter Fuß erhebt sich schwebend, während Sie Ihre Arme über den Kopf heben. Dabei zeigen Ihre Handflächen immer noch zum Boden und formen eine Art Dach. ❷

- Mit einer kreisförmigen Bewegung ziehen Sie nun Ihren rechten Fuß ruhig am linken vorbei und setzen ihn vorn mit der Ferse auf. Verlagern Sie Ihr Körpergewicht langsam auf den rechten Fuß.

- Wiederholen Sie den Bewegungsablauf und beenden Sie diesen Abschnitt der Übung, indem Sie wieder in die Ausgangsstellung zurückkehren.

- Führen Sie die Bewegungsabläufe anschließend rückwärts aus.

- Wiederholen Sie die Übung 8-mal.

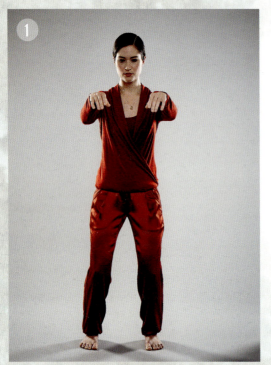
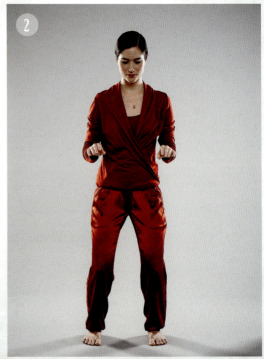
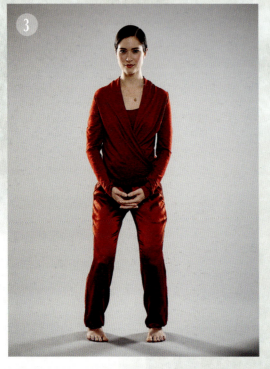
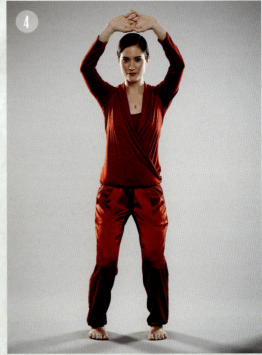

DAS QI WECKEN

- Führen Sie aus der Ausgangsposition die Arme langsam bis auf Schulterhöhe nach vorn; strecken Sie die Ellbogen nicht durch. Die Hände hängen erst entspannt, dann strecken Sie sie langsam aus. ❶

- Senken Sie langsam die Ellbogen, sodass sich die Handgelenke zum Körper bewegen. Die Hände sind locker und angewinkelt. Dann gleiten Unterarme und Hände in die Ausgangsposition zurück. ❷

HALTE DEN HIMMEL

- Nehmen Sie die Ausgangsposition ein und verschränken Sie die Finger vor dem Unterleib. ❸

- Führen Sie die Arme langsam vor dem Körper nach oben. Drehen Sie die Hände dabei so, dass die Handflächen nach außen zeigen.

- Wenn die Arme über dem Kopf beinahe gestreckt sind, verweilen Sie so einige Atemzüge, ehe Sie Ihre Hände über dem Kopf ein wenig absenken. ❹

- Führen Sie die Arme in einem weiten Bogen auseinander. Die Hände sind abgewinkelt. Auf Schulterhöhe strecken Sie die Handgelenke leicht durch.

HALTE DIE ERDE

- Nehmen Sie die Ausgangsposition ein, erweitern Sie aber den Abstand zwischen Ihren Füßen. Der Oberkörper bleibt aufrecht. Beugen Sie die Knie und schieben Sie die Hüfte ein wenig nach vorn. ❺

- Winkeln Sie die Arme an und heben Sie sie auf Brusthöhe. Atmen Sie langsam ein und aus. ❻

- Gehen Sie zurück in die Ausgangsposition und atmen Sie ruhig etwa 5 Minuten.

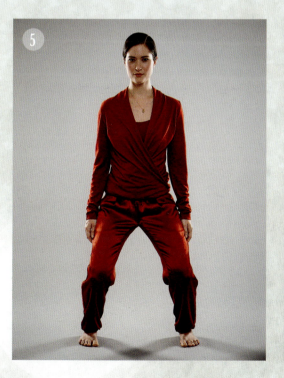
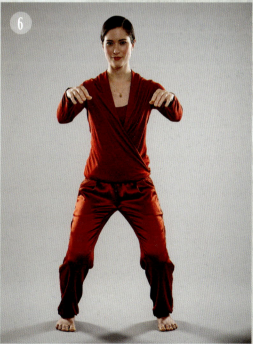

YOGA

Yoga, ein wichtiger Bestandteil der ayurvedischen Lehre, ist nicht nur ein sehr gutes Muskeltraining – es fördert Kraft, Flexibilität, Gleichgewichtssinn und Ausdauer –, sondern dient darüber hinaus auch allgemein der Gesundheit, hält fit und hat eine verjüngende und vitalisierende Wirkung. Selbst auf verschiedene Krankheiten wirkt es sich positiv aus, etwa auf Herz-Kreislauf-Erkrankungen, Schlafstörungen, nervöse Beschwerden, chronische Kopf- oder Rückenschmerzen. Genauso kann Yoga Angstgefühle, Depressionen und Stress lindern. Faszinierend ist auch seine Wirkung auf die fluide Intelligenz, also die Fähigkeit, logisch zu denken und Probleme zu lösen. Aktuelle Forschungen belegen, dass die kognitiven Fähigkeiten sowie die Hirnfunktion bei Probanden, die Yoga und Meditation praktizieren, im Laufe der Jahre langsamer abnehmen als bei Vergleichsgruppen, die ansonsten einen ähnlichen Lebensstil pflegen und über eine ähnliche Bildung verfügen. Darüber hinaus stellten die Wissenschaftler fest, dass die Hirnnetzwerke der Yogaübenden und Meditierenden über eine größere Widerstandsfähigkeit gegenüber simulierten Schädigungen verfügen.

Eine andere klinische Studie belegte, dass Brustkrebspatientinnen im Anschluss an eine Radio-, Chemo- oder Hormontherapie weniger am sogenannten Fatigue-Syndrom leiden, wenn sie regelmäßig Yogaübungen machen. Darüber hinaus soll Yoga sich günstig auf die Entzündungsparameter auswirken. Nicht zuletzt hat Yoga auf viele Menschen eine beruhigende und ausgleichende Wirkung, weshalb es heute auch im Westen als ganzheitlicher Weg zu mehr Lebensfreude und Gelassenheit gilt. Hinweise auf Studien finden Sie im Serviceteil auf Seite 251.

Damit die positiven Effekte eintreten, müssen die Übungen jedoch korrekt ausgeführt werden. Deshalb ist es am besten, Yoga unter Anleitung eines qualifizierten Yogalehrers zu erlernen. Man sollte sich anfangs nicht überfordern und die Grenzen der individuellen Fähigkeiten akzeptieren. Die sanften Asanas ab Seite 130 sind speziell für Einsteiger gedacht. Sie vermitteln einen ersten Eindruck, wie sich das Üben anfühlt.

DIE ASANAS

Yoga stammt ursprünglich aus Indien, wo es schon seit Jahrtausenden praktiziert wird. Im 2. Jahrhundert v. Chr. legte der indische Weise und gelehrte Patanjali in den sogenannten Sutras die Yogaregeln fest, die bis heute gelten und aus denen sich verschiedene Yogaarten entwickelten. Einige davon sind praktische und spirituelle Wege, wie Karma-Yoga, der Weg des selbstlosen Handelns, oder Jnana-Yoga, der Weg der Erkenntnis und des Wissens.

Im Westen stehen beim Yoga heutzutage meist körperliche Fitness und Wohlbefinden im Vordergrund. Ziel der hier am häufigsten trainierten Form, des Hatha-Yoga, ist es, den Energiefluss anzuregen und das Gleichgewicht von Körper und Geist zu stärken und zu erhalten. Dabei helfen bestimmte Körperhaltungen (Asanas), Atemübungen (Pranayama) und Meditation (Dhyana). Schon die Hatha-Yoga-Pradipika, ein Kompendium aus dem 15. Jahrhundert, gibt genaue Anweisungen, wie bestimmte Körperhaltungen durchzuführen sind oder wie man die Energie des Atems optimal nutzen kann. Letztlich geht es immer um eine spirituelle Entwicklung, nicht um korrekte Gymnastik.

Der Sonnengruß

Eine der bekanntesten Bewegungsabläufe des Hatha-Yoga ist der Sonnengruß, eine Abfolge von zwölf Yogapositionen – dynamisches Yoga mit zum Atem fließenden Bewegungen (siehe ab Seite 144). Der Sonnengruß wird vor allem zum Aufwärmen und zur Einstimmung auf weitere Übungen empfohlen. Er bringt den Kreislauf in Schwung, schenkt neue Energie, dehnt und kräftigt den gesamten Körper. Er wirkt gleichermaßen beruhigend und vitalisierend. Morgens ausgeführt hilft er Ihnen, auf die Beine zu kommen, und schenkt Schwung für den neuen Tag. Er kräftigt Beine und Arme, regt den Stoffwechsel an, harmonisiert alle Körpersysteme und massiert durch die Bewegungen und Abläufe die inneren Organe. Die Übungsabfolge ist zudem ideal, um sich für weitere Asanas aufzuwärmen.

Der Sonnengruß eignet sich wie alle anderen Asanas auf den folgenden Seiten auch für Yogaeinsteiger.

TIPPS FÜR DIE YOGA-ÜBUNGSPRAXIS

- Eine rutschfeste Yogamatte ist wichtig, da Sie sonst ausrutschen und sich dabei verletzen könnten. Informieren Sie sich außerdem bei Ihrem Yogalehrer über verschiedene Hilfsmittel wie Gurte, Klötze oder Kissen und wie sie sich in das Übungsprogramm integrieren lassen.
- Tragen Sie bequeme und lockere Kleidung. Legen Sie Schmuck ab.
- Yogis üben in der Regel barfuß, das sollten Sie auch tun. Wenn Ihnen das unangenehm ist, können Sie auch leichte »Yogaschuhe« tragen.
- Sorgen Sie für eine ungestörte Umgebung, wenn Sie Yoga zu Hause praktizieren.
- Planen Sie regelmäßige feste Übungszeiten in Ihren Tagesablauf ein. Üben Sie lieber kürzer, aber kontinuierlich. Auf diese Weise bleibt der Trainingseffekt erhalten.
- Essen Sie mindestens in den zwei Stunden vor dem Training nichts. Sie sollten aber auch nicht hungrig sein.
- Trinken Sie keinen Kaffee oder Tee, bevor Sie Yoga praktizieren. Auch scharfe Gewürze und Knoblauch sind vorher nicht zu empfehlen.
- Verzichten Sie auf Ihr Programm, wenn Sie akut krank sind oder sich krank fühlen. Wenn Sie an psychischen Störungen oder Erkrankungen leiden, Probleme mit dem Rücken oder den Knien haben, sollten Sie sich vor Übungsbeginn von Ihrem Arzt oder Heilpraktiker beraten lassen.
- Erzwingen Sie nichts! Erwarten Sie nicht zu viel von sich und stellen Sie keine zu hohen Ansprüche an sich selbst. Schmerzen oder Schwindelgefühle beim Yoga sollten Sie unbedingt vermeiden.
- Während der Monatsblutung sind einige Übungen mit Vorsicht zu genießen. Jede Frau sollte selbst entscheiden, ob sie bestimmte Yogapositionen in dieser Zeit verträgt oder nicht. Besondere Vorsicht ist auch in der Schwangerschaft ratsam. Lassen Sie sich am besten von einem erfahrenen Yogalehrer beraten.

Dennoch empfiehlt es sich, als Neuling einen Yogakurs zu besuchen. Auch schwierigere Übungen sollten Sie gerade am Anfang unter Anleitung praktizieren.

PRANAYAMA

Die Atmung ist ein fundamentales Lebensprinzip. Im alltäglichen Leben schenken wir ihr jedoch nur selten die Aufmerksamkeit, die ihr gebührt. Dabei gilt der Atem im Yoga und Aurveda als Träger der Lebensenergie (Prana). Mithilfe von Pranayama, was so viel bedeutet wie »Kontrolle über die Körperenergie« und die eine der ältesten bekannten Formen der Atemtherapie darstellt, können wir lernen, den Atem durch Achtsamkeit und ständige Übung bewusst zu lenken und zu vertiefen, zum Beispiel durch den Einsatz bestimmter Muskelgruppen (Zwerchfell, Brust, Bauch, Beckenboden), das kontrollierte Ein- und Ausatmen, das bewusste Atem-Anhalten oder besondere Atemtechniken (Wechsel-, Schnell-, Kühlatmung).

Wird Pranayama regelmäßig praktiziert, vergrößert sich das Atemvolumen der Lunge. Die Atemzüge werden länger und gleichmäßiger. Studien zeigen, dass Sauerstoffbedarf, Puls und Blutdruck sinken, die Psyche sich stabilisiert und Verdauung, Drüsenfunktionen, Herz sowie Kreislauf aktiviert werden.

Es gibt einfache Atemübungen, die Sie auch ohne Anleitung zu Hause ausführen können, wie die Wechselatmung (siehe Seite 130). Wer sich intensiver mit Pranayama auseinandersetzen will, sollte sich jedoch in die Hände eines erfahrenen Lehrers begeben.

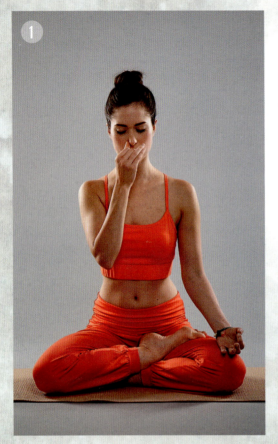
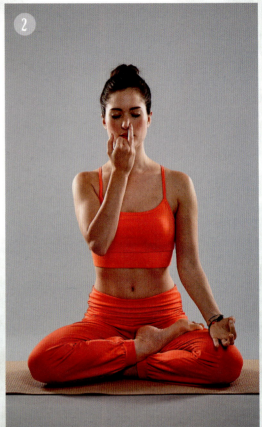

DIE WECHSELATMUNG (NADI SODHANA)

Reinigt die Energiebahnen und gleicht den Prana-Strom aus. Verbessert die Zellatmung und entspannt Körper, Geist und Seele.

- Nehmen Sie die Position des halben Lotossitzes (siehe Seite 133) ein oder gehen Sie in den einfachen Schneidersitz – je nachdem, wie Sie es vermögen. Verschließen Sie mit dem Daumen der rechten Hand das rechte Nasenloch und atmen Sie sehr langsam durch das linke Nasenloch ein.

- Nun verschließen Sie das linke Nasenloch mit dem kleinen Finger und dem Ringfinger der rechten Hand, halten den Atem so lange an, wie es angenehm ist, lösen dann den Daumen und atmen ebenfalls sehr langsam durch das rechte Nasenloch wieder aus.

- Jetzt atmen Sie durch das rechte Nasenloch langsam wieder ein, halten die Luft wie zuvor an, verschließen das Nasenloch wieder mit dem Daumen und lösen den kleinen Finger und den Ringfinger und atmen durch das linke Nasenloch wieder aus.

- Üben Sie diese Atemabfolge morgens und abends jeweils 20-mal in einem trockenen, luftigen Raum oder im Freien.

ASANAS IM SITZEN

STRECKSTELLUNG (PASHCIMOTTANASANA)

Löst Bandscheiben und Wirbelkörper voneinander und stärkt Schultern, Beine sowie Bauchregion. Regt das Immunsystem und die Verdauung an und fördert die Ausleitung von Schadstoffen, da die Nieren und die Leber stimuliert werden.

Vorsicht: Wenn Sie unter akuten Rückenschmerzen, an Bandscheibenproblemen oder Entzündungen des Bauchraums leiden, ist diese Übung ungeeignet. Dasselbe gilt in der fortgeschrittenen Schwangerschaft.

- Setzen Sie sich auf den Boden. Die Beine sind lang gestreckt und parallel zueinander ausgerichtet. Der Rücken ist gerade und aufgerichtet. Atmen Sie ein und strecken Sie die Arme nach oben. ❶

- Atmen Sie aus und beugen Sie sich nach vorn. Umfassen Sie die Füße von außen mit den Händen. Wenn Sie das noch nicht schaffen, können Sie auch um die Waden oder Fußgelenke greifen. ❷

- Lassen Sie Rumpf und Kopf entspannt auf Ihre Beine sinken. Gehen Sie auch hier wieder nur so weit, wie es Ihnen angenehm ist. Erzwingen Sie nichts. Entspannen Sie die Arme.

- Halten Sie die Position und atmen Sie ruhig und gleichmäßig in den gedehnten Rücken. Dann richten Sie sich langsam und achtsam wieder auf.

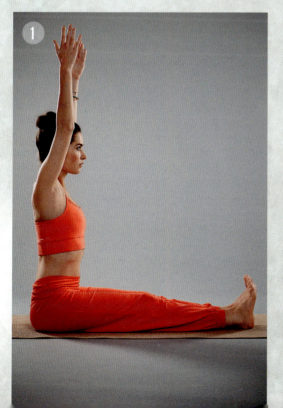
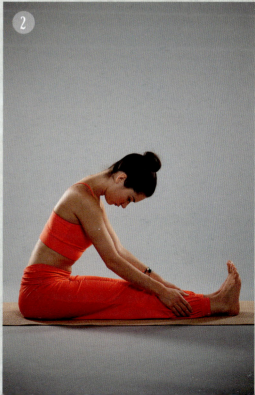

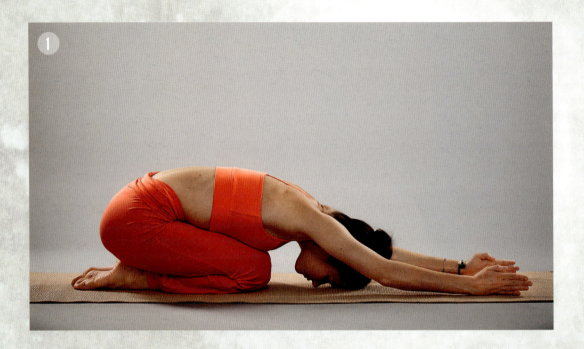

VORWÄRTSBEUGE (ARDHA KURMASANA)

Diese Übung wird auch »Halbe Schildkröte« genannt. Sie streckt die Wirbelsäule, fördert die Durchblutung des Kopfes und wirkt Kopfschmerzen, Müdigkeit, Vergesslichkeit sowie Verspannungen im Schultergürtel entgegen. Darüber hinaus dehnt sie die Lunge.

Vorsicht: Während der Menstruation und in der fortgeschrittenen Schwangerschaft sollten Sie diese Übung nicht durchführen.

- Gehen Sie in den Fersensitz. Die Füße liegen parallel nebeneinander. Richten Sie den Rücken auf, führen Sie die gestreckten Arme seitwärts bis über den Kopf und legen Sie dann die Handflächen aneinander. Die Daumen sind gekreuzt. Ziehen Sie den Bauch ein und richten Sie den Blick nach vorn.

- Beugen Sie sich nun achtsam nach vorn, bis Stirn und Nasenspitze den Boden berühren. Lassen Sie sich mit jedem Ausatmen weiter sinken. Achten Sie darauf, dass der Rücken gerade bleibt und Gesäß und Fersen einander weiterhin berühren. Wenn Sie das noch nicht schaffen, gehen Sie einfach nur so weit, wie Sie sich wohlfühlen.

- Schieben Sie nun die durchgestreckten Arme nach vorn, bis die kleinen Finger Bodenkontakt haben. Die Augen bleiben geöffnet. 1

- Führen Sie Ihr Gesäß immer weiter nach hinten und die Fingerspitzen so weit als möglich nach vorn. Der Bauch ist dabei eingezogen.

- Halten Sie diese Position und atmen Sie ruhig und gleichmäßig ein und aus. Spüren Sie die Dehnung in der Körperrückseite.

- Indem Sie die Dehnung beenden und sich langsam wieder aufrichten, lösen Sie das Asana achtsam wieder auf und kehren in die Ausgangsposition zurück.

HALBER LOTOSSITZ (ARDHA)

Wie der Lotossitz (Ardha Padmasana) stabilisiert auch diese Übung die Wirbelsäule und fördert die Konzentrationsfähigkeit. Der halbe Lotossitz eignet sich für Einsteiger jedoch besser.

- Setzen Sie sich mit gegrätschten Beinen auf den Boden. Der Rücken ist gerade und aufrecht.

- Ziehen Sie eine Ferse an den Damm oder an die Innenseite des gegenüberliegenden Oberschenkels. Heben Sie dann den anderen Fuß so auf den Oberschenkel, dass seine Sohle möglichst etwas nach oben gedreht ist. Senken Sie das Knie dieses Beins, so weit es Ihnen möglich ist. Legen Sie die Hände auf die Knie. ❶

- Halten Sie diese Position und atmen Sie ruhig und gleichmäßig ein und aus. Finden Sie Ihren Atemrhythmus.

Tipp: Mithilfe eines Sitzkissens fällt es viel leichter, aufrecht zu sitzen.

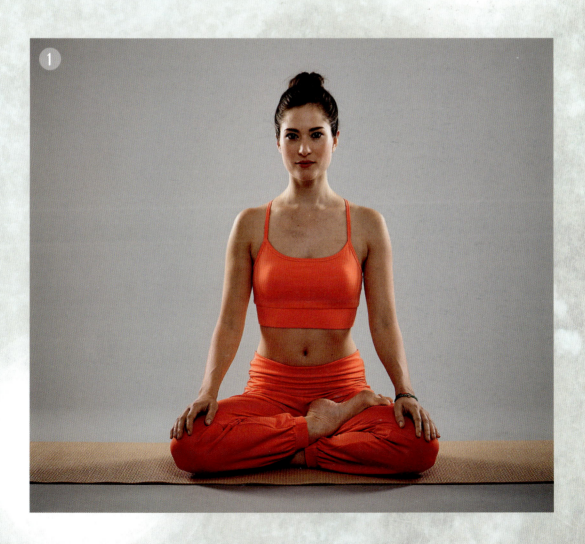

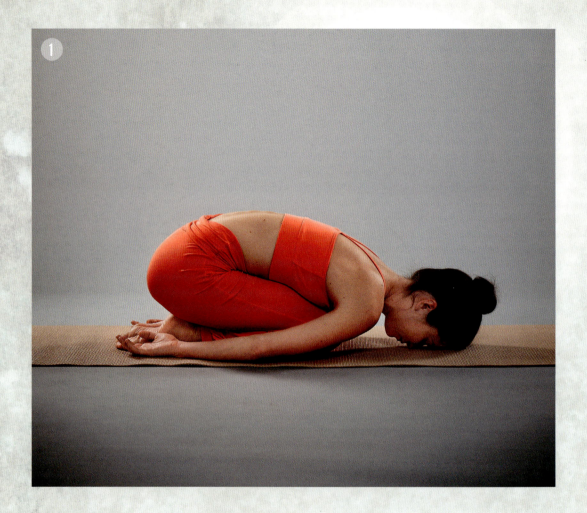

YOGA MUDRA

Diese Position hat eine günstige Wirkung auf die Flexibilität der Hüften sowie der Wirbelsäule. Darüber hinaus beeinflusst sie die Verdauungsorgane positiv und führt zu tiefem geistigem Frieden. Es gibt verschiedene Varianten, hier eine einfache Form.

- Kommen Sie in den Fersensitz. Legen Sie die großen Zehen aneinander und lassen Sie die Fersen nach außen sinken. Beugen Sie sich langsam nach vorn und legen Sie den Bauch auf den Oberschenkeln ab. Die Stirn berührt den Boden. Legen Sie die Arme neben dem Körper nach hinten, die Handflächen zeigen nach oben. Alternativ können Sie erst die Hände hinter dem Gesäß falten und dann die Stirn langsam zum Boden führen. Lassen Sie die Schultern entspannt sinken. ❶

- Entspannen Sie Rücken und Bauch, schließen Sie die Augen und atmen Sie einige Minuten tief und ruhig in den Rücken.

- Um die Position zu lösen, stellen Sie die Hände neben den Knien auf, drücken den Oberkörper langsam nach oben und öffnen dann die Augen.

LÖWE (SIMHASANA)

Dieses Asana sorgt für emotionales Gleichgewicht, weil sie innere Spannungen löst.

- Gehen Sie in den Fersensitz. Der Rücken ist gerade, die Hände liegen locker auf den Oberschenkeln auf, die Finger sind gespreizt. Stellen Sie die Zehen auf die Unterlage.

- Heben Sie das Gesäß und neigen Sie den Oberkörper nach vorn. Lassen Sie die Hände nach unten gleiten und schieben Sie die Finger unter die Knie.

- Öffnen Sie den Mund und strecken Sie die Zunge so weit es geht Richtung Kinn heraus. Dabei blicken Sie auf Ihre Nasenspitze oder auf den Punkt zwischen den Augenbrauen. ❶

- Verweilen Sie einige Sekunden in dieser Haltung und atmen Sie durch den Mund ein und aus.

Tipp: Wenn Sie Probleme mit den Knien haben, können Sie bei diesem Asana eine zusammengefaltete Decke unter die Knie legen.

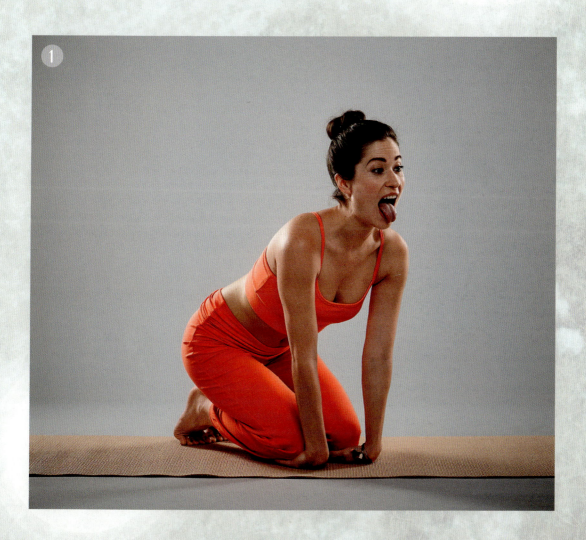

ASANAS IN RÜCKENLAGE

KNIE ZUR BRUST (APANASANA)

Dieses Asana regt die Verdauung an und dehnt Rücken und Hüften.

Vorsicht: Bei Knieproblemen und in der Schwangerschaft sollten Sie diese Übung nicht durchführen.

- Legen Sie sich auf den Rücken, legen Sie die Hände auf die Knie und ziehen Sie die angewinkelten Beine achtsam Richtung Oberkörper. Die Finger zeigen zu den Zehen. ❶

- Bei jedem Ausatmen ziehen Sie die Knie Richtung Brust. Beim Einatmen lassen Sie die Beine wieder so weit weggleiten, wie es die Länge Ihrer Arme zulässt. Die Hände bewegen sich dabei nicht. Achten Sie auch darauf, dass Rücken und Schultern stets den Boden berühren.

- Wiederholen Sie die Bewegung etwa 10-mal in einem fließenden Atemrhythmus, ehe Sie die Übung behutsam wieder auflösen.

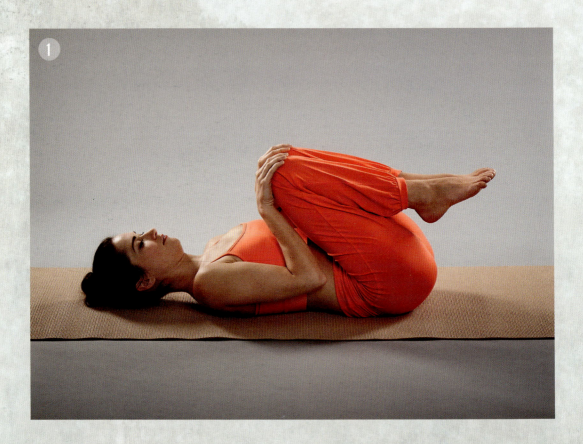

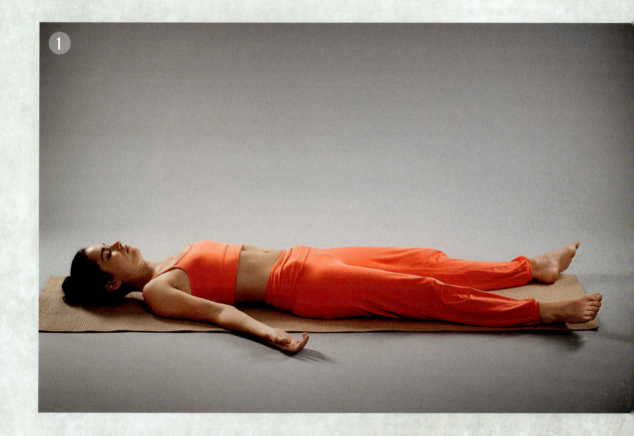

SCHWAMM (SAVASANA)

Eine Abfolge von Yogaübungen endet häufig in dieser entspannten Position, die auch unter dem Namen »Totenstellung« bekannt ist. Das Asana wirkt Müdigkeit entgegen und beruhigt die Psyche.

- Legen Sie sich mit leicht geöffneten Armen und Beinen flach und bequem auf den Rücken. Schieben Sie die Schultern nach unten Richtung Becken, machen Sie den Hals lang und lassen Sie die Füße locker nach außen sinken. Die Handflächen zeigen nach oben. ❶

- Schließen Sie die Augen und tasten Sie sich vor Ihrem inneren Auge vom Scheitel über die Fingerspitzen und das Steißbein bis in die Füße und über die Zehen hinaus ab. Atmen Sie ruhig ein und aus. Mit jedem Einatmen durchströmt neue Lebensenergie Ihren Körper, Ihr Gedankenfluss beruhigt sich, Innen und Außen werden eins.

- Verweilen Sie einige Minuten so, ehe Sie sich räkelnd langsam in den Alltag zurückkommen. Öffnen Sie die Augen und setzen Sie sich langsam auf.

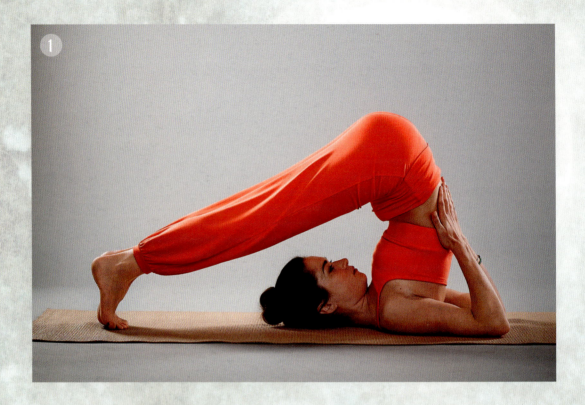

PFLUG (HALASANA)

Diese durchaus anspruchsvolle Yogaübung unterstützt die Funktion der Bauchorgane, der Schilddrüse sowie der Nebendrüse und beugt Erkältungskrankheiten vor.

Vorsicht: Wenn Sie zu Nasenbluten oder chronischen Augenerkrankungen neigen, sollten Sie die Übung nicht durchführen. Gleiches gilt während der Menstruation oder in der Schwangerschaft.

- Legen Sie sich auf den Rücken. Die Beine sind leicht angewinkelt, die Arme liegen locker gestreckt neben dem Körper. Die Handflächen zeigen zum Boden.

- Stemmen Sie Hände und Arme leicht in den Boden, spannen Sie die Bauch- und Beinmuskeln an und ziehen Sie die Beine Richtung Oberkörper und strecken Sie sie dann.

- Lassen Sie die Beine langsam nach hinten sinken. Dabei lösen Sie achtsam Wirbel für Wirbel vom Boden. Stützen Sie den Körper mit beiden Händen am Becken ab.

- Senken Sie die gestreckten Beine achtsam immer weiter, bis die Zehen den Boden hinter dem Kopf berühren. ①

- Um die Übung aufzulösen, führen Sie den Körper in umgekehrter Bewegungsabfolge langsam und gleichmäßig atmend zurück in die Rückenlage. Rollen Sie abermals Wirbel für Wirbel sanft ab.

Tipp: Sie können die Hände im Lendenbereich positionieren oder die Arme parallel ausstrecken, wobei dann die Handflächen den Boden berühren. Probieren Sie aus, was sich besser anfühlt.

ASANAS IN BAUCHLAGE

HALBER BOGEN (NAUKASANA)

Der Halbe Bogen kräftigt die Rückenmuskulatur, stabilisiert die Wirbelsäule und verbessert das Gefühl für die eigene Körpermitte.

Vorsicht: Wenn Sie unter Asthma bronchiale oder erhöhtem Augeninnendruck (Glaukom) leiden, ist von dieser Yogaübung abzuraten. Gleiches gilt während der Menstruation oder in der Schwangerschaft.

- Gehen Sie in die Bauchlage. Die Beine sind parallel zueinander gestreckt, die Fußrücken zeigen zum Boden. Strecken Sie die Arme nach vorn, die Handflächen haben Bodenkontakt.

- Ziehen Sie nun die Arme an, bis die Ellbogen auf Schulterhöhe etwa senkrecht angewinkelt sind. Ihr Gewicht lagert jetzt auf den Ellbogen. Rücken, Hals und Kopf bilden zum Boden eine lang ausgerichtete schräge Linie. Der Blick ist nach vorn gerichtet.

- Spannen Sie Bauch und Po an und heben Sie gleichzeitig Arme und Beine vom Boden ab. Achten Sie darauf, dass Ihr Rücken, Hals und Kopf weiterhin lang bleiben. ❶

- Atmen Sie in dieser Haltung einige Züge ruhig ein und aus, ehe Sie die Übung wieder auflösen.

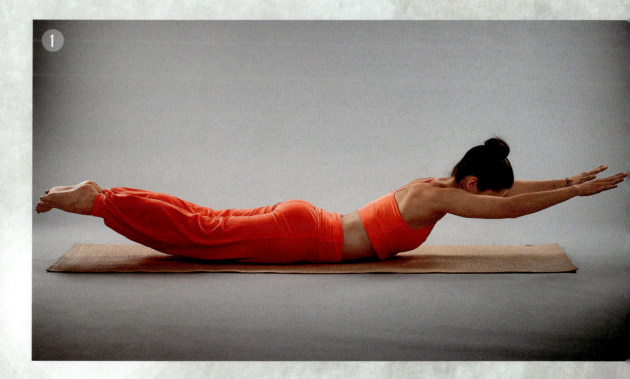

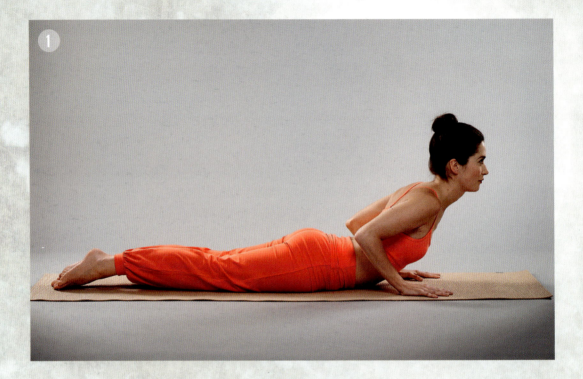

KOBRA (BHUJANGASANA)

Die Kobra, eine Rückbeuge aus der Bauchlage, verbessert die Konzentrationsfähigkeit, aktiviert die Verdauungsfunktion und fördert die Entgiftung. Sie dehnt die Bauchmuskeln und kräftigt die Rückenmuskulatur.

Vorsicht: Bei Beschwerden im unteren Rücken sollten Sie diese Übung nicht machen. Gleiches gilt während der Menstruation oder in der Schwangerschaft.

- Gehen Sie in die Bauchlage und setzen Sie die Hände in Höhe der Brust auf den Boden auf. Die Fingerspitzen zeigen nach vorn. Die Stirn ruht am Boden. Dehnen Sie den ganzen Körper und atmen Sie gleichmäßig ein und aus.

- Heben Sie den Kopf und lösen Sie den Oberkörper vom Bauchnabel aus Wirbel für Wirbel vom Boden. Die Kraft kommt aus dem Rücken, die Arme stützen den Körper nur leicht. Machen Sie den Hals lang, ohne nach hinten abzuknicken, und schieben Sie den Unterleib nach unten in den Boden. So richtet sich der Oberkörper automatisch auf. ❶

- Halten Sie diese Position, solange es angenehm ist, und atmen Sie währenddessen ruhig ein und aus.

Tipp: Heben Sie den Oberkörper je nach Kraft mehr oder weniger weit vom Boden ab. Auch die Armhaltung entscheidet darüber, wie weit Sie ihn heben können.

ASANA IM STEHEN

PALME (TADASANA)

Diese Übung belebt den gesamten Körper und regt durch die Streckung die Verdauung an.

- Sie stehen aufrecht. Das Gewicht ist gleichmäßig auf beide Füße verteilt. Die Füße stehen dicht aneinander, sodass sich die Fersen und die Großzehenballen berühren. Verschränken Sie die Finger und legen Sie die Hände mit dem Handrücken auf den Kopf.

- Atmen Sie ein und verlagern Sie Ihr Gewicht langsam nach vorn, bis Sie auf den Zehenspitzen stehen. Strecken Sie gleichzeitig Ihre Arme nach oben, die Finger bleiben verschränkt. Achten Sie darauf, dass Sie Ihre Schultern locker halten und sie auf gleicher Höhe bleiben. ❶

- Halten Sie diese Position und atmen Sie ruhig und gleichmäßig ein und aus, solange es Ihnen angenehm ist.

- Um die Übung aufzulösen, senken Sie die Fersen langsam ab und lassen gleichzeitig die Arme achtsam wieder nach unten sinken.

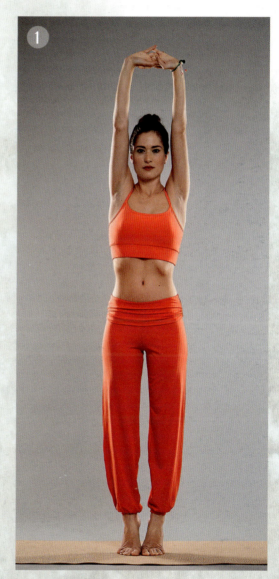

ASANAS IN UMKEHRHALTUNGEN

HALBES RAD
(SETHU BANDHASANA)

Dieses Asana entspannt Lendenwirbelsäule und Nacken, fördert die Flexibilität der Wirbelsäule und stärkt die Bein- und Gesäßmuskulatur. Es hat eine günstige Wirkung auf die Verdauungsorgane und dehnt den gesamten Bauchraum. Auf energetischer Ebene soll die Haltung von emotionalen Lasten befreien. Das Halbe Rad ist auch als »Schulterbrücke« bekannt. Es ist eine Ausgleichshaltung zu Pflug und Schulterstand.

Vorsicht: Bei Nackenproblemen, schweren Schilddrüsenproblemen, starken Beschwerden im unteren Rücken, bei Augenkrankheiten, Herzbeschwerden oder Bluthochdruck wird von dieser Übung abgeraten. Gleiches gilt während der Menstruation und in der Schwangerschaft.

- Gehen Sie in die Rückenlage. Die Arme sind gestreckt und liegen mit den Handflächen nach unten neben dem Körper. Beugen Sie die Knie und stellen Sie die Füße ans Gesäß. Die Knie berühren sich.

- Heben Sie nun das Becken an und verweilen Sie mehrere gleichmäßige Atemzüge in dieser Haltung. Ist dies zu anstrengend, können Sie den Körper mit den Händen im Lendenbereich abstützen. ❶

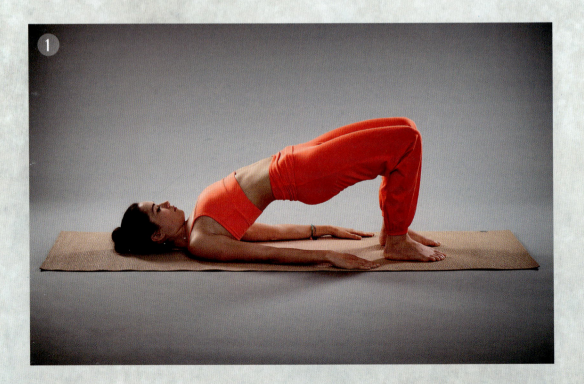

SCHULTERSTAND (SARVANGASANA)

Der Schulterstand ist eine bedeutende Yogaposition. Diese Haltung soll eine günstige Wirkung auf alle Körperfunktionen haben. So schafft sie Abhilfe bei gefäßbedingtem Kopfschmerz und Einschlafstörungen. Auch optimiert der Schulterstand die Stabilität der Wirbelsäule.

Vorsicht: Wenn Sie zu Nasenbluten oder chronischen Augenerkrankungen neigen, sollten Sie die Übung nicht durchführen. Gleiches gilt während der Menstruation oder in der Schwangerschaft.

- Legen Sie sich auf den Rücken. Die Beine sind leicht angewinkelt, die Arme liegen locker gestreckt neben dem Körper. Die Handflächen zeigen zum Boden.

- Stemmen Sie Hände und Arme leicht in den Boden, spannen Sie die Bauch- und Beinmuskeln an und ziehen Sie die angewinkelten Beine über den Oberkörper. Dabei löst sich langsam Wirbel für Wirbel vom Boden. Stützen Sie den Körper mit den Händen am Becken ab. Kopf und Nacken bleiben lang. ❶

- Richten Sie den Körper immer weiter auf, bis Ihr Rücken, Ihr Becken und Ihre Beine eine senkrechte Linie bilden. Stützen Sie sich nun mit den Händen auf Brustkorbhöhe ab. ❷

- Halten Sie die Position kurz, anfangs genügen wenige Sekunden. Atmen Sie ruhig und gleichmäßig.

- Kehren Sie dann in umgekehrter Bewegungsabfolge achtsam und weiterhin ruhig atmend in die Ausgangsposition zurück.

Tipp: Führen Sie die Bewegungen nicht ruckartig aus. Das Anheben und Absenken sollte jeweils mindestens 30 Sekunden dauern.

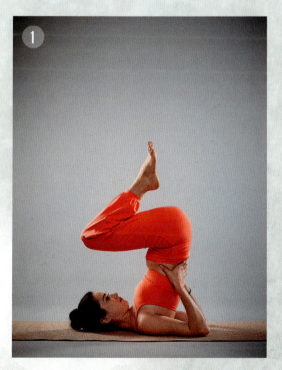
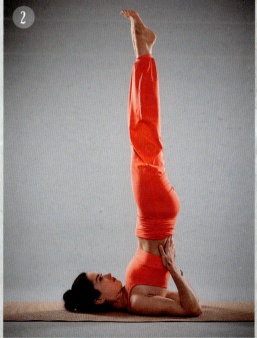

DER SONNENGRUSS

Der Sonnengruß kann mehrmals hintereinander durchgeführt werden. Atmen Sie dabei durch die Nase und führen Sie die Haltungen, sobald Sie den Ablauf beherrschen, dynamisch im Atemrhythmus aus.

Vorsicht: Bei akuten und chronischen Rückenbeschwerden, entzündlichen Prozessen (vor allem im Bauchraum) und in der fortgeschrittenen Schwangerschaft ist der Sonnengruß nicht zu empfehlen.

- Sie stehen aufrecht. Das Gewicht ist gleichmäßig auf beide Füße verteilt. Die Handflächen liegen vor der Brust wie zum Gruß aneinander. ❶

- Heben Sie die Arme beim Einatmen in einem weiten Bogen über die Seiten nach oben. Der Blick geht zu den Daumen. Atmen Sie ruhig und tief ein. Dabei streckt sich Ihre Wirbelsäule und das Sonnengeflecht sowie die Bauchregion werden gedehnt. ❷

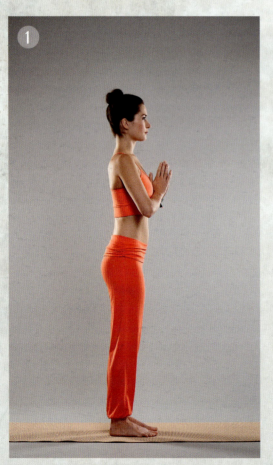
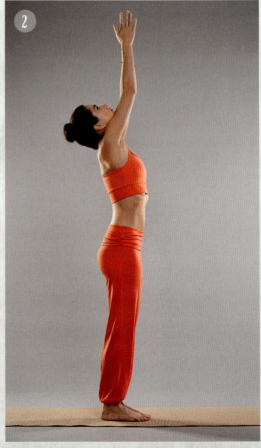

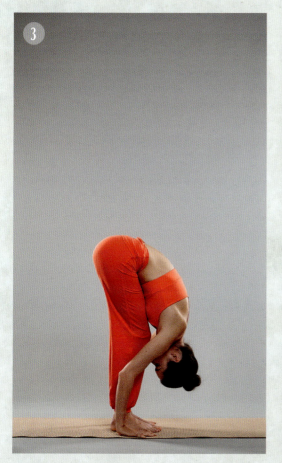
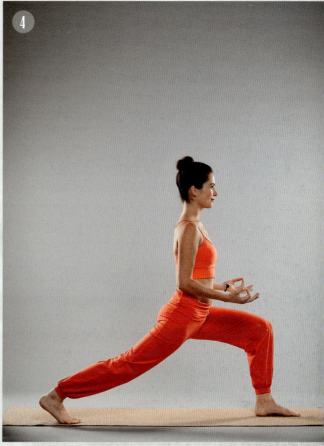

- Während Sie ausatmen, führen Sie die Arme über die Seiten nach unten, beugen die Beine leicht und senken den Kopf langsam nach unten Richtung Boden. Je nach dem, wie weit sie es schaffen, stellen Sie die Fingerkuppen neben die Füße oder legen die ganze Handfläche am Boden ab. Der Kopf hängt locker nach unten. Spüren Sie die Dehnung in den Oberschenkelrückseiten. ③

- Machen Sie mit dem rechten Bein einen großen Schritt nach hinten. Der vordere Unterschenkel steht senkrecht, das Gewicht des rechten Fußes ruht auf den Zehen. Richten Sie beim Einatmen den Rumpf auf. Heben Sie das Brustbein und führen Sie die Arme zu den Seiten. Die Handflächen zeigen nach oben, die Daumen berühren die Zeigefinger. Verweilen Sie einen Moment in der Heldenhaltung. ④

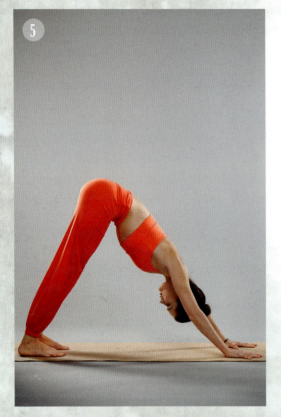

- Beugen Sie sich nach vorn und platzieren Sie die Hände mit gespreizten Fingern neben den Füßen. Schieben Sie das linke Bein nach hinten. Stellen Sie die Zehen auf. Rücken, Nacken und Kopf bilden eine Linie. ❺

- Beugen Sie die Arme, senken Sie beim Ausatmen den Körper langsam zum Boden, bis Sie sich in der Bauchlage befinden. Die Hände befinden sich neben dem Brustkorb, die Fingerspitzen zeigen nach vorn. Stirn und Fußrücken liegen am Boden. Beim Einatmen heben Sie Oberkörper und Kopf nach oben. Die Arme sind leicht gebeugt, die Ellbogen nah am Rumpf. Die Schultern sinken locker nach unten außen, der Blick geht leicht nach oben. Verweilen Sie in der Kobrahaltung. ❻

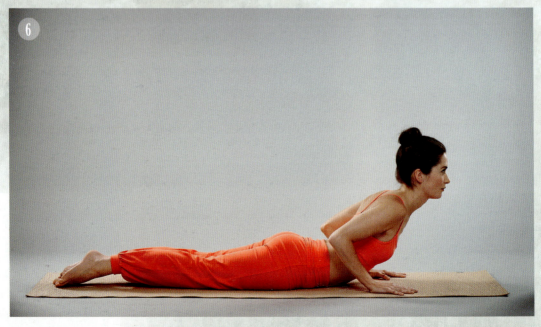

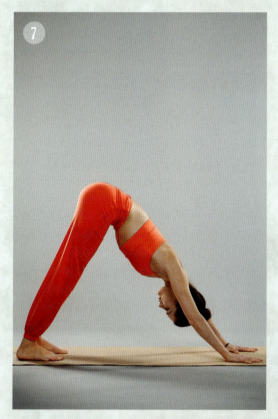

- Verlagern Sie das Gewicht mehr und mehr auf die Hände und schwingen Sie das rechte Bein nach vorn. Der Fuß kommt zwischen den Händen zum Stehen, der Unterschenkel steht senkrecht. Das Gewicht des linken Beins ruht auf dem Knie und Fuß, die Zehen sind aufgestellt. Richten Sie beim Einatmen den Rumpf auf. Heben Sie das Brustbein und winkeln Sie die Arme an. Die Handflächen zeigen nach oben, die Daumen berühren die Zeigefinger. 8

- Senken Sie die Stirn, stellen Sie die Zehen auf und schieben Sie sich nach hinten oben in die Haltung des Hundes. Heben Sie die Fersen weit nach oben und lassen Sie sie dann langsam in den Boden sinken. Der Kopf hängt entspannt zwischen den Oberarmen, der Hals ist gerade, der Blick geht zu den Füßen. 7

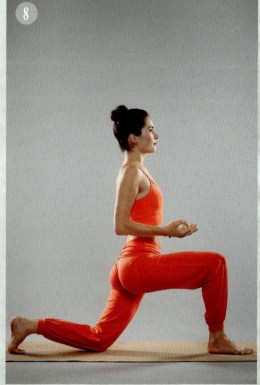

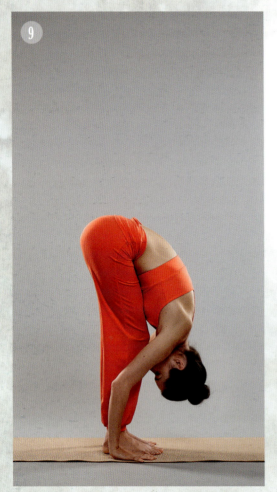

- Beugen Sie die Beine leicht und führen Sie mit dem nächsten Einatmen die Arme über die Seiten bis über den Kopf. Dabei kommen Sie aus der Kraft der Beine heraus in den aufrechten Stand zurück. 10

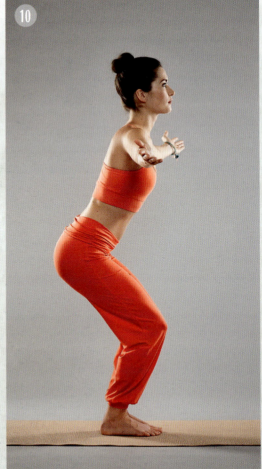

- Beugen Sie sich vor und stellen Sie die Hände neben den rechten Fuß. Beim Ausatmen ziehen Sie den linken Fuß neben den rechten und strecken Sie die Beine. Lassen Sie den Kopf sinken. Rücken und Nacken sind entspannt. Je nach Beweglichkeit liegen die Handflächen komplett auf dem Boden oder Sie berühren diesen nur mit den Fingerspitzen. 9

SANFTE BEWEGUNGSFORMEN

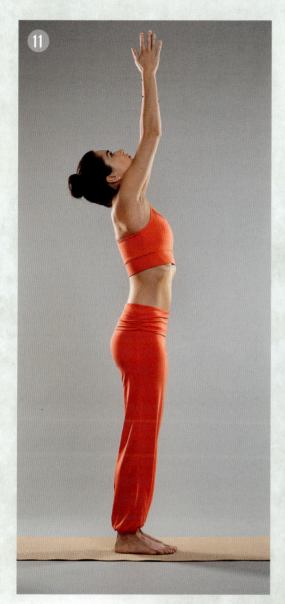

- Beim Ausatmen führen Sie die Hände in einem weiten Bogen über die Seiten nach unten und legen Sie vor der Brust wieder zum Gruß aneinander. ⑫

- Wiederholen Sie die Übungsabfolge, wobei Sie in Position ④ und ⑧ das linke Bein nach hinten ziehen beziehungsweise nach vorn schwingen.

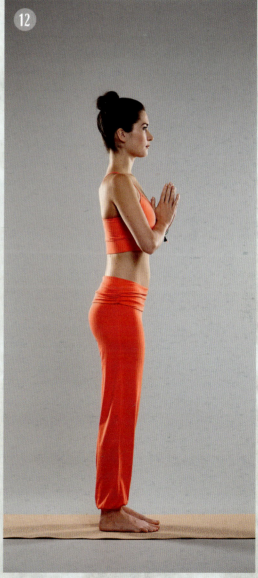

- Strecken Sie sich lang und lassen Sie Ihren Blick zu den Daumen wandern. ⑪

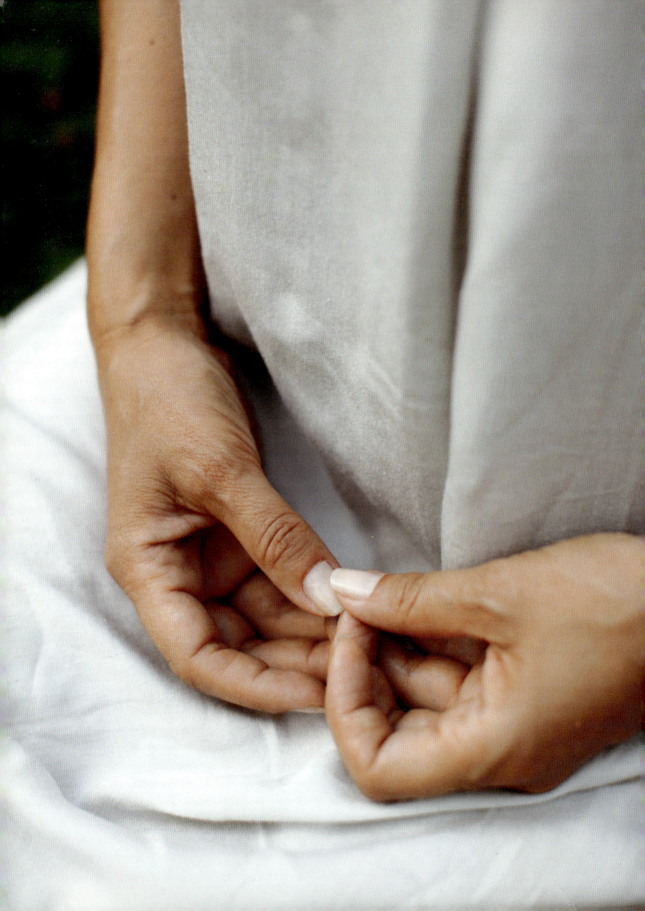

MEDITATION

Unser Alltag wird viel zu oft von Hektik und Termindruck bestimmt. Das verhindert, dass wir bewusst im Hier und Jetzt leben. Viele müssen erst wieder lernen, den Moment zu genießen. Meditation kann dabei helfen, innezuhalten und das Leben zu entschleunigen. Meditation hilft, den Geist zu beruhigen, zu sammeln und wacher durchs Leben zu gehen. Wer regelmäßig übt, in der Stille zu entspannen, kann schwierige Alltagssituationen besser meistern. Dies ist übrigens bei Weitem nicht nur ein subjektives Empfinden. Auch zahlreiche Studien belegen die positive Wirkung des Meditierens auf die Seele und den Körper.

Die Entspannung beginnt mit der richtigen Position: Wenn Sie im Sitzen meditieren wollen, nehmen Sie auf einem bequemen Stuhl oder Sessel mit gerader Rückenlehne Platz. Überkreuzen Sie die Beine nicht, sondern stellen Sie beide Füße fest auf den Boden. Legen Sie die Arme locker auf den Oberschenkeln ab. Halten Sie den Kopf gerade und lehnen Sie ihn nicht an.

Für die Meditation im Liegen legen Sie sich auf eine dicke Decke, eine Yogamatte oder andere weiche Matte. Die Beine sind leicht geöffnet, die Füße klappen entspannt nach außen. Die Arme liegen parallel neben dem Oberkörper und die Handflächen zeigen nach oben. Falls es für Sie bequemer ist, können Sie ein Kissen unter den Nacken oder die Knie schieben.

Wenn Sie Ihre Position eingenommen haben, kann es losgehen. Für eine einfache Meditation zwischendurch schließen Sie die Augen und konzentrieren sich auf Ihre Atmung. Spüren Sie, wie die Luft langsam in Ihre Nase strömt und wie sich dabei die Bauchdecke hebt. Atmen Sie nun ruhig durch die Nase aus und fühlen Sie, wie die Bauchdecke sich wieder senkt. Finden Sie Ihren persönlichen Atemrhythmus und lassen Sie den Atem frei fließen. Gewähren Sie Ihren Gedanken freien Lauf und vergessen Sie den Alltag. Wenn Sie ein Gedanke festhält, nehmen Sie ihn an und lassen ihn dann einfach weiterziehen – wie eine Wolke am Himmel. Achten Sie auf Ihre Atmung. Wenn Sie die Meditation beenden möchten, strecken Sie Arme und Beine, ballen die Hände zu Fäusten, kreisen mit den Füßen und öffnen schließlich langsam die Augen. Bleiben Sie sitzen oder liegen und lassen Sie die Meditation noch etwa zehn Minuten nachwirken, ehe Sie gemächlich wieder aufstehen. Kehren Sie ruhig und ohne Hektik in den Alltag zurück.

MEDITATIONSTIPPS FÜR EINSTEIGER

- Ruhe ist die oberste Voraussetzung für eine entspannende Meditation. Schalten Sie also am besten die Klingel und Ihr Handy aus und informieren Sie Ihre Familie darüber, dass Sie in der nächsten halben Stunde nicht gestört werden möchten.
- Auch eine angenehme, entspannte Atmosphäre ist wichtig. Sie können beispielsweise den Raum mittels einer Duftlampe mit einem wohlriechenden Aroma erfüllen. Leise Entspannungsmusik ist sinnvoll, denn sie erleichtert es Einsteigern abzuschalten.
- Tragen Sie lockere und bequeme Kleidung.
- Suchen Sie sich eine angenehme Position.
- Meditieren Sie zu Beginn nur wenige Minuten. Je geübter Sie sind, umso mehr können Sie die Zeitspanne ausdehnen.

ACHTSAMKEITSMEDITATION – BEOBACHTEN UND SICH VOM BEOBACHTBAREN LÖSEN

Eine Analyse an der John Hopkins University School of Medicine in Baltimore/USA ergab, dass Achtsamkeitsmeditationen neben ihrer entspannenden Wirkung Beschwerden wie Depressionen, Angstzustände oder Schmerzen lindern können. Zu einem ähnlichen Ergebnis kam eine Studie von 2012 mit Beteiligung der Forscherin Gaëlle Desbordes vom Massachusetts General Hospital und Eric Schwartz von der Boston University. Sie ergab, dass Meditationstraining die Verarbeitung von Emotionen nachhaltig beeinflusst – selbst wenn sich das Hirn in einem nicht-meditativen Zustand befindet. So nahm zum Beispiel bei Studienteilnehmern, die sich in Achtsamkeitsmeditation übten, die Aktivität der rechten Hälfte der Amygdala ab, einem Teil des limbischen Systems, das vor allem an der Entstehung von Angst beteiligt ist. Bei anderen Probanden, die eine Mitgefühlsmeditation übten, reagierten bestimmte Hirnregionen bei Konfrontation mit Leid intensiver, was auch Depressionen vermindern soll.

2013 schließlich gelang es einem internationalen Forscherteam um Perla Kaliman vom Instituto de Investigaciones Biomédicas de Barcelona und Richard J. Davidson von der University of Wisconsin-Madison zu zeigen, auf welchem biologischen Mechanismus der therapeutische Effekt der Achtsamkeitsmeditation basiert. Sie stellten fest, dass sich durch die Meditation jene Gene verändern, die auf entzündungshemmende und schmerzstillende Medikamente abzielen. Das untermauert Forschungsergebnisse, die positive Wirkungen der Achtsamkeitsmeditation auf Entzündungen nachweisen konnten. Die American Heart Association empfiehlt daher diese Form der Meditation auch als präventive Maßnahme gegen Entzündungen.

Einige Studien zur Meditation finden Sie auf Seite 251.

Im Folgenden finden Sie drei Achtsamkeitsübungen, mit deren Hilfe Sie selbst die positive Wirkung des Meditierens erfahren können: das achtsame Atmen, die Achtsamkeit für den Körper und die Achtsamkeit für Empfindungen.

Als Einsteiger genügt es, sich jeweils zehn Minuten am Tag für eine dieser Meditationen Zeit zu nehmen. Nach und nach können Sie die Übungsdauer dann langsam steigern und so lange meditieren, wie Sie sich dabei wohlfühlen. Achten Sie aufmerksam auf die Signale Ihres Körpers.

ACHTSAMES ATMEN ODER ATEMMEDITATION

Diese Atemmeditation stärkt den Geist, weil sie von ständigen Grübeleien und überflüssigen Gedanken befreit. Dadurch können sich Freude und Kraft besser entfalten.

- Nehmen Sie eine angenehme, aber aufrechte Sitzhaltung ein. Entspannen Sie Ihren Körper und atmen Sie in einem regelmäßigen, langsamen Rhythmus ein und aus. Schließen Sie die Augen und gehen Sie in sich.

- Beobachten Sie zunächst Ihren Atem. Spüren Sie, wie Ihre Bauchdecke sich beim Einatmen durch die Nase hebt und sich beim Ausatmen, ebenfalls durch die Nase, wieder senkt. Sie können den Atem auch durch die Temperatur in den Nasendurchgängen fühlen: Beim Einatmen ist die Luft noch etwas kühl, beim Ausatmen strömt sie warm durch die Nase zurück.

- Sagen Sie sich beim Einatmen: »Ich öffne mich« und beim Ausatmen: »Ich lasse ganz los«.

- Stellen Sie dann die Frage: »Wer bin ich?« Machen Sie sich bewusst, dass Sie das Bewusstsein hinter diesem atmenden Körper sind.

- Lösen Sie sich von allem, was kommt und geht. Was bleibt, ist das Bewusstsein, das grenzenlos und unbeobachtbar ist. Wenn Gedanken oder Gefühle auftauchen, lassen Sie sie ziehen und widmen Ihre Aufmerksamkeit erneut der Atmung.

- Um die Atemmeditation zu beenden, öffnen Sie langsam die Augen und kehren sanft wieder zurück in den Alltag.

ACHTSAMKEIT FÜR DEN KÖRPER

Durch diese Meditation kommen Sie mit der Gegenwart in Kontakt, denn sinnliche Erfahrung ist immer an den Moment gebunden. Der Körper fördert das Bewusstsein des Geistes für das Hier und Jetzt.

- Nehmen Sie eine angenehme, aufrechte Sitzhaltung ein. Entspannen Sie sich und atmen Sie in einem regelmäßigen, langsamen Rhythmus ein und aus.

- Entspannen Sie nach und nach bewusst jede einzelne Körperpartie, indem Sie sie vor Ihrem geistigen Auge abtasten. Beginnen Sie mit dem Scheitel, entspannen Sie dann die Augen, anschließend das gesamte Gesicht und den Kiefer. Sie entdecken dabei vielleicht kleine Muskelregionen, die Ihnen vorher nicht wirklich bewusst waren.

- Setzen Sie Ihren Weg zu den Schultern hin fort und lassen Sie diese locker hängen. Wandern Sie nun Wirbel für Wirbel den Rücken hinab und entspannen Sie Ihre Arme. Lösen Sie Ihre Muskeln im Bauch, in den Beinen und den Füßen. Nehmen Sie auftretendes Kribbeln, Jucken oder sogar Schmerzen bewusst an.

- Wenn ablenkende Gefühle oder Gedanken auftauchen, konzentrieren Sie sich erst wieder auf Ihren Atem und setzen dann Ihre Reise durch den Körper weiter fort.

- Am Ende der Körperreise richten Sie Ihre Aufmerksamkeit noch einmal eine Minute nur auf den Atem. Dann öffnen Sie langsam die Augen und kehren sanft wieder in den Alltag zurück.

ACHTSAMKEIT FÜR DIE EMPFINDUNGEN

Emotionen und Empfindungen begleiten uns ein Leben lang, wir können uns ihnen nicht entziehen. Wir können jedoch lernen, leichter mit ihnen umzugehen, indem wir sie ganz bewusst wahrnehmen. Negative Gefühle wie Hass, Neid und Gier können dann keine Kontrolle über uns erlangen und wir verspüren ein Gefühl der inneren Freiheit.

- Nehmen Sie eine angenehme, aufrechte Sitzhaltung ein. Entspannen Sie sich und atmen Sie in einem regelmäßigen, langsamen Rhythmus ein und aus.

- Konzentrieren Sie sich bewusst auf Ihre Gefühle, egal ob positiv oder negativ. Fragen Sie sich, welche Emotionen Sie kürzlich empfunden haben. Haben Sie Freude verspürt? Ärger? Angst? Bewerten Sie diese Empfindungen nicht, sondern akzeptieren Sie sie als Teil Ihrer selbst.

- Werden Sie zum Beobachter Ihrer Empfindungen: Betrachten Sie, wie sie entstehen, sich verstärken und schließlich wieder schwächer werden. Halten Sie Ihre Emotionen nicht fest, sondern lassen Sie sie vor Ihrem geistigen Auge vorbeiziehen, wie die Wolken am Himmel vorbeiziehen.

- Um die Meditation zu beenden, richten Sie Ihre Aufmerksamkeit eine Minute nur auf den Atem. Dann öffnen Sie langsam die Augen und kehren sanft wieder zurück in den Alltag.

FÜNF-ELEMENTE-MEDITATION

Diese Meditation entspannt und erfüllt mit Energie und Vitalität. Zugleich stärkt sie die fünf Elemente in uns, wodurch wir wieder eins mit der Natur werden können. Wie Sie bereits auf Seite 24 erfahren haben, entsprechen Holz, Feuer, Erde, Metall und Wasser dem Wandel von Werden, Wachsen und Vergehen und unterliegen somit einer zyklischen Entwicklung. Die Fünf-Elemente-Meditation folgt diesem Zyklus mit fünf meditativen Übungen: »Ich bin, ich werde, ich entfalte mich, ich gehöre dazu, ich lasse los.«

Jede Übung stärkt ein spezifisches Element. Ist beispielsweise Ihr Holzelement zu schwach, harmonisieren Sie die Elemente, indem Sie die passende Meditation durchführen (siehe unten). Nehmen Sie sich stets ausreichend Zeit für die Übungen und führen Sie sie in einer ruhigen Umgebung aus. Wann Sie üben, liegt bei Ihnen. Allerdings hat der Morgen den Vorteil, dass Körper, Geist und Seele besonders aufnahmefähig und frisch sind. Zudem starten Sie anschließend kraftvoll und energiegeladen in den Tag.

Es empfiehlt sich, die Meditationen auf einer Matte liegend durchzuführen.

STÄRKUNG FÜR DAS HOLZELEMENT

Das Element Holz steht für Kreativität und stärkt die körperliche und seelische Ausdauer. Mit ihm werden die Lebensphasen der Kindheit und Jugend verbunden. Zugeordnete Organe sind Leber und Gallenblase. Seine Farbe ist Grün.

Der Holztyp ist beweglich und jugendlich und zeichnet sich durch einen beachtlichen Schöpfergeist und Abenteuerlust aus. Seine beste Tageszeit ist der Vormittag.

- Legen Sie sich entspannt auf den Rücken und schließen Sie die Augen. Atmen Sie ruhig ein und aus. Reiben Sie Ihre Handflächen so lange aneinander, bis die Hände warm und energiegeladen sind. Platzieren Sie dann die linke Hand oberhalb der Leber (rechts unterhalb des Rippenbogens) und legen Sie die rechte Hand auf die linke.

- Konzentrieren Sie sich auf Ihren Atem und spüren Sie, wie mit jedem Einatmen Energie in Ihren Körper strömt. Beim Ausatmen verlässt alte verbrauchte Energie Ihren Leib. Denken Sie sich das eingeatmete Qi als freundliches grünes Licht, das sich seinen Weg in die Leber und die Gallenblase bahnt und diese schließlich erfüllt.

- Stellen Sie sich vor Ihrem geistigen Auge vor, dass Sie im Frühling unter einer prächtigen Buche stehen. Saugen Sie den lebendigen Anblick der frischen grünen Blätter mit den Augen und mit jedem Atemzug in sich auf. Über Ihre Augen und den Atem strömt das satte Grün in Sie, fließt durch den ganzen Körper, füllt Leber und Gallenblase mehr und mehr mit Energie.

- Lassen Sie Ihren Blick nun in Gedanken in die Ferne schweifen, bis zum Horizont. So kann sich Ihr Geist weiten und entspannen. Spüren Sie den Windstoß, der die Blätter der Buche in jeder Zelle Ihres Körpers zum Tanzen bringt. Ihr gesamter Organismus ist jetzt von dem frischen grünen Licht erfüllt und Ihr Holzelement ist maximal gestärkt.

- Verabschieden Sie sich, indem Sie dem Baum für seine Kraft, Frische und Lebendigkeit danken. Sprechen Sie auch dem Horizont, der Weitblick schenkt, und dem Wind Ihren Dank aus.

- Widmen Sie Ihre Aufmerksamkeit nun wieder Ihrem ruhigen Atemrhythmus. Strecken Sie Ihre Glieder und öffnen Sie die Augen. Spüren Sie nach und kehren Sie langsam wieder in den Alltag zurück.

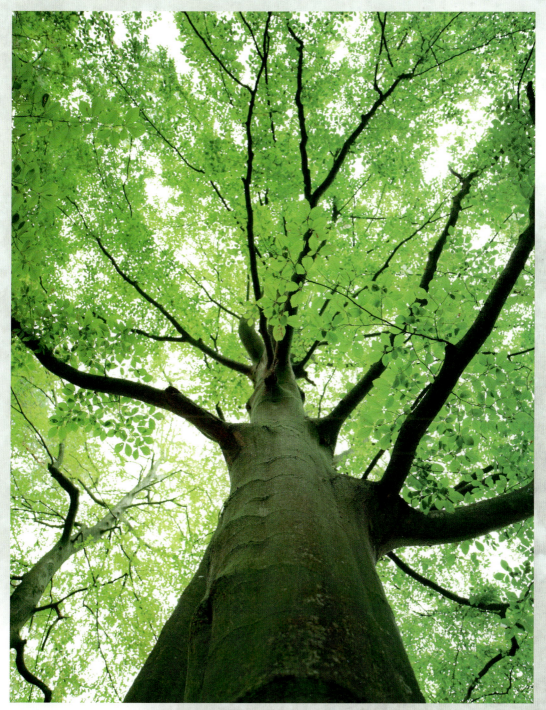

Im Frühjahr benötigen Bäume und andere Pflanzen die Kraft des Holzes, um zu gedeihen. Ihr Wachstum spiegelt die Energie dieses Elementes in der Natur besonders augenfällig wider.

STÄRKUNG FÜR DAS FEUERELEMENT

Das Feuer steht für die Freude am Leben, weshalb diesem Element das Teenager- und junge Erwachsenenalter zugeordnet werden. Feuer stärkt die Leistung von Herz und Kreislauf, die zugehörigen Organe sind das Herz und der Dünndarm. Seine Farbe ist Rot.
Der Feuertyp blickt stets nach vorn und liebt das Gespräch und den Austausch mit anderen. Er zeichnet sich durch Humor und Spontanität, Leichtigkeit und Optimismus aus. Die beste Tageszeit für Feuermenschen ist der Mittag.

- Legen Sie sich entspannt auf den Rücken und schließen Sie die Augen. Atmen Sie mehrere Male ruhig ein und aus. Reiben Sie Ihre Handflächen so lange aneinander, bis die Hände warm und energiegeladen sind.

- Platzieren Sie nun Ihre linke Hand direkt auf dem Herzen und legen Sie die rechte Hand unterhalb des Nabels auf.

- Konzentrieren Sie sich auf Ihren Atem und spüren Sie, wie mit jedem Einatmen Energie in Ihren Körper strömt. Beim Ausatmen verlässt alte verbrauchte Energie Ihren Leib. Durch die Nase strömt die Energie bis zum Herz und zum Dünndarm und erfüllt auch diese mit Energie. Auch über Ihre Hände fließt Qi in die beiden Organe. Es pulsiert als warmes feuerrotes Licht unter Ihren Händen.

- Stellen Sie sich nun vor, Sie sitzen in einer warmen Sommernacht vor einem hell lodernden Lagerfeuer. Sie hören ein fröhliches Lachen. Das Feuer spendet Wärme und Lebendigkeit. Vor Ihrem geistigen Auge nehmen Sie die unterschiedlichen Rottöne der tanzenden Flammen wahr. Nehmen Sie ihre Energie in sich auf und spüren Sie, wie sich die Freude in Ihrem Herzen ausbreitet.

- Mit jedem Einatmen wird die feuerrote warme Kraft in Ihnen stärker. Das rote freudige Leuchten nimmt immer mehr zu, bis es schließlich vom Herzen in die Blutbahn strömt und von dort aus jeden noch so entfernten Winkel Ihres Körpers erreicht. Freudvolles Qi durchflutet Ihren Körper, der sich dadurch wunderbar warm anfühlt. Ihr Feuerelement ist jetzt maximal gestärkt.

- Verabschieden Sie sich nun von dem Feuer und danken Sie ihm für seine Wärme und Kraft. Widmen Sie dann Ihre Aufmerksamkeit wieder dem ruhigen, gleichmäßigen Atemrhythmus. Nach ein paar Atemzügen strecken Sie Ihre Glieder und öffnen die Augen. Spüren Sie nach und kehren Sie langsam wieder in den Alltag zurück.

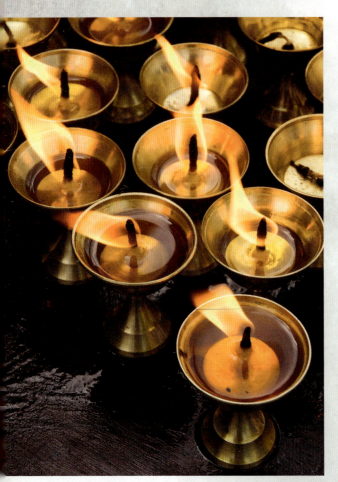

Jahreszeitlich entspricht das Element Feuer dem Sommer mit seinen vorwiegend warmen Temperaturen.

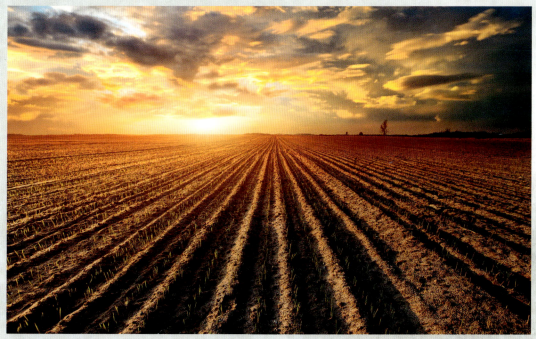

Das Element Erde steht für die Mitte und die Zeit der Reife. Das gilt sowohl für das Leben als auch für den Jahreslauf. Seine Zeit ist der Spätsommer, manchmal ordnet man ihm aber auch das späte Frühjahr zu.

STÄRKUNG FÜR DAS ERDELEMENT

Das Erdelement aktiviert Stoffwechsel und Verdauung, seine Organe sind Milz und Magen, sein Zeitalter das des Erwachsenseins. Seine Energie aktiviert Fürsorglichkeit und Mitmenschlichkeit, seine Farben sind Gelb und Orange. Der Erdtyp ruht in sich, ist ausgeglichen, klar in seinen Aussagen und loyal. Die beste Tageszeit für Erdmenschen ist der späte Nachmittag.

- Legen Sie sich entspannt auf den Rücken und schließen Sie die Augen. Atmen Sie mehrere Male ruhig ein und aus. Reiben Sie Ihre Handflächen aneinander, bis sie warm und energiegeladen sind. Platzieren Sie dann Ihre Hände nebeneinander auf Höhe des Magens.

- Konzentrieren Sie sich auf Ihren Atem und fühlen Sie, wie die eingeatmete Energie in Ihren Körper strömt und dort den Magen erfüllt. Beim Ausatmen verlässt altes verbrauchtes Qi Ihren Körper. Energie pulsiert auch spürbar als warmes gelb-oranges Licht unter Ihren Händen. Mit jedem Einatmen wird das Licht noch stärker.

- Stellen Sie sich vor, Sie sitzen im Spätsommer an einem wunderschönen Platz. Die Sonne taucht die Umgebung in warmes gelb-oranges Licht. Sie riechen frische Erde. Das warme Licht wird kräftiger und mit jedem Einatmen wird auch die gelbe, warme Kraft in Ihnen stärker. Das Leuchten nimmt immer mehr zu, bis es den Bauchraum und schließlich den ganzen Körper durchflutet. Ihr Atem kommt und geht und mit ihm die warme gelb-orange Erdenergie. Ihr Erdelement ist jetzt maximal gestärkt.

- Widmen Sie Ihre Aufmerksamkeit nun wieder dem ruhigen Atemrhythmus. Strecken Sie Ihre Glieder und öffnen Sie die Augen. Spüren Sie nach und kehren Sie langsam wieder in den Alltag zurück.

STÄRKUNG FÜR DAS METALLELEMENT

Dieses Element symbolisiert Klarheit und Struktur, ihm werden Erwachsene in ihrer zweiten Lebenshälfte zugeordnet. Die Energie des Metalls fördert die seelische und körperliche Ausdauer. Ihm entsprechen die Organe Lunge und Dickdarm. Seine Farbe ist Grau.
Der Metalltyp ist sehr diszipliniert und streng, vor allem mit sich selbst, ordentlich und konzentriert. Sein Verstand ist scharf. Er zeichnet sich durch Rechtschaffenheit, Integrität, Ehrenhaftigkeit und Eleganz aus, kann gut Pläne schmieden und organisieren. Die beste Tageszeit für ihn ist der frühe Abend.

- Legen Sie sich entspannt auf den Rücken und schließen Sie die Augen. Atmen Sie ruhig ein und aus. Reiben Sie Ihre Handflächen aneinander, bis sie warm und energiegeladen sind. Legen Sie dann eine Hand auf den Brustkorb, die andere auf den Unterbauch.

- Konzentrieren Sie sich auf Ihren Atem und spüren Sie, wie mit jedem Einatmen Energie in Ihren Körper strömt. Beim Ausatmen verlässt alte verbrauchte Energie Ihren Körper wieder.

- Denken Sie sich das eingeatmete Qi als grau-weißes Licht, das sich seinen Weg durch Ihren Körper bahnt und ihn erfüllt. Grau-weiß strahlende Energie strömt auch durch Ihre Hände in Lunge und Dickdarm, ergießt sich auf der gesamten Hautoberfläche. Sie umhüllt und schützt Sie.

- Stellen Sie sich einen Tag im Spätherbst vor. Sie sitzen an einem beruhigenden Ort, der Ihnen innere Einkehr ermöglicht. Die Luft ist kühl, die Sonne aber noch angenehm warm und von Zeit zu Zeit ziehen Nebelschwaden über die Landschaft. Die Natur ruht sich aus und hat sich zurückgezogen. Wie Sie selbst sammelt sie nach der aktiven Phase des Wachsens neue Kräfte.

- Besinnen Sie sich und kommen Sie zur Ruhe. Das grau-weiße Licht hilft Ihnen zu reflektieren. Halten Sie inne und betrachten Sie die Gegenwart und die Zukunft. Atmen Sie ruhig weiter und machen Sie eine Pause vom Alltag.

- Mit jedem Atemzug nehmen Sie noch mehr neue Kraft in sich auf. Grau-weißes Qi fließt durch Sie hindurch. Ihr gesamter Körper ist jetzt von dem grau-weißen Licht der inneren Ruhe erfüllt und Ihr Metallelement ist maximal gestärkt.

- Verabschieden Sie sich nun von Ihrem Platz der inneren Einkehr und danken Sie ihm. Widmen Sie dann Ihre Aufmerksamkeit wieder dem ruhigen Atemrhythmus, strecken Sie Ihre Glieder und öffnen Sie die Augen. Spüren Sie nach und kehren Sie langsam in den Alltag zurück.

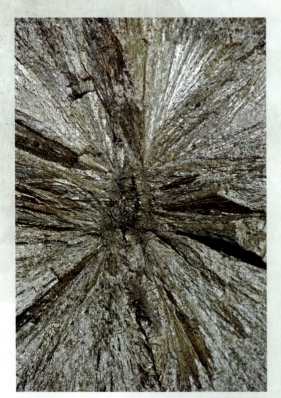

Das Element Metall versinnbildlicht die Zeit der Reife und Ernte. Die ihm zugeordnete Jahreszeit ist der Herbst.

STÄRKUNG FÜR DAS WASSERELEMENT

Das Wasserelement stärkt das spirituelle Wachstum und fördert die innere Reinigungsfähigkeit des Körpers sowie die Qualität der Erholung. Mit ihm wird die Lebensweisheit verbunden, die den Menschen im Alter auszeichnet. Die zugehörigen Organe sind die Nieren und die Blase. Seine Farben sind Schwarz und Blau. Der Wassertyp ruht in sich selbst und ist äußerst gelassen. Die besten Tageszeiten für ihn sind der späte Abend und der frühe Morgen.

- Legen Sie sich entspannt auf den Rücken und schließen Sie die Augen. Atmen Sie ruhig ein und aus. Reiben Sie Ihre Handflächen so lange aneinander, bis sie sich warm anfühlen und energiegeladen sind. Legen Sie dann beide Hände in Höhe der Harnblase auf den Bauch.

- Konzentrieren Sie sich auf Ihren Atem und spüren Sie, wie mit jedem Einatmen Energie in Ihren Körper strömt. Beim Ausatmen verlässt alte, verbrauchte Energie Ihren Körper. Denken Sie sich das eingeatmete Qi als klares blaues Licht, das sich seinen Weg über die Nase erst in die rechte, dann in die linke Niere und in die Harnblase bahnt, bis es nach und nach schließlich den ganzen Körper erfüllt. Auch durch Ihre Hände strömt die Energie direkt in die Harnblase.

- Stellen Sie sich nun vor, Sie sitzen an einem wundervollen Platz am Wasser – am Meer, an einem See oder an einem kleinen Bach. Lauschen Sie den Geräuschen, die das Wasser macht: vielleicht gluckst oder plätschert es. Versuchen Sie, es zu riechen, und betrachten Sie die vielen schillernden Blautöne.

- Spüren Sie, wie die Wasserenergie Ihre Nieren, die Blase und jeden einzelnen Teil Ihres Körpers durchströmt. Sie breitet sich von den Zehen bis zum Schädel und zur Nasenspitze in Ihnen aus. Genießen Sie die reinigende und klärende Kraft, die das Wasser Körper, Geist und Seele schenkt. Ihr gesamter Organismus ist jetzt von klarem blauen Licht erfüllt und Ihr Wasserelement ist maximal gestärkt.

- Hören Sie nochmals auf das Wasser: Vielleicht hat es eine Botschaft für Sie. Öffnen Sie Ihre Ohren und Ihre Seele für das, was es Ihnen zu sagen hat. Blicken Sie nochmals bewusst auf Ihren Wasserplatz, danken Sie ihm und dem Universum und verabschieden Sie sich. Widmen Sie Ihre Aufmerksamkeit nun wieder dem ruhigen Atemrhythmus. Strecken Sie Ihre Glieder und öffnen Sie die Augen. Spüren Sie nach und kehren Sie langsam wieder in den Alltag zurück.

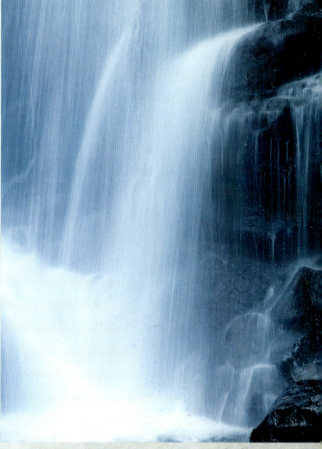

Wie im Leben steht das Wasser auch im Jahreskreis für Ruhe und Regeneration. Seine Zeit ist der Winter.

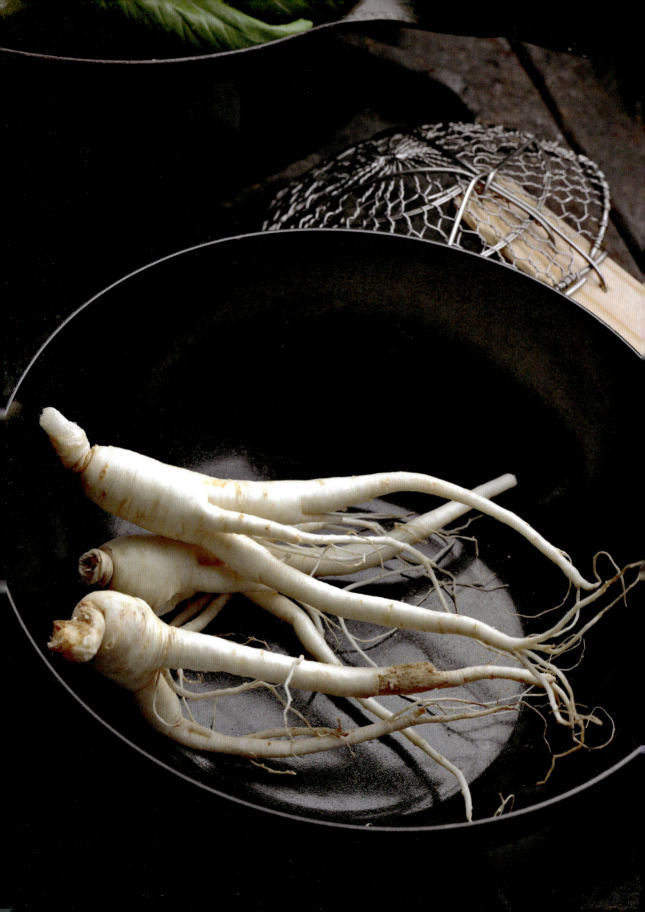

BESCHWERDEN BEHANDELN

AUF DEN FOLGENDEN SEITEN FINDEN SIE BEWÄHRTE BEHANDLUNGS-
METHODEN FÜR HÄUFIG AUFTRETENDE KRANKHEITEN UND BESCHWERDEN.
SIE HELFEN IHNEN DABEI, DAS KÖRPERLICHE UND SEELISCHE ENERGIE-
GLEICHGEWICHT WIEDERHERZUSTELLEN, STÄRKEN DIE ABWEHRKRÄFTE
UND KÖNNEN DAHER EINE THERAPIE HILFREICH UNTERSTÜTZEN.

ATEMSYSTEM

ASTHMA BRONCHIALE

Die chronisch entzündliche Erkrankung der Atemwege ist teils genetisch bedingt, teils wird sie durch Umweltfaktoren wie Nahrungsallergene oder Zigarettenrauch beeinflusst. Bei einem Asthmaanfall ist die Atmung pfeifend und es stellen sich ein ausgeprägter Hustenreiz, ein Engegefühl in der Brust und damit einhergehend Kurzatmigkeit und Luftnot ein.

INNERLICHE ANWENDUNGEN

Der sekundäre Pflanzenstoff Quercetin hemmt Entzündungshormone, die mit Asthma in Verbindung gebracht werden. Essen Sie daher möglichst viel Gemüse, das diesen Stoff enthält. Besonders reich an Quercetin sind beispielsweise rote Zwiebeln und Knoblauch. Aber auch andere Pflanzen enthalten Stoffe, die zur Besserung von Asthma beitragen, zum Beispiel Ingwer, Kurkuma (Gelbwurz), Oregano und Rosmarin. Würzen Sie Ihre Speisen möglichst oft damit. Versuchen Sie außerdem, möglichst fettarm zu essen. Denn zu viel Fett verstärkt die chronische Entzündung der Atemwege. Dasselbe gilt für Zusatz- und Konservierungsstoffe.

Küchenapotheke

Meerrettichpaste: Ein etwa 2 cm großes Stück frischen Meerettich schälen und sehr fein raspeln; Sie brauchen ca. 1,5 EL. Die Raspel mit ein wenig frisch gepresstem Zitronensaft zu einer dicklichen Paste vermengen und diese in ein sauberes Schraubglas füllen. Kauen Sie zwei- bis dreimal täglich ½ TL von dieser Masse.

Walnuss mit Ingwer: Schälen Sie ein kleines Stück Ingwer und kauen Sie dieses mit 2 Walnüssen etwa drei Minuten durch. Schlucken Sie die Paste anschließend herunter. Das Ganze am besten zweimal täglich: abends und morgens.

Zwiebelsaft mit Honig: 3 mittelgroße Zwiebeln schälen und in kleine Stücke schneiden. 1 TL Honig sowie 1 Messerspitze gemahlenen schwarzen Pfeffer dazugeben und die Mischung in ein Schraubglas füllen. Lassen Sie das Ganze über Nacht stehen und nehmen Sie dann mehrmals täglich 1 EL davon ein, bis Sie eine Besserung verspüren. Die Mischung hilft auch bei Husten und verstopften Atemwegen.

Heiltees

Trinken Sie täglich etwa 2–3 Tassen von einem dieser Heiltees. Beachten Sie dabei die Hinweise zur Zubereitung und Dosierung auf Seite 100.
Europäischer Kräutertee: 4 g Efeublätter, 1,5 g Meerträubelblüten, 0,5 g Sonnentaukraut, 4 g Thymian
Chinesischer Kräutertee: 15–25 g Yu Xing Cao (Houttuynia-Kraut), 3–9 g Jie Geng (Ballonblumenwurzel), 1,5–3 g Mu Hu Die (Holzschmetterlingssamen), 3–9 g Qian Hu (Haarstrangwurzel), 1,5–9 g Gan Cao (Ural-Süßholzwurzel)
Ayurvedischer Heiltee: ½ TL Süßholz, ½ TL Ingwer

BEWEGUNG

Bewegung stärkt nicht nur die Muskeln, das Herz und die Knochen, sie trainiert auch die Lunge, die daraufhin weniger empfindlich auf Asthmareize reagiert. Da sich bei abruptem Belastungswechsel die Bronchien verengen können, sollten Sie beim Sport jedoch immer langsam beginnen und das Training ebenso ruhig auch wieder ausklingen lassen. Alternativ können Sie gleich sanfte Bewegungsformen wie Qi Gong und Yoga üben. Wichtig: Weil Asthma immer wieder mit Vitamin-D-Mangel in Verbindung gebracht wird, sollten Sie so oft es geht im Freien üben. Denn unser Körper kann dieses Vitamin nur mithilfe von ausreichend UV-Licht bilden.

Duftendes Qi Gong
Führen Sie regelmäßig folgende Übungen durch:
- Der goldene Drache schwingt seinen Schwanz (siehe Seite 107)
- Die Luft ist erfüllt vom Duft der buddhistischen Pagode (siehe Seite 110)
- Die Ruder bewegen, um das Meer zu überqueren (siehe Seite 115)
- Bodhi-dharma schaukelt das Boot (siehe Seite 117)

Yoga
Wenn Sie ein Vata- oder Kapha-Typ sind, können bestimmte Asanas zur Genesung beitragen. Bevor Sie mit dem Üben beginnen, sollten Sie daher Ihre Konstitution prüfen. Eine entsprechende Tabelle finden Sie auf Seite 49.
Asanas für Vata: Knie zur Brust (siehe Seite 136), Schwamm (siehe Seite 137), Pflug (siehe Seite 138)
Asanas für Kapha: Kobra (siehe Seite 140), Palme (siehe Seite 141), Halbes Rad (siehe Seite 142), Schulterstand (siehe Seite 143)

AKUPRESSUR
Durch die Stimulation der folgenden Akupressurpunkte können Sie Ihr Qi selbst ausgleichen und so einige Beschwerden wirksam behandeln. Bitte beachten Sie hierzu die Hinweise auf Seite 88–93.
B 12 – Das Tor des Windes oder Fengmen: zwischen dem zweiten und dritten Brustwirbel, rechts neben der Wirbelsäule
B 13 – Transportpunkt zur Lunge oder Feishu: zwischen dem dritten und vierten Brustwirbel, rechts neben der Wirbelsäule
KG 21 – Der Hauptstern oder Xuangji: oberhalb des Brustbeins
LU 9 – Tiefer Abgrund oder Taiyuan: am Ende der Speiche im Übergang zur Handgelenksfurche

CHAKRA-AKTIVIERUNG
Wenn Sie an Asthma leiden, weist dies auf eine dauerhafte Schwäche des Herzchakras hin. Ergreifen Sie möglichst viele Maßnahmen, die dieses Chakra anregen (siehe ab Seite 66).

ARZNEIMITTEL
Ginseng *(Panax ginseng)*: Tonikum, Abkochung, Pulver, Pillen und Wurzel (innerlich). Vorsicht: Die Einnahme kann zum Anstieg des Blutdrucks sowie zu Schlaflosigkeit führen.
Huflattich *(Tussilago farfara)*: Abkochung, Pulver und Pillen (innerlich)
Mandel *(Prunus dulcis syn. amygdalus)*: Tee (innerlich), Öl und Paste (äußerlich)
Bitte nehmen Sie die empfohlenen Arzneistoffe nicht eigenmächtig ein, sondern sprechen Sie vor der Anwendung mit Ihrem Arzt oder Heilpraktiker. Mehr Informationen finden Sie auf Seite 96.

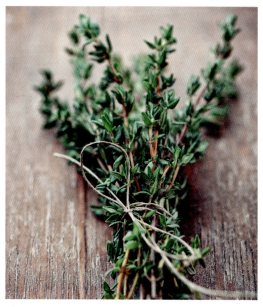

Thymian löst Schleim, erleichtert das Abhusten, wirkt entkrampfend sowie desinfizierend und tötet Bakterien.

BRONCHITIS

Bei einer Bronchitis ist die Bronchialschleimhaut akut oder chronisch entzündet. Typische Symptome dafür sind quälender Husten mit Auswurf, eine erhöhte Schleimproduktion, Fieber, Heiserkeit und mitunter Gliederschmerzen. Eine akute Bronchitis kann in eine Lungenentzündung übergehen und entwickelt sich häufig auch zu einer chronischen Erkrankung.

INNERLICHE ANWENDUNGEN

Während einer Bronchitis sollten Sie Milchprodukte und möglichst auch alle Genussgifte wie Nikotin, Koffein, Zucker und Alkohol meiden. Trinken Sie viel reines Wasser oder Kräutertee und greifen Sie bevorzugt zu frischer, basischer Kost.

Küchenapotheke

Möhren-Rettich-Saft: Vermengen Sie 11 Teile Möhrensaft mit 5 Teilen Rettichsaft und trinken Sie täglich ½ Liter davon. Am besten bereiten Sie den Saft jeden Tag frisch im Entsafter zu.

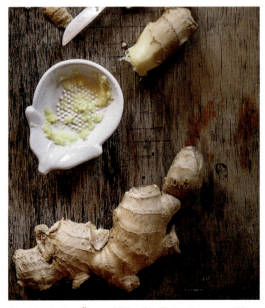

Die ätherischen Öle und Scharfstoffe des Ingwers wirken antibiotisch und stärken das Immunsystem.

Ingwer-Bohnen-Suppe: 120 g frischen Ingwer schälen und raspeln. 30 g schwarze Bohnen (aus der Dose) in einem Sieb unter kaltem Wasser abspülen und abtropfen lassen. Bohnen und Ingwer mit etwas Öl in eine heiße Pfanne geben und Farbe annehmen lassen. 2 Tassen Wasser zufügen und alles bei mittlerer Hitze etwa auf die Hälfte einkochen. Vom Herd nehmen. Die Suppe ist schweißtreibend und löst Hustensekret. Am besten essen Sie sie vor dem Schlafengehen.

Birnen-Ingwer-Trunk: 3 reife Birnen schälen und würfeln. 5 g Lauch waschen und in feine Ringe schneiden. 10 g frischen Ingwer schälen und sehr fein hacken oder reiben. Alles in einer Schale vermengen und ¼ Liter 70-prozentigen Alkohol (aus der Apotheke) hinzufügen. Die Mischung abgedeckt an einem dunklen Ort fünf Tage ziehen lassen. Trinken Sie täglich morgens auf nüchternen Magen oder vor dem Schlafengehen ein Schnapsglas davon.

Heiltees

Trinken Sie täglich etwa 2–3 Tassen von einem dieser Heiltees. Beachten Sie dabei die Hinweise zur Zubereitung und Dosierung auf Seite 100.
Europäischer Kräutertee: 2 g Minzblätter, 1 g Efeublätter, 3 g Seifenwurzel, 2 g Süßholzwurzel, 2 g Schafgarbenkraut
Chinesischer Kräutertee: 4,5–9 g Zhe Bei Mu (Zhejiang-Fritillaria-Zwiebel), 4,5–9 g Zhu Ru (Bambusrohrstreifen), 9–15 g Fu Ling (Kiefernschwamm), 1,5–9 g Gan Cao (Ural-Süßholzwurzel)
Ayurvedischer Heiltee: ½ TL frische geriebene Orangenschale, ½ TL Ingwer

BEWEGUNG

Bei einer akuten Bronchitis ist Sport absolut tabu, da er zu schwerwiegenden Komplikationen führen kann (Herzmuskelentzündung, Lungen- oder Nierenschäden). Etwas anderes ist es, wenn Sie unter einer chronischen Bronchitis oder einer chronisch obstruktiven Lungenerkrankung (COPD) leiden. Hier zählt gezielte Bewegung zu den wichtigsten Selbsthilfemaßnahmen – vorausgesetzt, die Bewegungstherapie ist optimal auf Ihre Einschränkung abgestimmt. Ideal ist auch sanftes Qi Gong und Yoga – am besten an der frischen Luft.

Duftendes Qi Gong
Führen Sie regelmäßig folgende Übungen durch:
- Der goldene Drachen schwingt seinen Schwanz (siehe Seite 107)
- Himmel und Erde nach links drehen (siehe Seite 114)

Yoga
Wenn Sie ein Kapha-Typ sind, können bestimmte Asanas zur Genesung beitragen. Bevor Sie mit dem Üben beginnen, sollten Sie daher Ihre Konstitution prüfen (siehe Tabelle Seite 49).
Asanas für Kapha: Vorwärtsbeuge (siehe Seite 132), Pflug (siehe Seite 138), Halbes Rad (siehe Seite 142).

AKUPRESSUR

Durch die Stimulation der folgenden Akupressurpunkte können Sie den Fluss des Qi selbst regulieren und so einige Symptome wirksam behandeln. Bitte beachten Sie hierzu die Hinweise auf Seite 88–93.
DI 4 – Das geschlossene Tal oder Hegu: zwischen Zeigefinger und Daumen, am Ende der Daumenfalte
DI 11 – Der gebogene Graben oder Quchi: bei gebeugtem Ellbogen am Ende der äußeren Beugefalte
G 20 – Windteich oder Fengchi: Vier Finger breit hinter den Ohrläppchen befindet sich hinter dem Knochenvorsprung eine kleine Vertiefung. Drücken Sie diese auf beiden Seiten gleichzeitig eine Minute.
LG 14 – Großer Wirbel oder Dazhui: zwischen dem siebten Hals- und dem ersten Brustwirbel, in der Region des Lenkergefäßes
LU 7 – Der Fehler in der Reihe oder Lieque: vom daumenseitigen Ende der Handgelenksquerfalten 1,5 Daumen breit weiter

CHAKRA-AKTIVIERUNG

Bronchitis weist auf eine dauerhafte Schwäche des Herzchakras hin. Ergreifen Sie möglichst viele Maßnahmen, um dieses anzuregen (siehe ab Seite 66).

ARZNEIMITTEL

Granatapfel *(Punica granatum L.)*: frische Frucht und Pulver (innerlich). Vorsicht: Bei Überdosierung können Durchfall und Schwindel auftreten.
Huflattich *(Tussilago farfara)*: Abkochung, Pulver und Pillen (innerlich)
Orange *(Citrus sinensis)*: unbehandelte Schale und Öl (äußerlich)

Bitte nehmen Sie die empfohlenen Arzneistoffe nicht eigenmächtig ein, sondern sprechen Sie vor der Anwendung mit Ihrem Arzt oder Heilpraktiker. Mehr Informationen finden Sie auf Seite 96.

ERKÄLTUNG, GRIPPALER INFEKT

Ein akuter Infekt der Schleimhaut von Nase, Hals und Bronchien wird umgangssprachlich als Erkältung oder grippaler Infekt bezeichnet. Er wird typischerweise begleitet von Schnupfen, Halsschmerzen, Heiserkeit, Husten sowie einem Gefühl der Abgeschlagenheit. Darüber hinaus können erhöhte Temperatur, Frösteln sowie Glieder- und Kopfschmerzen auftreten.

INNERLICHE ANWENDUNGEN

Um die Krankheitserreger unschädlich zu machen, benötigt Ihr Körper jetzt viel Kraft. Versorgen Sie ihn vor allem mit reichlich Vitamin C. Neben Salaten und frischem Obst sollten jetzt außerdem heiße Gemüse- oder Hühnerbrühe auf Ihrem Speiseplan stehen.

Küchenapotheke
Ingwer-Dampf-Inhalation: Kochen Sie 1 TL Ingwerpulver mit 1 Liter Wasser auf und inhalieren Sie anschließend die wohltuenden Dämpfe.
Knoblauch mit Honigmelone: Das Fruchtfleisch von ½ Honigmelone in kleine Stücke schneiden. 1 Apfel waschen und vierteln. Dabei das Kerngehäuse herausschneiden. Das Fruchtfleisch klein schneiden. 2 Hagebutten waschen und würfeln. 4 Knoblauchzehen und 15 g frischen Ingwer schälen und fein hacken. Alles mit wenig Wasser bei mittlerer Hitze etwa 30 Minuten dünsten. Nehmen Sie über den Tag verteilt immer wieder 1 EL von dieser Mischung zu sich.
Zitronenpüree: 1 unbehandelte Zitrone waschen, in grobe Stücke schneiden, mitsamt den Kernen und der Schale in ein hohes Gefäß geben und pürieren. Nach und nach etwa 1 Tasse Wasser zufügen. Trinken Sie das Püree in kleinen Schlucken.

Heiltees

Trinken Sie täglich etwa 2–3 Tassen von einem dieser Heiltees. Bitte beachten Sie dabei die Hinweise zur Zubereitung und Dosierung auf Seite 100.
Europäischer Kräutertee: 1,5 g Holunderblüten, 1,5 g Primelwurzel, 1 g Brennnesselkraut, 2 g Spitzwegerichkraut, 2 g Weidenrinde, 2 g Schafgarbenkraut
Chinesischer Kräutertee: 3–9 g Qiang Huo (Notopterygium-Wurzel), 9–15 g Ban Lan Gen (Färberweidwurzel), 6–9 g Chuan Xin Lian (Andrographis-Kraut)

BEWEGUNG

Auch wenn Sie sich bei einem grippalen Infekt prinzipiell eher schonen sollten, heißt das nicht, dass Sie den ganzen Tag im Bett verbringen müssen. Leichte Bewegung ist wichtig, am besten an der frischen Luft. Sie können zm Beispiel langsam spazieren gehen. Überanstrengen Sie sich aber keinesfalls, damit die Viren nicht auf den Herzmuskel oder die Herzklappen übergreifen. Das ist gefährlich.

Duftendes Qi Gong

Führen Sie regelmäßig die Übung »Das Rad des Dharma dreht sich immer« aus (siehe Seite 116).

AKUPRESSUR

Siehe Husten (Seite 169) und Nasennebenhöhlenentzündung (Seite 171 f.).

ARZNEIMITTEL

Ackerminze (*Mentha var. Arvensis, Mentha haplocalyx.*): Tee (innerlich), Abkochung (innerlich/äußerlich), Brei (äußerlich). Vorsicht: Menthol kann bei einer entsprechenden Veranlagung allergische Reaktionen hervorrufen.
Dill (*Anethum graveolens*): Abkochung und Pillen (innerlich), Pulver und Öl (innerlich/äußerlich)
Ingwer (*Zingiber officinale*): Presssaft, gekochte Pflanze und Abkochung aus getrockneten Wurzeln (innerlich), Brei (innerlich/äußerlich)
Bitte nehmen Sie die empfohlenen Arzneistoffe nicht eigenmächtig ein, sondern sprechen Sie vor der Anwendung mit Ihrem Arzt oder Heilpraktiker. Mehr Informationen finden Sie auf Seite 96.

FIEBER

Ein Anstieg der Körpertemperatur auf über 37,5 °C ist eine natürliche Reaktion des Körpers auf eine Infektion und kann durch Entzündungen jeder Art hervorgerufen werden. Mit am häufigsten wird Fieber durch eine Schleimhautentzündung bei Atemwegsbeschwerden verursacht. Fieber wird oft begleitet von Symptomen wie Schüttelfrost, schnellem Puls, beschleunigter Atmung, vermehrtem Durst, Appetitlosigkeit, Kopf- und Gliederschmerzen sowie Schweißausbrüchen.

INNERLICHE ANWENDUNGEN

Bei Fieber empfehlen sich generell kühlende Nahrungsmittel wie Schwarze Johannisbeeren, Holunderbeeren, Melone, Zitronen, Chinakohl, Gurke, Stangensellerie oder Zucchini. Meiden Sie hingegen Fleisch, da Eiweiß die Wärmeproduktion stimuliert.

Küchenapotheke

Löwenzahnsalat: Richten Sie etwas Löwenzahnsalat mit 2 Zehen frisch gehacktem Knoblauch an und träufeln Sie ein wenig Sesamöl darüber.
Vitamin C: Nehmen Sie reichlich Vitamin C zu sich. Die besten Lieferanten sind Gemüse wie Blumenkohl, Brokkoli, Grünkohl, Kartoffeln, Kohlrabi, Mangold, Meerrettich, Rettich, Rosenkohl, Spinat, Tomate, Weißkohl und Wirsing, aber auch Obst wie Äpfel, Bananen, Brombeeren, Erdbeeren, Grapefruit, Guaven, Heidelbeeren, Himbeeren, Kirschen, Kiwis, Mandarinen, Mangos, Orangen, Papayas, Pfirsiche, Rote Johannisbeeren, Sanddorn, Stachelbeeren und Zitronen.

Heiltees

Trinken Sie täglich etwa 2–3 Tassen von einem dieser Heiltees. Beachten Sie dabei die Hinweise zur Zubereitung und Dosierung auf Seite 100.
Europäischer Kräutertee: 1,5 g Lindenblüten, 1,5 g Weidenrinde, 2 g Spitzwegerichkraut, 1 g Holunderblüten, 3 g Thymiankraut, 1 g Schafgarbenkraut
Chinesischer Kräutertee: 9–15 g Ban Lan Gen (Färberwaidwurzel), 3–9 g Jie Geng (Ballonblumenwurzel), 4,5–9 g Ju Hua (Chrysanthemenblüten), 6–15 g Jin Yin Hua (Geißblattblüten)

Ayurvedischer Heiltee: ½ EL gehackter Ingwer, 2 Pfefferkörner, 5 Blätter frisches Basilikum, ¼ TL Kardamon

ÄUSSERLICHE ANWENDUNGEN

Zur lokalen Behandlung empfiehlt sich ein **Zwiebelwickel:** 1–2 rohe Zwiebeln schälen, in feine Scheiben schneiden, in ein Baumwolltuch wickeln und dieses entweder auf die Stirn oder den Bauch legen. Bei Bedarf mehrmals täglich wiederholen.

AKUPRESSUR

Durch die Stimulation der folgenden Akupressurpunkte können Sie den Fluss des Qi selbst regulieren und so einige Symptome wirksam behandeln. Bitte beachten Sie hierzu die Hinweise auf Seite 88–93.
DI 4 – Das geschlossene Tal oder Hegu: zwischen Zeigefinger und Daumen, am Ende der Daumenfalte
DI 11 – Der gebogene Graben oder Quchi: bei rechtwinklig gebeugtem Ellbogen am Ende der äußeren Beugefalte
G 20 – Windteich oder Fengchi: Vier Finger breit hinter den Ohrläppchen befindet sich hinter dem Knochenvorsprung eine kleine Vertiefung.
LG 14 – Großer Wirbel oder Dazhui: zwischen dem siebten Halswirbel und dem ersten Brustwirbel, in der Region des Lenkergefäßes

ARZNEIMITTEL

Chrysantheme *(Chrysanthemum indicum)*: Tee, Abkochung und getrocknete Blüten (innerlich), Brei und frischer Saft (äußerlich). Vorsicht: bei entsprechender Veranlagung können allergische Reaktionen auftreten.
Geißblatt, japanisches *(Lonicera japonica var. sinensis)*: Abkochung (innerlich/äußerlich), Pulver (äußerlich). Vorsicht: Eine erhöhte Einnahme kann zu Magenschmerzen und Schlafstörungen führen.
Majoran *(Origanum majorana L.)*: Pulver und Saft (innerlich). Vorsicht: Zu viel kann Übelkeit, Schwindel und Kreislaufprobleme hervorrufen.
Bitte nehmen Sie die empfohlenen Arzneistoffe nicht eigenmächtig ein, sondern sprechen Sie vor der Anwendung mit Ihrem Arzt oder Heilpraktiker. Mehr Informationen finden Sie auf Seite 96.

HALS- UND RACHENENTZÜNDUNG

Die Entzündung wird in den meisten Fällen durch Viren verursacht, auf der vorgeschädigten Schleimhaut können sich dann Bakterien ansammeln. In selteneren Fällen sind diese auch von Anfang an für die Entzündung verantwortlich. Zunächst macht sich die Entzündung durch ein trockenes Gefühl und Kratzen im Hals bemerkbar. Später kommen Beschwerden beim Schlucken, Halsweh und Schmerzen beim Sprechen dazu. Auch ein geröteter Rachen sowie gelegentliche Atembeschwerden aufgrund der geschwollenen Schleimhäute in Kehlkopf und Luftröhre sind typisch.

INNERLICHE ANWENDUNGEN

Es gibt Pflanzenstoffe, die die Beschwerden effektiv lindern können. Salbei beispielsweise wirkt desinfizierend und beruhigt gleichzeitig die Schleimhäute. Kurkuma (Gelbwurz) gilt als entzündungshemmend und Möhren haben eine antiseptische Wirkung. Um die Keime wegzuspülen und ihre Anzahl im Rachen zu reduzieren, sollten Sie außerdem unbedingt viel trinken.

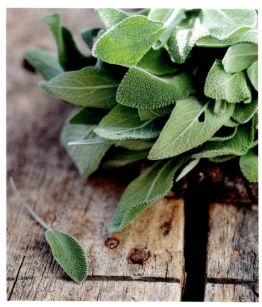

Salbei tötet Keime, hemmt Entzündungen und wirkt reizlindernd – als Tee, Gurgellösung oder Lutschpastille.

Küchenapotheke

Kurkuma und Salz: Rühren Sie ¼ TL Kurkumapulver und 1 Messerspitze Salz in ein Glas heißes Wasser und gurgeln Sie damit mehrmals täglich. Das lindert die Halsschmerzen.

Zuckererbsen mit Möhren: 1 Handvoll Zuckererbsen und 2 Möhren waschen, putzen und in kleine Stücke schneiden. Bei geringer Hitze nacheinander in etwas Olivenöl bissfest anbraten. Essen Sie das Gemüse möglichst oft, am besten in Kombination mit Trauben und Litschis.

Fenchel-Ginseng-Abkochung: Kochen Sie 5 g getrocknete Fenchelsamen und 2 g Ginseng fünf Minuten in ¼ Liter Wasser. Trinken Sie den heißen Sud in kleinen Schlucken. Wiederholen Sie die Anwendung am besten mehrmals täglich.

Heiltees

Trinken Sie täglich etwa 2–3 Tassen von einem dieser Heiltees. Beachten Sie dabei die Hinweise zur Zubereitung und Dosierung auf Seite 100.

Europäischer Kräutertee: 3 g Salbeiblätter, 2 g Schlüsselblumenwurzel, 1,5 g Malvenblüten, 2 g Kamillenblüten, 1,5 g Bibernellwurzel

Chinesischer Kräutertee: 6–12 g Mai Dong (Schlangenbartwurzel), 6–15 g Jin Yin Hua (Geißblattblüten), 3–9 g She Gan (Leopardenblumen-Wurzelstock)

Ayurvedischer Heiltee: 1 TL frische getrocknete Salbeiblätter

BEWEGUNG

Bei einer Hals- oder Rachenentzündung sollten Sie anstrengendes Training unbedingt vermeiden und je nach Schwere der Erkrankung erst wieder mit dem Sport beginnen, nachdem die Symptome abgeklungen sind, eventuell sogar erst nach einer längeren Pause. Anderenfalls riskieren Sie, dass der Infekt besonders heftig ausbricht beziehungsweise auf das Herz übergreift. Moderate Bewegung wie beim Qi Gong oder Yoga hingegen ist durchaus förderlich.

Duftendes Qi Gong

Führen Sie regelmäßig die Übung »Das Rad des Dharma dreht sich immer« aus (siehe Seite 116).

Yoga

Wenn Sie ein Kapha-Typ sind, können bestimmte Asanas zur Genesung beitragen. Bevor Sie mit dem Üben beginnen, sollten Sie daher Ihre Konstitution prüfen (siehe Tabelle Seite 49).

Asanas für Kapha: Löwe (siehe Seite 135), Schulterstand (siehe Seite 143)

AKUPRESSUR

Durch die Stimulation der folgenden Akupressurpunkte können Sie den Fluss des Qi selbst regulieren und so einige Symptome wirksam behandeln. Bitte beachten Sie hierzu die Hinweise auf Seite 88–93.

DI 4 – Das geschlossene Tal oder Hegu: zwischen Zeigefinger und Daumen, am Ende der Daumenfalte

DI 11 – Der gebogene Graben oder Quchi: bei rechtwinklig gebeugtem Ellbogen am Ende der äußeren Beugefalte

G 20 – Windteich oder Fengchi: Vier Finger breit hinter den Ohrläppchen befindet sich hinter dem Knochenvorsprung eine kleine Vertiefung.

LG 14 – Großer Wirbel oder Dazhui: zwischen dem siebten Halswirbel und dem ersten Brustwirbel, in der Region des Lenkergefäßes

CHAKRA-AKTIVIERUNG

Wenn Sie an einer Hals- oder Rachenentzündung leiden, weist dies auf eine dauerhafte Schwäche des Kehlchakras hin. Ergreifen Sie Maßnahmen, die dieses Chakra anregen (siehe ab Seite 69).

ARZNEIMITTEL

Ackerminze (*Mentha var. Arvensis, Mentha haplocalyx.*): Tee (innerlich), Abkochung (innerlich/äußerlich), Brei (äußerlich). Vorsicht: bei entsprechender Veranlagung können allergische Reaktionen auf Menthol auftreten.

Winterzwiebel (*Allium fistulosum*): Abkochung (innerlich), Brei (innerlich/äußerlich). Vorsicht: Kann Hautreizungen und Blähungen hervorrufen.

Bitte nehmen Sie die empfohlenen Arzneistoffe nicht eigenmächtig ein, sondern sprechen Sie vor der Anwendung mit Ihrem Arzt oder Heilpraktiker. Mehr Informationen finden Sie auf Seite 96.

HUSTEN

Husten wird durch unterschiedliche Krankheiten verursacht. Wenn er mit Auswurf einhergeht, handelt es sich meist um den sogenannten Bronchialhusten mit vermehrter Schleimbildung. Der anfallartige Reizhusten dagegen ist trocken.

INNERLICHE ANWENDUNGEN

Die »grüne« Apotheke kennt einige Pflanzen gegen Husten. Thymian zum Beispiel wirkt schleimlösend, fördert den Auswurf und stärkt den Körper. Nelken bekämpfen Bakterien und frische Ananas kräftigt das Immunsystem.

Küchenapotheke

Nelke und Kandiszucker: Lutschen Sie eine Nelke und ein Stück Kandiszucker.
Ananas: Schneiden Sie eine reife Ananas in kleine Stücke und kauen Sie diese gut durch. Schlucken Sie den dadurch freigesetzten Saft und spucken Sie die festen Bestandteile aus.
Bananenbrei: 400 g reife Bananen schälen und mit einer Gabel zu einer homogenen Masse zerdrücken. 100 g Honig mit einem Glas Wasser bei niedriger Temperatur etwa 2 Minuten kochen. Anschließend die zerdrückten Bananen unterrühren. Nach und nach ½ Liter Milch dazugeben und den Brei etwa 10 Minuten bei geringer Hitze kochen lassen. Ab und zu umrühren. Warm essen.

Heiltees

Trinken Sie täglich etwa 2–3 Tassen von einem dieser Heiltees. Bitte beachten Sie dabei die Hinweise zur Zubereitung und Dosierung auf Seite 100.
Europäischer Kräutertee: 2 g Eibischwurzel, 2 g Salbeiblätter, 2 g Thymiankraut, 2 g Holunderblüten, 1 g Sonnentaukraut, 1 g Primelwurzel
Chinesischer Kräutertee: 6–9 g Gan Cao (Ural-Süßholzwurzel), 6–12 g Mai Dong (Schlangenbartwurzel), 1,5–3 g Mu Hu Die (Holzschmetterlingsamen), 4,5–9 g Zhe Bei Mu (Zhejiang-Fritillaria-Zwiebel), 3–9 g Bai Bu (Stemona-Wurzel), 3–9 g Jie Geng (Ballonblumenwurzel)
Ayurvedischer Heiltee: 1 Messerspitze Nelkenpulver, 1 Messerspitze Zimtpulver, ½ TL Ingwerpulver

BEWEGUNG

Vermeiden Sie jede körperliche Anstrengung, vor allem wenn der Husten im Rahmen eines grippalen Infekts auftritt. Moderate Bewegung an der frischen Luft tut dagegen sehr gut, beispielsweise langsames Spazierengehen.

Duftendes Qi Gong

Führen Sie regelmäßig die Übung »Das Rad des Dharma dreht sich immer« aus (siehe Seite 116).

AKUPRESSUR

Durch die Stimulation der folgenden Akupressurpunkte können Sie den Fluss des Qi selbst regulieren und so einige Symptome wirksam behandeln. Bitte beachten Sie hierzu die Hinweise auf Seite 88–93.
DI 4 – Das geschlossene Tal oder Hegu: zwischen Zeigefinger und Daumen, am Ende der Daumenfalte
DI 11 – Der gebogene Graben oder Quchi: bei rechtwinklig gebeugtem Ellbogen am Ende der äußeren Beugefalte

CHAKRA-AKTIVIERUNG

Wenn Sie an Husten leiden, weist dies auf eine dauerhafte Schwäche des Herzchakras hin. Ergreifen Sie möglichst viele Maßnahmen, die dieses Chakra anregen (siehe ab Seite 66).

ARZNEIMITTEL

Gartenbalsamie (*Impatiens balsamia*): Abkochung und Pulver (innerlich), Brei (äußerlich). Vorsicht: Um Zahnschäden zu vermeiden, empfiehlt sich nach der Einnahme eine Mundspülung.
Huflattich (*Tussilago farfara*): Abkochung, Pulver und Pillen (innerlich)
Mandel (*Prunus dulcis syn. amygdalus*): Tee (innerlich), Öl und Paste (äußerlich)
Bitte nehmen Sie die empfohlenen Arzneistoffe nicht eigenmächtig ein, sondern sprechen Sie vor der Anwendung mit Ihrem Arzt oder Heilpraktiker. Mehr Informationen finden Sie auf Seite 96.

MANDELENTZÜNDUNG

Typische Symptome für die schmerzhafte Entzündung der Gaumenmandeln sind Halsschmerzen, Beschwerden beim Schlucken, Fieber, Kopfschmerzen, allgemeine Abgeschlagenheit, geschwollene Lymphknoten im Halsbereich sowie geschwollene und gerötete Gaumenmandeln mit weißlich-gelbem Belag. Eine leichte Entzündung können Sie selbst behandeln. Bei länger anhaltenden Beschwerden und eitrigen Mandeln sollte jedoch ein Arzt hinzugezogen werden.

INNERLICHE ANWENDUNGEN

Um die Mandeln nicht noch zusätzlich zu reizen, sollten Sie vorwiegend weiche und kühle Nahrungsmittel zu sich nehmen und auf starke Gewürze sowie Säurehaltiges verzichten. Trinken Sie viel, vor allem die empfohlenen Heiltees. Sie lindern die Entzündung.

Küchenapotheke

Wassermelone-Birne-Kamille: 200 g Wassermelone mitsamt der gewaschenen Schale in große Würfel schneiden. 1 Birne waschen und ebenfalls grob würfeln. Die Fruchtstücke mit 5 Kamillenblüten im Mixer pürieren. Trinken Sie diesen Saft über den Tag verteilt in kleinen Schlucken.

Pfefferminz-Spargel-Sud: 5 Stangen Spargel und 2 TL Pfefferminze mit ½ Liter Wasser etwa 10 Minuten bei mittlerer Hitze kochen. Den Sud abseihen und über den Tag verteilt in kleinen Schlucken trinken. Bei Bedarf mit ein wenig Honig süßen.

Heiltees

Trinken Sie täglich etwa 2–3 Tassen von einem dieser Heiltees. Beachten Sie dabei die Hinweise zur Zubereitung und Dosierung auf Seite 100.

Europäischer Kräutertee: 2 g Kamillenblüten, 2 g Salbeiblätter, 2 g Blutwurzel, 2 g Bibernellwurzel, 2 g Malvenblüten

Chinesischer Kräutertee: 6–12 g Mai Dong (Schlangenbartwurzel), 3–9 g Jin Yin Hua (Geißblattblüten), 3–9 g She Gan (Leopardenblumen-Wurzelstock), 3–9 g Gan Cao (Ural-Süßholzwurzel), 3–9 g Fa Ban Xia (Pinellia-Knollen, vorbehandelt)

ÄUSSERLICHE ANWENDUNGEN

Zur lokalen Behandlung empfiehlt sich ein **Grüner-Tee-Wickel**: 2 TL Grüntee mit 3 gehackten Oliven vermengen, ½ Liter siedend heißes Wasser aufgießen und alles 15 Minuten ziehen lassen. Ein Baumwolltuch in den Sud tauchen, auswringen und um den Hals legen. Einen Schal darumwickeln und 30 Minuten ruhen. Zwei- bis dreimal am Tag wiederholen.

BEWEGUNG

Vermeiden Sie unbedingt anstrengendes Training, bis die Symptome abgeklungen sind. Eventuell ist sogar eine längere Pause nötig. Moderate Bewegung hingegen ist durchaus förderlich. Besonders geeignet ist das Duftende Qi Gong (siehe ab Seite 106).

Duftendes Qi Gong

Führen Sie vor allem regelmäßig die Übung »Das Rad des Dharma dreht sich immer« aus (siehe Seite 116).

AKUPRESSUR

Durch die Stimulation der folgenden Akupressurpunkte können Sie den Fluss des Qi selbst regulieren und so einige Symptome wirksam behandeln. Bitte beachten Sie hierzu die Hinweise auf Seite 88–93.

DI 4 – Das geschlossene Tal oder Hegu: zwischen Zeigefinger und Daumen, am Ende der Daumenfalte

DI 11 – Der gebogene Graben oder Quchi: bei rechtwinkliger Beugung des Ellbogengelenks am Ende der äußeren Beugefalte

LU 7 – Der Fehler in der Reihe oder Lieque: vom daumenseitigen Ende der Handgelenksquerfalten 1,5 Daumen breit weiter

G 20 – Windteich oder Fengchi: Vier Finger breit hinter den Ohrläppchen befindet sich hinter dem Knochenvorsprung eine kleine Vertiefung.

LG 14 – Großer Wirbel oder Dazhui: zwischen dem siebten Hals- und dem ersten Brustwirbel, in der Region des Lenkergefäßes

CHAKRA-AKTIVIERUNG

Eine Mandelentzündung weist auf eine dauerhafte Schwäche des Kehlchakras hin. Ergreifen Sie Maßnahmen, die dieses Chakra anregen (siehe ab Seite 69).

NASENNEBENHÖHLENENTZÜNDUNG

Bei einer Nasennebenhöhlenentzündung (Sinusitis) bleibt es nicht bei angeschwollenen Nasenschleimhäuten und einer verstopften Nase. Die Betroffenen leiden unter starken Kopfschmerzen und haben im ganzen Gesicht Schmerzen. Stark werden die Beschwerden, wenn man sich vornüberbeugt. Das Nasensekret ist eitrig, häufig treten Fieber und Abgeschlagenheit auf. Meist geht der Entzündung ein »harmloser« Schnupfen voraus. Beherzigen Sie schon bei den ersten Anzeichen die Tipps ab Seite 172.

INNERLICHE ANWENDUNGEN

Viele Heilkräuter haben einen positiven Effekt auf die Entzündung. Thymian zum Beispiel ist ein natürliches Antibiotikum und befreit die Atemwege. Kamille und Salbei wirken entzündungshemmend. Ingwer stärkt die Abwehrkräfte und bekämpft Bakterien.

Küchenapotheke
Kalmuswurzelpulver: Schnupfen Sie eine Fingerspitze Kalmuswurzelpulver. Sie können das Pulver auch mit etwas Öl mischen und die Nase mit dem Mix spülen.

Heiltees
Trinken Sie täglich etwa 2–3 Tassen von einem dieser Heiltees. Bitte beachten Sie dabei die Hinweise zur Zubereitung und Dosierung auf Seite 100.
Europäischer Kräutertee: 3 g Thymiankraut, 2 g Salbeiblätter, 1 g Eukalyptusblätter, 2 g Primelblüten
Chinesischer Kräutertee: 4,5–9 g Ju Hua (Chrysanthemenblüten), 2–5 g Huang Lian (Goldfadenwurzelstock), 6–9 g Dan Zhu Ye (Grazile Bambusblätter), 6–15 g Jin Yin Hua (Geißblattblüten), 3–9 g Huang Qin (Baikal-Helmkrautwurzel)
Ayurvedischer Heiltee: ¼ TL gepulverte Primelwurzel

ÄUSSERLICHE ANWENDUNGEN
Zur lokalen Behandlung empfehlen sich:
Ingwerbrei: 2–3 gehäufte TL Ingwerpulver in einer Schüssel mit ¼ Liter kochendem Wasser aufgießen. Lassen Sie das Ganze ein wenig abkühlen und geben Sie dann den Brei auf die betroffene Stelle.

Thymian-Kamille-Lavendel-Kopfdampfbad: 3 Zweige frischen Thymian (oder 1 TL getrockneten Thymian) sowie jeweils 1 TL Kamillen- und Lavendelblüten (frisch oder getrocknet) mit 1 Liter Wasser aufkochen.
Geben Sie den Wasserauszug mitsamt den Kräutern in eine große Schüssel, beugen Sie sich darüber, legen Sie ein großes Handtuch über den Kopf und atmen Sie die wohltuenden Dämpfe tief ein. Wenn der Sud am Anfang noch zu heiß ist, das Handtuch zwischendurch kurz lüften.

BEWEGUNG
Bei einer Nasennebenhöhlenentzündung verursacht meist jede Bewegung Schmerzen. Wenn Sie sich dazu in der Lage fühlen, sollten Sie dennoch die folgenden Yoga-Asanas durchführen. Sie tragen dazu bei, die Erkrankung zu heilen.

Yoga
Wenn Sie ein Kapha-Typ sind, können bestimmte Asanas zur Genesung beitragen. Bevor Sie mit dem

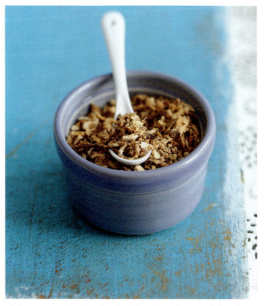

Kalmuswurzel wirkt abschwellend und sorgt dafür, dass Sekret besser abfließen kann.

Üben beginnen, sollten Sie jedoch Ihre Konstitution prüfen. Eine entsprechende Tabelle finden Sie auf Seite 49.
Asanas für Kapha: Streckstellung (siehe Seite 131, bei Nebenhöhlen-Kopfschmerzen), Löwe (siehe Seite 135), Pflug (siehe Seite 138)

AKUPRESSUR

Durch die Stimulation der folgenden Akupressurpunkte können Sie den Fluss des Qi selbst regulieren und so einige Symptome wirksam behandeln. Bitte beachten Sie hierzu die Hinweise auf Seite 88–93.
DI 4 – Das geschlossene Tal oder Hegu: zwischen Zeigefinger und Daumen, am Ende der Daumenfalte
DI 11 – Der gebogene Graben oder Quchi: bei rechtwinkliger Beugung des Ellbogengelenks am Ende der äußeren Beugefalte
DI 20 – Den Geruch willkommen heißen oder Yingxiang: in der Falte zwischen Nasenflügel und Oberlippe
Kneten Sie außerdem mindestens eine halbe Minute lang gleichzeitig die beiden Punkte in der Ecke der Nasenflügel über dem Mundwinkel mit den Spitzen der Zeigefinger.

CHAKRA-AKTIVIERUNG

Wenn Sie an einer Nasennebenhöhlenentzündung leiden, weist dies auf eine dauerhafte Schwäche des Stirnchakras hin. Ergreifen Sie daher möglichst oft Maßnahmen, die dieses Chakra aktivieren. Anregungen dazu finden Sie ab Seite 72.

ARZNEIMITTEL

Chrysantheme (*Chrysanthemum indicum*): Tee, Abkochung und getrocknete Blüten (innerlich), Brei und frischer Saft (äußerlich). Vorsicht: Bei einer entsprechender Veranlagung können allergische Reaktionen auftreten.
Thymian (*Thymus vulgaris*): Abkochung, Pulver und Saft (innerlich), Öl (äußerlich/innerlich)
Bitte nehmen Sie die empfohlenen Arzneistoffe nicht eigenmächtig ein, sondern sprechen Sie vor der Anwendung mit Ihrem Arzt oder Heilpraktiker. Mehr Informationen finden Sie auf Seite 96.

SCHNUPFEN

Schnupfen tritt häufig in Verbindung mit einer Erkältung auf. Typische Symptome sind eine eingeschränkte Nasenatmung, eine verstopfte, laufende, juckende oder brennende Nase. Die Nasenschleimhäute sind meist geschwollen und gereizt.

INNERLICHE ANWENDUNGEN

Wenn Sie verschnupft sind, braucht Ihr Körper viele wertvolle Vitamine, Mineralstoffe und Spurenelemente. Essen Sie daher gerade jetzt besonders viel Obst und Gemüse. Trinken Sie außerdem reichlich.

Küchenapotheke

Möhrensirup: 250 g gewaschene Möhren entsaften und den Saft mit etwas Kandiszucker zu Sirup einkochen. 250 g Zwiebeln in Scheiben schneiden und mit Honig bestreichen. Zwiebelscheiben in einer Schüssel übereinanderschichten und 24 Stunden ruhen lassen. Den entstandenen Zwiebelsirup abgießen und mit dem Möhrensirup vermengen. Bewahren Sie die Mischung am besten im Kühlschrank auf und nehmen Sie alle zwei Stunden 1 EL davon zu sich.
Zwiebel: 1–2 Zwiebeln häuten, klein schneiden und mit 1 Liter kochendem Wasser übergießen. Nachdem der Zwiebeltee einige Minuten gezogen hat, süßen Sie ihn nach Belieben mit etwas Honig und trinken ihn in kleinen Schlucken.

Heiltees

Trinken Sie täglich etwa 2–3 Tassen von einem dieser Heiltees. Bitte beachten Sie dabei die Hinweise zur Zubereitung und Dosierung auf Seite 100.
Europäischer Kräutertee: 2 g Kamillenblüten, 2 g Salbeiblätter, 1,5 g Eukalyptusblätter, 1,5 g Minzeblätter, 3 g Primelwurzel
Chinesischer Kräutertee: 3–9 g Bai Bu (Stemona-Wurzel), 3–9 g Qiang Huo (Notopterygium-Wurzel), 3–10 g Ting Li Zi (Lepidiumsamen), 9–15 g Ban Lan Gen (Färberwaidwurzel)
Ayurvedischer Heiltee: 1 TL frischer Ingwer, 2–3 Nelkensamen; alternativ auch ½ TL Süßholz und 1 TL frischer Ingwer

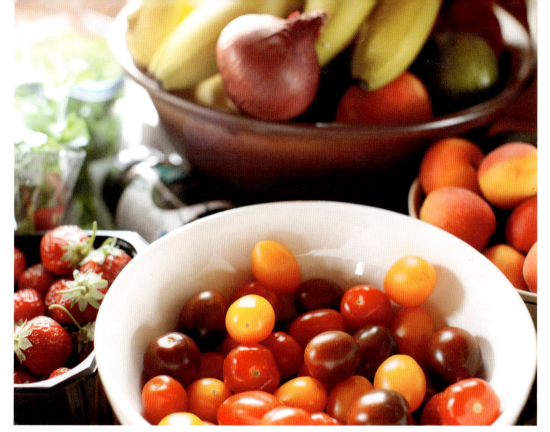
Obst und Gemüse sind reich an Vitaminen, Mineralstoffen, Spurenelementen und sekundären Pflanzenstoffen.

ÄUSSERLICHE ANWENDUNG

Ein warmes Wannenbad entspannt nicht nur. Mit dem richtigen Zusatz unterstützen die aromatischen Dämpfe auch den Gesundungsprozess.

Heilbad: Nehmen Sie abends vor dem Schlafengehen ein 15-minütiges Vollbad. Den Badezusatz können Sie ganz einfach selbst herstellen: Vermengen Sie in einer Tasse 2 EL Mandelöl mit 10 Tropfen Fichtennadelöl und geben Sie die Mischung in das 35–37 °C warme Badewasser. Nach dem Bad legen Sie sich gleich ins Bett und decken sich gut zu.

BEWEGUNG

Bei Schnupfen ist leichte Bewegung sehr wichtig, am besten an der frischen Luft.

Duftendes Qi Gong

Führen Sie regelmäßig folgende Übungen durch:
- Die Luft ist erfüllt vom Duft der chinesischen Pagode (siehe Seite 109)
- Das Rad des Dharma dreht sich immer (siehe Seite 116)

AKUPRESSUR

Durch die Stimulation der folgenden Akupressurpunkte können Sie den Fluss des Qi selbst regulieren und so einige Symptome wirksam behandeln. Bitte beachten Sie hierzu die Hinweise auf Seite 88–93.

DI 20 – Den Geruch willkommen heißen oder Yingxiang: drücken Sie den Punkt seitlich der Nasenflügel, je 30-mal auf der linken und 30-mal auf der rechten Seite.

LU 7 – Der Fehler in der Reihe oder Lieque: vom daumenseitigen Ende der Handgelenksquerfalten 1,5 Daumen breit weiter

Drücken Sie außerdem den Punkt hinter dem Haaransatz, auf der Mittellinie der Stirn (in Verlängerung des Nasenrückens) und massieren Sie die Partie etwa eine halbe Minute lang.

CHAKRA-AKTIVIERUNG

Wenn Sie an Schnupfen leiden, weist dies auf eine dauerhafte Schwäche des Stirnchakras hin. Ergreifen Sie möglichst viele Maßnahmen, die dieses Chakra anregen (siehe ab Seite 72).

SINNESORGANE

AUGENENTZÜNDUNG

Wenn die Augen gerötet sind, brennen und jucken, weist dies häufig auf eine Augenentzündung hin. Weitere typische Symptome sind ein vermehrter Tränenfluss, Lichtempfindlichkeit und Schmerzen, die mit einem Fremdkörpergefühl im Auge einhergehen. Meist schwellen auch die Augenlider an. Bei bakteriellen Infektionen ist das Auge häufig verklebt.

INNERLICHE ANWENDUNGEN

Es mag verwunderlich klingen, doch Sie sollten bei einer Augenentzündung auch auf Ihre Ernährung achten: Vermeiden Sie zum Beispiel stärke- und zuckerhaltige Nahrungsmittel wie Weißbrot oder Süßigkeiten sowie fettes Fleisch. Fischöl dagegen fördert die Funktion der Tränendrüsen und unterstützt deshalb den Heilungsprozess.

Küchenapotheke
Löwenzahnsaft mit Möhren: Ist die Entzündung die Folge einer Überanstrengung der Augen, mischen Sie Löwenzahn- und Möhrensaft zu gleichen Teilen und trinken Sie täglich 0,5–1 Liter davon.

Heiltees
Trinken Sie täglich etwa 2–3 Tassen von einem dieser Heiltees. Bitte beachten Sie dabei die Hinweise zur Zubereitung und Dosierung auf Seite 100.
Europäischer Kräutertee: 5 g Augentrostblüten, 5 g Kamillenblüten
Chinesischer Kräutertee: 6–9 g Dan Zhu Ye (Grazile Bambusblätter), 6–9 g E Bu Shi Cao (Centipedenkraut), 3–9 g Gui Zhi (Zimtbaumzweige), 4,5–9 g Ju Hua (Chrysanthemenblüten)
Ayurvedischer Heiltee: ½ TL Rizinuswurzel, ½ TL Kamillenblüten

ÄUSSERLICHE ANWENDUNGEN

Zur lokalen Behandlung empfehlen sich die beiden folgenden Rezepte:
Rizinusöl: Reiben Sie Ihre Fußsohlen mit Rizinusöl ein. Das lindert das Brennen der Augen.
Aloe-Gallerte: Tragen Sie bei einer Bindehautentzündung die Gallertschicht aus dem Inneren eines Aloevera-Stücks direkt auf das äußere Augenlid auf. Das wirkt entzündungshemmend.

BEWEGUNG

Hören Sie auf Ihren Körper: Wenn Sie sich ansonsten gut fühlen und nicht unter ermattenden Begleitsymptomen wie zum Beispiel Fieber leiden, können Sie sich durchaus sportlich betätigen. Vorsicht: Vermeiden Sie jegliche Kontaktsportarten, wie zum Beispiel Judo, da Sie dabei etwa im Falle einer Bindehautentzündung jemanden anstecken könnten.

Duftendes Qi Gong
Führen Sie regelmäßig die Übung »Buddhistische Strahlen erleuchten die Augen« aus (siehe Seite 119).

AKUPRESSUR

Durch die Stimulation der folgenden Akupressurpunkte können Sie den Fluss des Qi selbst regulieren und so einige Symptome wirksam behandeln. Bitte beachten Sie hierzu die Hinweise auf Seite 88–93.

G 20 – Windteich oder Fengchi: Vier Finger breit hinter den Ohrläppchen befindet sich hinter dem Knochenvorsprung eine kleine Vertiefung.
Ex. 2 – Die Schläfe (Extrapunkt) oder Taiyang: am äußeren Ende der Augenbrauen
G 14 – Das weiße Yang oder Yangbai: ein Zentimeter über der Mitte beider Augenbrauen

CHAKRA-AKTIVIERUNG
Wenn Sie an einer Augenentzündung leiden, weist dies auf eine dauerhafte Schwäche des Stirnchakras hin. Ergreifen Sie Maßnahmen, die dieses Chakra anregen (siehe ab Seite 72).

ARZNEIMITTEL
Gurke *(Cucumis sativus)*: Abkochung und Tabletten (innerlich), Brei (äußerlich). Vorsicht: Bei vermehrtem Konsum kann es zu Durchfall kommen.
Bitte nehmen Sie die empfohlenen Arzneistoffe nicht eigenmächtig ein, sondern sprechen Sie vor der Anwendung mit Ihrem Arzt oder Heilpraktiker. Mehr Informationen finden Sie auf Seite 96.

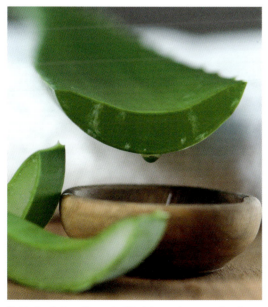

Bei jeder Behandlung der Bindehaut ein neues Stück Aloe verwenden, um Reinfektionen zu vermeiden.

HEUSCHNUPFEN

Heuschnupfen ist eine allergische Reaktion, bei der Nase und Augen auf bestimmte äußere Reize reagieren, etwa auf Pollen, Tierhaare oder Hausstaub. Die Folge sind ein plötzlicher Niesreiz, Schnupfen mit klarem Sekret, eine verstopfte Nase sowie geschwollene und juckende Nasenschleimhäute. Oftmals tränen und jucken auch die Augen. In besonders ausgeprägten Fällen zählen zudem Husten, Müdigkeit, Fieber und asthmatische Beschwerden zu den typischen Symptomen dieser Erkrankung.

INNERLICHE ANWENDUNGEN
Vermeiden Sie Nüsse, Milch und Milchprodukte und verzichten Sie auf Hafer und Mais. Diese Lebensmittel rufen besonders häufig allergische Reaktionen hervor. Datteln, Feigen und Birnen haben dagegen einen positiven Effekt. Essen Sie diese Früchte (wie im Übrigen auch alle anderen) jedoch nicht roh, sondern kochen oder dünsten Sie sie. Verwenden Sie wenig Öl, am schonendsten ist Sesamöl.

HEILTEES
Trinken Sie täglich etwa 2–3 Tassen von einem dieser Heiltees. Bitte beachten Sie dabei die Hinweise zur Zubereitung und Dosierung auf Seite 100.
Europäischer Kräutertee: 2 g Acerolakirsche, 2 g Fenchelfrüchte, 2 g Paprika (rot), 2 g Grünkohlblätter (getrocknet), 2 g Meisterwurzelstock
Chinesischer Kräutertee: 3–9 g Cang Er Zi (Sibirische Spitzklettenfrüchte), 9–15 g Xin Yi (Magnolienblüten), 4,5–9 g Zhu Ru (Bambusrohrstreifen), 6–12 g Mu Dan Pi (Strauchpaeonien-Wurzelrinde).
Ayurvedischer Tee: ½ TL Sarsaparillawurzelpulver (Iramusu-Tee)

ÄUSSERLICHE ANWENDUNGEN
Zur lokalen Behandlung empfehlen sich:
Rosenwasser: Gegen das lästige Augenbrennen helfen 3 Tropfen klares Rosenwasser, das Sie in das betroffene Auge träufeln
Sesamöl: Geben Sie, bevor Sie das Haus verlassen, 1–2 Tropfen Sesamöl in jedes Nasenloch.

BEWEGUNG

Heuschnupfenallergiker sollten auf ihr gewohntes Bewegungsprogramm nicht verzichten, denn regelmäßige Bewegung – auch an der frischen Luft – stärkt das Immunsystem und trägt zum allgemeinen Wohlbefinden bei.

Duftendes Qi Gong
Führen Sie regelmäßig die Übung »Buddhistische Strahlen erleuchten die Augen« aus (siehe Seite 119).

Yoga
Pranayama-Übungen wie die Wechselatmung (siehe Seite 130) reinigen und befreien die Atemwege.

AKUPRESSUR

Durch die Stimulation der folgenden Akupressurpunkte können Sie den Fluss des Qi selbst regulieren und so einige Symptome wirksam behandeln. Bitte beachten Sie hierzu die Hinweise auf Seite 88–93.
DI 20 – Den Geruch willkommen heißen oder Yingxiang: Massieren Sie den Punkt seitlich der Nasenflügel, indem Sie erst 30-mal den Punkt auf der linken Seite behandeln und dann 30-mal den Punkt auf der rechten Seite.
Ex. 1 – Die Stempelhalle (Extrapunkt) oder Yintang: Ziehen Sie die Haut zwischen den beiden Augenbrauen in Form einer Falte 20-mal nach vorn.
Ex. 2 – Die Schläfe (Extrapunkt) oder Taiyang: am äußeren Ende der Augenbrauen

ARZNEIMITTEL

Langer Pfeffer *(Piper longum)*: Abkochung (innerlich), Tabletten (innerlich)
Kurkuma *(Curcuma longa)*: Tee, Abkochung, Pillen und Pulver (innerlich). Vorsicht: Erhöhte Einnahme führt zu Durchfall.
Sarsaparilla, Hemidesmus indicus *(Sarsaparilla officinalis)*: Tee und Pillen (innerlich), Tinktur (äußerlich)
Bitte nehmen Sie die empfohlenen Arzneistoffe nicht eigenmächtig ein, sondern sprechen Sie vor der Anwendung mit Ihrem Arzt oder Heilpraktiker. Mehr Informationen finden Sie auf Seite 96.

TINNITUS, HÖRSTURZ

Ein Tinnitus äußert sich in Form von störenden Geräuschen (Brumm- oder Pfeifton, Summen, Rauschen oder Knacken), die nicht von einer äußeren Quelle herrühren. Während sich der Hörsturz meist durch eine plötzlich auftretende einseitige Schwerhörigkeit bemerkbar macht, kann der Hörverlust auch das Ausmaß von Taubheit annehmen. Allen Beschwerden geht häufig ein einseitiges Druckgefühl oder ein gelegentliches Ohrgeräusch voraus. Begleitende Symptome sind Schwindel und Doppelhören.

INNERLICHE ANWENDUNGEN

Tinnitus wird häufig durch einen chronischen Entzündungsprozess im Körper ausgelöst. Achten Sie deshalb auf eine entzündungshemmende Ernährung, die auf vitalstoff- und antioxidanzienreichen Nahrungsmitteln basiert. Essen Sie reichlich Gemüse, Avocados, Nüsse, Salate, Ölsaaten sowie hochwertige Fette und Öle. Auch einige Kräuter und Gewürze wie Ingwer, Oregano, Knoblauch, Nelken und Kurkuma (Gelbwurz) wirken antientzündlich. Reduzieren Sie im Zuge dessen den Konsum von Zucker, Getreide- und Milchprodukten.
Bei einem Hörsturz sollten Sie auf Ihre Blutfette achten und tierische Fette sowie Zucker und Weißmehlprodukte nur in kleinen Mengen zu sich nehmen.

HEILTEES

Trinken Sie täglich etwa 2–3 Tassen von einem dieser Heiltees. Bitte beachten Sie dabei die Hinweise zur Zubereitung und Dosierung auf Seite 100.
Europäischer Kräutertee: 5 g Ginkgoblätter, 3 g Ginsengwurzel, 2 g Melissenblätter
Chinesischer Kräutertee: 6–12 g Gou Qi Zi (Bocksdornfrüchte), 3–9 g Hai Feng Teng (Pfefferstängel »Futokadsura«), 10–15 g Shan Zha (Fiederweißdornbeeren), 3–10 g Xi He Liu (Tamariskenzweige)

ÄUSSERLICHE ANWENDUNG

Zur lokalen Behandlung empfehlen sich:
Chinesisches Kräuterkissen: Gegen den Schwindel hilft, etwa drei Monate auf einem Baumwoll- oder Lei-

nenkissen zu schlafen, das mit einer Mischung aus 120 g chinesischer Engelwurz, 50 g Wurzel des chinesischen Fingerhuts, 500 g Enzianwurzel, 100 g Tragant (*Astragalus mongholicus*; syn. *A. membranaceus*) sowie je 50 g Narde, weichhaarigen Odermenning und Kokospilz gefüllt ist..

Nelkenöl: Gegen die Ohrengeräusche helfen 3 Tropfen Nelkenöl, die Sie in das betroffene Ohr träufeln. Kochen Sie hierfür 5 ganze Nelken mit 1 EL Sesamöl auf und lassen alles abkühlen. Vor der Anwendung das Öl kurz erwärmen.

BEWEGUNG

Bewegung ist ein wunderbares Mittel, um stressbedingten Tinnitus vorzubeugen. Zudem lassen sich so organische Ursachen für Ohrenbeschwerden lösen, zum Beispiel fehlbelastete Gelenke an der Halswirbelsäule oder verspannte Kiefergelenke.

Duftendes Qi Gong

Führen Sie regelmäßig die Übung »Buddhistischer Wind bläst in die Ohren« aus (siehe Seite 118).

AKUPRESSUR

Durch die Stimulation der folgenden Akupressurpunkte können Sie den Fluss des Qi selbst regulieren und so einige Symptome wirksam behandeln. Bitte beachten Sie hierzu die Hinweise auf Seite 88–93.

G 20 – Windteich oder Fengchi: Vier Finger breit hinter den Ohrläppchen befindet sich hinter dem Knochenvorsprung eine kleine Vertiefung. Drücken Sie diese auf beiden Seiten gleichzeitig eine Minute.

ARZNEIMITTEL

Chrysantheme (*Chrysanthemum indicum*): Abkochung, Tee und getrocknete Blüten (innerlich), frischer Saft und Brei (äußerlich). Vorsicht: Es können allergische Reaktionen auftreten.

Sesam, schwarz (*Sesamum indicum L.*): Pillen (innerlich), Abkochung und Pulver (innerlich/äußerlich), Brei (äußerlich)

Bitte nehmen Sie die empfohlenen Arzneistoffe nicht eigenmächtig ein, sondern sprechen Sie vor der Anwendung mit Ihrem Arzt oder Heilpraktiker. Mehr Informationen finden Sie auf Seite 96.

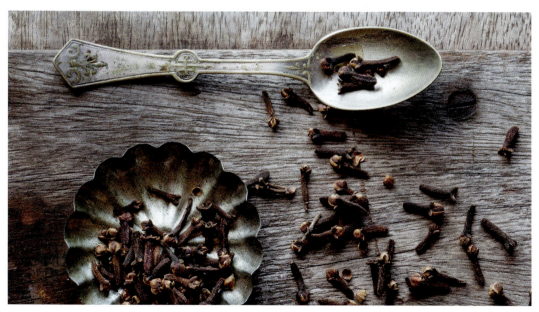

Nelken kommen in der westlichen Naturheilkunde vor allem bei Zahnschmerzen und Entzündungen im Mundraum zum Einsatz. Ihr Öl hilft aber auch bei lästigen Ohrgeräuschen.

OHRENSCHMERZEN

Weil die feine Haut in und um die Ohren von vielen Nerven durchzogen ist, ist dieses Organ besonders empfindlich und Beschwerden können zuweilen starke Schmerzen verursachen. In den meisten Fällen werden diese durch eine Entzündung im Ohr selbst oder in den Nasennebenhöhlen beziehungsweise im Rachenraum verursacht. Auch Zahn- und Kieferprobleme sowie Beschwerden mit der Halswirbelsäule können sich auf die Ohren auswirken.
Typische Begleitsymptome von Ohrenschmerzen sind Schwindel, Ohrgeräusche (Ohrensausen) und ein Fremdkörpergefühl, bei Entzündungen kann es auch zu Fieber kommen.

INNERLICHE ANWENDUNGEN

Für die Küchenapotheke empfehlen sich bei Ohrenschmerzen generell solche Heilpflanzen, die als natürliche Antibiotika gelten. Petersilie zum Beispiel wirkt desinfizierend und reinigend, Knoblauch antibakteriell. Auch Honig tut gut.

Heiltees
Trinken Sie täglich etwa 2–3 Tassen von einem dieser Heiltees. Bitte beachten Sie dabei die Hinweise zur Zubereitung und Dosierung auf Seite 100.
Europäischer Kräutertee: 1,5 g Kamillenblüten, 2,5 g Salbeiblätter, 4 g Zwiebelschalen, 1 g Knoblauchzehe, 1 g Klettenwurzel
Chinesischer Kräutertee: 3–9 g Du Huo (Angelica-pubescens-Wurzel), 9–15 g Ban Lan Gen (Färberwaidwurzel), 6–15 g Jin Yin Hua (Geißblattblüten)

ÄUSSERLICHE ANWENDUNGEN

Zur lokalen Behandlung empfehlen sich:
Knoblauch: Pressen Sie ein paar frische Knoblauchzehen aus und träufeln Sie mit einer Pipette 3 Tropfen des Safts in das betroffene Ohr.
Zwiebel und Honig: Verrühren Sie 1 TL frisch gepressten Zwiebelsaft mit ½ TL Honig und träufeln Sie mehrmals täglich mit einer Pipette 10 Tropfen davon in das schmerzende Ohr. Am besten die gefüllte Pipette vorher in der Hand leicht erwärmen.
Melissenteespülung: 1 TL Melissenblätter mit ½ Tasse heißem Wasser übergießen. Den Tee etwas abkühlen lassen und als lauwarme Spülung in das schmerzende Ohr träufeln. Wenn Sie keine Melisse zur Hand haben, eignet sich alternativ auch Kamillentee.

BEWEGUNG

Bei Ohrenschmerzen ist Sport in der Regel tabu. Das gilt vor allem dann, wenn die Schmerzen von einer Entzündung herrühren. In allen anderen Fällen empfiehlt sich, sofern die sanften Bewegungen nicht allzu quälende Schmerzen hervorrufen, die folgende Übung aus dem Duftenden Qi Gong. Sie lindert die Beschwerden und bringt das Qi in Balance.

Duftendes Qi Gong
Machen Sie regelmäßig die Übung »Buddhistischer Wind bläst in die Ohren« (siehe Seite 118).

AKUPRESSUR

Durch die Stimulation der folgenden Akupressurpunkte können Sie den Fluss des Qi selbst regulieren und so einige Symptome wirksam behandeln. Bitte beachten Sie hierzu die Hinweise auf Seite 88–93.
3 E 21 – Das Ohrtor oder Ermen: in der Vertiefung am Beginn des Ohrs
LG 18 – Der kräftige Zwischenraum oder Qiangjian: am Hinterkopf, auf der Linie zwischen Scheitel und Wirbelsäule, etwas oberhalb der horizontalen Schädelmitte
LG 20 – Hundert Zusammenkünfte oder Baihui: in der Mitte der Schädeldecke, auf dem oberen Scheitelpunkt
G 2 – Hören können oder Tinghui: an der Seite des Wangenknochens, bei geöffnetem Mund in der Mulde oberhalb des Ohrläppchens
3 E 17 – Der Vorhang im Wind oder Yifeng: hinter dem Ohrläppchen

CHAKRA-AKTIVIERUNG

Wenn Sie Ohrenschmerzen haben, weist dies auf eine dauerhafte Schwäche des Stirnchakras hin. Ergreifen Sie daher möglichst viele Maßnahmen, die dieses Energiezentrum anregen und wieder in die Balance bringen (siehe ab Seite 72).

SEHSTÖRUNGEN

Es gibt verschiedene Arten von Sehstörungen. Zum einen kann die Wahrnehmung verschwommen, verzerrt, unscharf oder verschleiert sein. Zum anderen weisen Lichtempfindlichkeit, Flimmern, Doppelbilder oder ein eingeschränktes Gesichtsfeld auf eine Störung der Augen hin. Auch Jucken, Brennen, verstärktes Tränen oder Schmerzen hinter den Augen sind möglich. Bisweilen lösen die Sehstörungen auch ständigen Kopfschmerz oder ein lokales Schmerzgefühl aus. Bei anhaltenden Beschwerden sollten Sie daher einen Augenarzt aufsuchen.

INNERLICHE ANWENDUNGEN

Sehstörungen sind nicht nur äußerlich therapierbar. Auch innerliche Anwendungen sind sinnvoll.

Heiltees

Trinken Sie täglich etwa 2–3 Tassen von einem dieser Heiltees. Bitte beachten Sie dabei die Hinweise zur Zubereitung und Dosierung auf Seite 100.

Europäischer Kräutertee: 1,5 g Augentrostblüten, 2 g Heidelbeerblätter, 5 g Löwenzahnkraut, 1,5 g Spitzwegerichkraut
Chinesischer Kräutertee: 3–9 g Huang Qin (Baikal-Helmkrautwurzel), 3–6 g Ju Hua (Chrysanthemenblüten), 9–15 g Ban Lan Gen (Färberwaidwurzel)

ÄUSSERLICHE ANWENDUNGEN

Netra Tarpana, ein ayurvedisches Augenbad mit Ghee (geklärter Butter), wirkt wahre Wunder. Zu Anfang kostet es zwar etwas Überwindung, die Augen zu öffnen, nachdem das flüssige Fett eingefüllt wurde. Sie sollten sich aber davor nicht scheuen.
Bereiten Sie zunächst einen festen Teig aus Kichererbsenmehl und Wasser. Formen Sie daraus zwei Ringe, legen Sie diese um die Augen und drücken Sie sie leicht an. Anschließend wird die »Augenwanne« behutsam mit lauwarmem, flüssigem Ghee gefüllt (es empfiehlt sich dazu ein ausgedientes Handtuch unterzulegen). Nach kurzer Einwirkzeit öffnen Sie die Augen und genießen die wundervolle Wirkung des Augenbades.

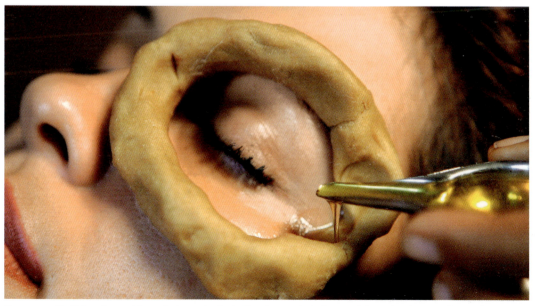

Das ungewöhnliche, aber wohltuende Augenbad mit Ghee kommt in Indien auch bei Erkrankungen der Netzhaut, bei Schielen sowie bei ermüdeten oder erkrankten Augenlidern zum Einsatz.

Sie können das Augenbad auch machen, wenn Sie beschwerdefrei sind. Es verleiht den Augen und der umliegenden Haut einen schönen, natürlichen Glanz.
Tipp: Ghee ist im Drogeriemarkt oder Bioladen erhältlich. Sie können das Butterfett aber auch ganz einfach selbst herstellen. Erwärmen Sie dazu 500 g ungesalzene Butter bei mittlerer Hitze in einer kleinen Pfanne. Nachdem die Butter geschmolzen ist, lassen Sie sie noch etwa 12 Minuten sanft weiterköcheln. Schöpfen Sie dabei den Schaum, der nach oben steigt, nicht ab. Reduzieren Sie die Hitze und warten Sie, bis die geschmolzene Butter eine goldgelbe Farbe angenommen hat. Das Ghee ist fertig, wenn wenige Tropfen Wasser, die Sie auf die kochende Butter spritzen, ein knisterndes Geräusch verursachen. Nun können Sie den Topf vom Herd nehmen und die Masse durch ein Sieb in einen Behälter gießen. Die geklärte Butter kann ungekühlt aufbewahrt werden.

BEWEGUNG

Bewegung stärkt das Immunsystem und steigert das Wohlbefinden. Allerdings sollten Sie bei einer Sehstörung auf schnelle Bewegungsabläufe verzichten, um Unfälle zu vermeiden.

Duftendes Qi Gong

Führen Sie regelmäßig die Übung »Buddhistische Strahlen erleuchten die Augen« aus (siehe Seite 119).

AKUPRESSUR

Durch die Stimulation der folgenden Akupressurpunkte können Sie den Fluss des Qi selbst regulieren und so einige Symptome wirksam behandeln. Bitte beachten Sie hierzu die Hinweise auf Seite 88–93.
B 11 – Das große Webschiffchen oder Dashu: oberhalb des Tränenkanals in der Vertiefung am Innenwinkel des Auges

CHAKRA-AKTIVIERUNG

Sehstörungen weisen auf eine dauerhafte Schwäche des Stirnchakras hin. Ergreifen Sie Maßnahmen, die dieses Chakra anregen (siehe ab Seite 72).

ARZNEIMITTEL

Chrysantheme (*Chrysanthemum indicum*): Tee, Abkochung und getrocknete Blüten (innerlich), Brei und frischer Saft (äußerlich). Vorsicht: Es können allergische Reaktionen auftreten.
Ginseng (*Panax ginseng*): Tonikum, Abkochung, Pulver, Pillen und Wurzel (innerlich). Vorsicht: Bei vermehrter Einnahme kann es zu Schwindel und Durchfall kommen.
Hirtentäschel (*Capsella bursa-pastoris*): Abkochung aus dem Kraut, Pulver und Pillen (innerlich)
Bitte nehmen Sie die empfohlenen Arzneistoffe nicht eigenmächtig ein, sondern sprechen Sie vor der Anwendung mit Ihrem Arzt oder Heilpraktiker. Mehr Informationen finden Sie auf Seite 96.

AUGENMASSAGE

- Nehmen Sie eine aufrechte Haltung ein. Halten Sie den Kopf gerade und blicken Sie erst zum Boden und im Anschluss nach oben in den Himmel.
- Nun richten Sie Ihren Blick erst ganz weit nach links und lassen ihn dann ganz weit nach rechts wandern. Ihr Kopf bewegt sich dabei nicht.
- Führen Sie den Blick seitlich nach oben, dann nach unten und über den anderen Augenwinkel wieder hinauf – erst ist das rechte Auge dran, dann das linke.
- »Rollen« Sie nun die Augäpfel fünfmal gegen den Uhrzeigersinn und fünfmal im Uhrzeigersinn – je Auge zweimal.
- Blicken Sie auf einen Punkt, der höchstens zwei Meter von Ihnen entfernt ist. Dann fixieren Sie einen weit entfernten Punkt. Wechseln Sie 10-mal hin und her – das entspannt die Augenmuskulatur.

HERZ-KREISLAUF-SYSTEM

BLUTHOCHDRUCK

Bluthochdruck (Hypertonie) ist anfangs selten mit Beschwerden verbunden. In der Regel machen sich Symptome wie Kopfschmerzen, Schwindel, Ohrensausen, allgemeine Abgeschlagenheit, Nasenbluten oder Sehstörungen erst dann bemerkbar, wenn bereits Langzeitschäden vorliegen. Ergreifen Sie daher rechtzeitig Maßnahmen, um den Blutdruck zu regulieren.

INNERLICHE ANWENDUNGEN

Verwenden Sie in der Küche reichlich Kräuter, um Salz einzusparen. Greifen Sie außerdem zu kaliumhaltigen Lebensmitteln wie Rosenkohl, Spinat oder Bananen. Auch sie helfen, den Blutdruck zu senken, genau wie Vitamin C.

Küchenapotheke
Zitrone: Geben Sie möglichst oft etwas Zitronensaft ins Essen und trinken Sie täglich Zitronenwasser.
Maisöl: Nehmen Sie vor jeder Mahlzeit 1 EL Maiskeimöl zu sich.
Selleriesaft: Trinken Sie jeden Tag ein Glas frisch gepressten Selleriesaft.

Heiltees
Trinken Sie täglich etwa 2–3 Tassen von einem dieser Heiltees. Bitte beachten Sie dabei die Hinweise zur Zubereitung und Dosierung auf Seite 100.
Europäischer Kräutertee: 4 g Knoblauchzehe, 2 g Weißdornblüten, 1 g Mistelfrüchte, 3 g Reis
Chinesischer Kräutertee: 3–9 g Huang Qin (Baikal-Helmkrautwurzel), 3–30 g Da Huang (Chinesische Rhabarberwurzel), 4,5–5 g Ju Hua (Chrysanthemenblüten)
Ayurvedischer Heiltee: 1 TL Herzgespannkraut

BEWEGUNG

Regelmäßige Bewegung hilft, den Blutdruck im grünen Bereich zu halten.

Duftendes Qi Gong
Führen Sie regelmäßig folgende Übungen durch:
- Bodhisattwa spielt chinesische Zitter (siehe Seite 111)
- Himmel und Erde nach links drehen (siehe Seite 114)
- Das Rad des Dharma dreht sich immer (siehe Seite 116)

Yoga
Wenn Sie ein Pitta-Typ sind, können bestimmte Asanas zur Genesung beitragen. Bevor Sie mit dem Üben beginnen, sollten Sie daher Ihre Konstitution prüfen. Eine entsprechende Tabelle finden Sie auf Seite 49.
Asanas für Pitta: Halber Bogen (siehe Seite 139), Kobra (siehe Seite 140), Schulterstand (siehe Seite 143)

AKUPRESSUR

Durch die Stimulation der folgenden Akupressurpunkte können Sie den Fluss des Qi selbst regulieren und so einige Symptome wirksam behandeln. Bitte beachten Sie hierzu die Hinweise auf Seite 88–93.
LE 3 – Der große Impuls oder Taichong: direkt unterhalb der Haut zwischen der großen und der zweiten Zehe, an den Enden der Mittelfußknochen

LE 2 – In den Zwischenraum gehen oder **Xingjian:** zwischen der großen und der zweiten Zehe, an der Haut
MA 36 – Drei Meilen am Fuß oder **Zusanli:** vier Finger breit unter der Kniescheibe, außen am Schienbein
LG 20 – Hundert Zusammenkünfte oder **Baihui:** mittig auf der Schädeldecke, auf der Mittellinie zwischen den Ohrenachsen

CHAKRA-AKTIVIERUNG

Bluthochdruck weist auf eine dauerhafte Schwäche des Herzchakras hin. Ergreifen Sie Maßnahmen, die dieses Chakra anregen (siehe ab Seite 66).

ARZNEIMITTEL

Chrysantheme *(Chrysanthemum indicum)*: Tee, Abkochung und getrocknete Blüten (innerlich), Brei und frischer Saft (äußerlich). Vorsicht: Es können allergische Reaktionen auftreten.
Granatapfel *(Punica granatum L.)*: Frische Frucht und Pulver (innerlich). Vorsicht: Erhöhter Konsum kann zu Durchfall und Schwindel führen.
Huflattich *(Tussilago farfara)*: Abkochung, Pulver und Pillen (innerlich)
Bitte nehmen Sie die empfohlenen Arzneistoffe nicht eigenmächtig ein, sondern sprechen Sie vor der Anwendung mit Ihrem Arzt oder Heilpraktiker. Mehr Informationen finden Sie auf Seite 96.

BLUTDRUCK MESSEN

Messen Sie Ihren Blutdruck morgens im Sitzen. Trinken Sie vorher keinen Kaffee und nehmen Sie keine Medikamente ein. Messen Sie nach einer Minute nochmals; der niedrigere Wert gilt. Ist der Wert an mehreren Tagen höher als 135 zu 85 mmHG, spricht man von Bluthochdruck.

NIEDRIGER BLUTDRUCK

Im Gegensatz zum erhöhten Blutdruck macht sich ein zu niedriger (Hypotonie) mit Werten unter 105 zu 60 mmHG recht schnell bemerkbar. Er wird begleitet von Müdigkeit, innerer Unruhe, Schlafstörungen, Antriebsschwäche, Kopfschmerzen und Abgeschlagenheit. Den Betroffenen wird häufig schwarz vor Augen, sie sind besonders kälteempfindlich und ihre Haut ist blass. Weitere Symptome sind Schwindel, Ohrensausen sowie Bewusstseinsstörungen. Infolge des verminderten Blutdrucks kann es auch zu Durchblutungsstörungen kommen.
Auch wenn ein niedrige Blutdruck selbst nicht gefährlich ist, können diese Begleiterscheinungen das Wohlbefinden schmälern.

INNERLICHE ANWENDUNGEN

Verschiedene Kräuter, Obst und Gemüse, aber auch Hühnersuppe und Fleischbrühe wirken belebend auf den Kreislauf. Sie erhöhen die Gefäßspannung und damit den Blutdruck.

Küchenapotheke

Hühnersuppe: Nehmen Sie regelmäßig eine Schale heiße Hühnersuppe zu sich, am besten morgens.
Ingwer und Ginseng: Würzen Sie Ihre Speisen so oft wie möglich mit Ginseng und Ingwer. Beide stärken die Nieren.
Kardamon: Streuen Sie etwas Kardamon in Ihren Tee oder auf Ihr Gemüse. Er regt die Herztätigkeit an.

Heiltees

Trinken Sie täglich etwa 2–3 Tassen von einem dieser Heiltees. Bitte beachten Sie dabei die Hinweise zur Zubereitung und Dosierung auf Seite 100.
Europäischer Kräutertee: 3 g Rosmarinblätter, 6 g Schwarzteeblätter (Thea nigra), 1 g Coffea (fein gemahlen)
Chinesischer Kräutertee: 6–12 g Mai Dong (Schlangenbartwurzel), 6–15 g Jin Yin Hua (Geißblattblüten), 9–15 g Sang Shen (Maulbeerfrüchte), 3–9 g Huang Qin (Baikal-Helmkrautwurzel)
Ayurvedischer Heiltee: 3 g Safran

ÄUSSERLICHE ANWENDUNG

Im Gegensatz zu heißen Bädern, die in diesem Fall wahres Gift für den Kreislauf sind, haben Wechsel- und kalte Bäder eine positive Wirkung.

Ansteigendes Fußbad: Füllen Sie warmes Wasser in eine Schüssel, stellen Sie Ihre Füße hinein und gießen Sie nach und nach so viel heißes Wasser zu, bis die Wassertemperatur 40 °C beträgt. Achten Sie darauf, dass das Wasser nicht über die Knöchel reicht. So ein ansteigendes Fußbad durchwärmt den gesamten Organismus und erweitert die Blutgefäße.

Kühlendes Arm- oder Handgelenkbad: Füllen Sie das Waschbecken mit kaltem Wasser und tauchen Sie beide Arme bis zum Oberarm – wahlweise auch nur die Handgelenke – etwa zehn Sekunden hinein. Bewegen Sie dabei die Hände leicht hin und her. Anschließend lassen Sie das Wasser abtropfen oder streifen es mit den Händen ab und trocknen sich ab.

Das Armbad ist auch eine gute Maßnahme gegen Schwindel.

BEWEGUNG

Mit regelmäßiger Bewegung können Sie einem niedrigen Blutdruck und Durchblutungsstörungen effektiv entgegenwirken. Sie bringen nicht nur den Kreislauf auf Trab, sondern stärken auch Ihre Blutgefäße und verbessern deren Elastizität.

Duftendes Qi Gong
Führen Sie regelmäßig folgende Übungen durch:
- Bodhisattwa spielt chinesische Zither (siehe Seite 111)
- Himmel und Erde nach links drehen (siehe Seite 114)
- Das Rad des Dharma dreht sich immer (siehe Seite 116)

AKUPRESSUR

Durch die Stimulation der folgenden Akupressurpunkte können Sie den Fluss des Qi selbst regulieren und so einige Symptome wirksam behandeln. Bitte beachten Sie hierzu die Hinweise auf Seite 88–93.

- **Bei niedrigem Blutdruck:**

N 1 – Die sprudelnde Quelle oder Yongquan: der Punkt in der Mitte der Fußsohle in der Ballenregion

MA 36 – Drei Meilen am Fuß oder Zusanli: vier Querfinger breit unterhalb der Kniescheibe, außen am Schienbein

KG 6 – Meer des Qi oder Qihai: vier Finger breit über dem Schambein, etwas unterhalb des Nabels

- **Bei Durchblutungsstörungen:**

MA 36 – Drei Meilen am Fuß oder Zusanli: vier Querfinger breit unterhalb der Kniescheibe, außen am Schienbein

MP 6 – Kreuzung der drei Yin-Meridiane oder Sanyinjiao: vier Finger breit über dem Knöchel an der Unterschenkelinnenseite

MP 9 – Quelle am Yin-Grabhügel oder Yinlingquan: Beugen Sie das Knie und tasten Sie bis zur Kniekehle. Der Punkt liegt etwas über dem runden Knochenvorsprung, den Sie in diesem Bereich fühlen.

N 2 – Das natürliche Tal oder Rangu: Der Punkt liegt am Innenrand des Fußes, auf dem höchsten Punkt des Fußgewölbes.

CHAKRA-AKTIVIERUNG

Ein ständig zu niedriger Blutdruck weist genauso wie regelmäßige Durchblutungsstörungen auf eine dauerhafte Schwäche des Herzchakras hin. Ergreifen Sie daher möglichst oft solche Maßnahmen, die dieses Energiezentrum anregen und wieder in die Balance bringen (siehe ab Seite 66).

ARZNEIMITTEL

Ginseng (*Panax ginseng*): Tonikum, Abkochung, Pulver, Pillen und Wurzel (innerlich). Vorsicht: Die Einnahme kann Schlaflosigkeit verursachen.

Pfirsich (*Prunus persica*): Frische Frucht und Pulver (innerlich/äußerlich). Vorsicht: Bei erhöhtem Konsum kann Durchfall auftreten.

Zimtkassie (*Cinnamomum aromaticum* syn., *C. cassia*): Abkochung und Tee (innerlich), Pulver (innerlich/äußerlich). Vorsicht: Die Zimtkassie ist leicht giftig. Das in ihr enthaltene Cumarin schadet Leber, Nieren und Blase.

Bitte nehmen Sie die empfohlenen Arzneistoffe nicht eigenmächtig ein, sondern sprechen Sie vor der Anwendung mit Ihrem Arzt oder Heilpraktiker. Mehr Informationen finden Sie auf Seite 96.

HERZRHYTHMUSSTÖRUNGEN

Normalerweise schlägt unser Herz in gleichmäßigem Takt etwa 60- bis 80-mal in der Minute. Bei Herzrhythmusstörungen (Arrythmien) erfolgt der Herzschlag dagegen in unregelmäßiger Abfolge – zu rasch oder zu langsam. Typische Symptome sind Erregtheit, Herzklopfen, Schwindel, Herzstolpern, Herzrasen, Beklemmungszustände, kurzzeitige Ohnmacht, Benommenheit sowie Seh- und Sprachstörungen.

INNERLICHE ANWENDUNGEN

Trinken Sie über den gesamten Tag verteilt viel, am besten Wasser, Kräutertee oder Säfte. Verzichten Sie auf Kaffee und Alkohol. Ihre Mahlzeiten sollten reich an Kohlenhydraten, Eiweiß und Ballaststoffen sein. Fettes und Süßigkeiten tun dem Herz nicht gut und sollten daher sparsam dosiert werden.

Küchenapotheke
Sellerie-Bittermelonen-Wasser: 500 g Sellerie und 60 g Bittermelone waschen und in grobe Stücke schneiden. Alles mit ½ Liter Wasser etwa 15 Minuten bei mittlerer Hitze kochen. Den Sud abseihen und mehrmals täglich trinken – am besten warm.

Blaue Trauben: Essen Sie fünf Tage nur blaue Trauben. Das stärkt die Herzklappen und -muskeln.
Weizenkeimöl mit Knoblauch: 2–3 Knoblauchzehen schälen, pressen und mit 1 EL Weizenkeimöl mischen. 1–2-mal täglich einnehmen. Das stärkt die Blutgefäße.

Heiltees
Trinken Sie täglich etwa 2–3 Tassen von einem dieser Heiltees. Bitte beachten Sie dabei die Hinweise zur Zubereitung und Dosierung auf Seite 100.
Europäischer Kräutertee: 2 g Herzgespannkraut, 2 g Weißdornblüten, 2 g Cactus, 2 g Mistel, 2 g Goldrutenkraut
Chinesischer Kräutertee: 3–9 g Ren Shen (Ginsengwurzel), 3–9 g Dan Shen (Rotwurzsalbeiwurzel), 3–9 g Yuan Zhi (Sibirische Kreuzblumenwurzel)

BEWEGUNG

Bewegen Sie sich regelmäßig, achten Sie dabei aber auf Ihren Puls: optimal sind 100 bis 120 Schläge pro Minute. Übungen wie Yoga, Tai Ji Quan oder Qi Gong sind besonders sanft und fördern die Durchblutung.

Duftendes Qi Gong
Führen Sie regelmäßig folgende Übungen durch:
- Bodhisattwa spielt chinesische Zitter (siehe Seite 111)
- Himmel und Erde nach links drehen (siehe Seite 114)
- Das Rad des Dharma dreht sich immer (siehe Seite 116)

AKUPRESSUR

Durch die Stimulation der folgenden Akupressurpunkte können Sie den Fluss des Qi selbst regulieren und so einige Symptome wirksam behandeln. Bitte beachten Sie hierzu die Hinweise auf Seite 88–93.
H 4 – Der wundertätige Weg oder Lingdao: drei Querfinger von der Beugefalte des Handgelenks, an der Innenseite des Unterarms

CHAKRA-AKTIVIERUNG

Wenn Sie an Herzrhythmusstörungen leiden, weist dies auf eine dauerhafte Schwäche des Herzchakras hin. Ergreifen Sie Maßnahmen, die dieses Chakra anregen (siehe ab Seite 66).

WICHTIG

Nicht jedes »Herzstolpern« ist gesundheitlich bedenklich. Auch Stress, Übermüdung, zu viel Koffein oder Alkohol können das Herz aus dem Takt bringen. Es schlägt dann schneller oder es erfolgen zusätzliche Extraschläge (Extrasystolen). Dennoch sollten Sie zur Sicherheit einen Termin beim Kardiologen ausmachen, um das Herz gründlich untersuchen zu lassen.

HITZSCHLAG

Ein Hitzschlag führt zu einer Erhöhung der Körpertemperatur bis auf 40 °C und mehr. Weitere Anzeichen sind Übelkeit, Schwindel, Kopfschmerzen, Benommenheit sowie Verwirrtheit und Unruhe. Die Haut ist heiß und trocken, manchmal weist sie am ganzen Körper Rötungen auf. Der Blutdruck sinkt, der Puls ist erhöht. Hitzschlag wird fälschlicherweise oft mit einem Sonnenstich gleichgesetzt (siehe Kasten). Er bedarf intensiver medizinischer Behandlung, da er nicht selten tödlich endet. Deshalb sind die nachfolgenden Anwendungen lediglich als Präventiv- beziehungsweise Zusatzmaßnahmen anzusehen. Vermeiden Sie zwischen elf Uhr vormittags und vier Uhr nachmittags jegliche körperliche Anstrengung im Freien, da anstrengende Tätigkeiten in Kombination mit starker Hitze das Temperatur-Regulationssystem des Körpers außer Gefecht setzen können. Die Folge ist ein Wärmestau, der den Hitzschlag begünstigt. Am besten verbringen Sie die heißesten Stunden des Tages in kühlen Räumen oder im Schatten. Achten Sie vor allem bei Kindern auf diese Schutzzeiten. Ihre Kreislauffunktionen sind noch schwächer.

INNERLICHE ANWENDUNGEN

Ist der Patient bei Bewusstsein und klar ansprechbar, ist ihm nicht übel und erbricht er nicht – anderenfalls besteht die Gefahr, dass er sich verschluckt (Aspiration) –, sollte der Flüssigkeitsverlust durch Wasser oder belebende und kühlende Kräutertees schnellstmöglich ausgeglichen werden.

Küchenapotheke
Tamarindenabkochung: 15–20 g Tamarinde mit 1 Liter Wasser bei mittlerer Hitze so lange kochen, bis die Flüssigkeit auf ⅓ reduziert ist. Seihen Sie die festen Bestandteile ab und trinken Sie den Sud in kleinen Schlucken. Er beugt hitzebedingter Übelkeit vor.

Heiltees
Trinken Sie täglich etwa 2–3 Tassen von einem dieser Heiltees. Bitte beachten Sie dabei die Hinweise zur Zubereitung und Dosierung auf Seite 100.

Europäischer Kräutertee: 4 g Brennnesselkraut, 3 g Schafgarbenkraut, 2 g Kamillenblüten, 1 g Knoblauchzehe
Chinesischer Kräutertee: 1,5–6 g Wu Wei Zi (Schisandra-Früchte), 6–15 g Yin Chen (Besenbeifußkraut), 4,5–9 g Zi Cao (Purpurkraut-Wurzel), 6–9 g Dan Zhu Ye (Grazile Bambusblätter)
Ayurvedischer Heiltee: 1 TL getrockneter Thymian. Trinken Sie zur Vorbeugung täglich drei Tassen.

ÄUSSERLICHE ANWENDUNGEN

Zur lokalen Behandlung empfehlen sich:
Kühlende Wickel: Bringen Sie den Patienten sofort ins Kühle oder in den Schatten und legen Sie ihn in die Schocklage mit erhöhten Beinen. Feuchte Umschläge oder Kühlpacks (nie auf nackte Haut) auf Armen, Beinen und Nacken kühlen die Körpertemperatur herunter.
Wassermelone: Kühlen Sie die Stirn mit der Schale einer Wassermelone. Entfernen Sie das Fruchtfleisch und legen Sie die Innenseite der Schale auf die Stirn.

SONNNENSTICH

Sind Kopf und Nackenbereich zu lange ungeschützt der Sonne ausgesetzt, kann dies zu einem Sonnenstich führen. Die Hitze irritiert das Gehirn und die Hirnhaut, wodurch im ganzen Körper Entzündungsreaktionen ausgelöst werden. Zugleich können starke Kopfschmerzen auftreten. Bringen Sie einen Sonnenstichpatienten sofort in den Schatten, lagern Sie seinen Oberkörper leicht erhöht und kühlen Sie den Kopf. Ist der Patient bei Bewusstsein, sollte er zudem etwas Kaltes trinken. Erbricht der Patient oder ist er apathisch, sollten Sie umgehend einen Arzt zu Hilfe holen.

KRAMPFADERN

Wenn das Bindegewebe schwach ist, können die Venenwände erschlaffen und die Venenklappen schließen nicht mehr dicht. Das Blut wird dann nicht mehr vollständig zum Herzen zurücktransportiert, sondern versackt in den Venen, vor allem an den Beinen und im Beckenbereich. Die knotigen, stark hervortretenden Venenstränge erhöhen das Risiko für Entzündungen oder Blutgerinnsel. Eine »Minimalform« der Krampfadern sind feine erweiterte Hautvenen (Besenreiser). Sie sind gesundheitlich unbedenklich und stellen allenfalls ein kosmetisches Problem dar.

INNERLICHE ANWENDUNGEN

Ernähren Sie sich überwiegend basisch und achten Sie auf hochwertige Fette und Öle sowie Vitamin C. Bioflavonoide stärken die Zellen in den Blutgefäßen, der Pflanzenstoff Rutin (in Kohl, Spinat, Rote Bete) unterstützt die Stabilität der Venenwände. Meiden Sie Zucker, Weizenmehlprodukte, Alkohol und Nikotin. Auch wichtig: Essen Sie salzarm, aber nicht salzlos.

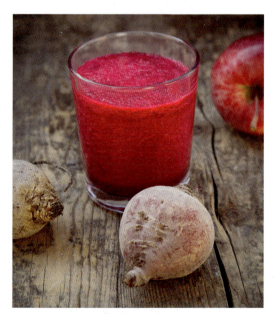

Rote Bete enthalten wie Spinat und Möhren reichlich Rutin, das sich bei Venenerkrankungen bewährt hat.

Küchenapotheke
Spinat-Möhren-Saft: Entsaften Sie 3 Teile Spinat sowie 5 Teile Möhren und trinken Sie täglich 0,5–1 Liter davon. Der Saft hat eine entgiftende Wirkung.

Heiltees
Trinken Sie täglich etwa 2–3 Tassen von einem dieser Heiltees. Beachten Sie dabei die Hinweise zur Zubereitung und Dosierung auf Seite 100.
Europäischer Kräutertee: 3 g Kastanie, 2 g Hamamelisblätter, 2 g Hagebuttenfrüchte, 1 g Mädesüßblüten, 2 g Weinrebenblätter
Chinesischer Kräutertee: 6–9 g Xiang Fu (Nussgraswurzelstock), 9–15 g Shu Di Huang (Rehmannia-Wurzel, vorbehandelt), 6–9 g Ze Xie (Orient-Froschlöffelknolle), 3–9 g Yan Hu Suo (Lerchenspornwurzelstock)
Ayurvedischer Heiltee: 1 TL getrocknete Basilikumblätter. Auch zur äußeren Anwendung geeignet.

ÄUSSERLICHE ANWENDUNG

Milch hat bei Krampfadern äußerlich angewendet eine positive Wirkung. Die in ihr enthaltene Milchsäure hilft Schmerz- und Entzündungsstoffe aus den Venen abzuführen und fördert die Durchblutung.
Fußbad: Geben Sie 1 Glas Milch, ½ Glas Obstessig sowie 1 EL Meersalz in 3 Liter heißes Wasser. Baden Sie Ihre Füße 15–20 Minuten darin. Trocknen Sie sie dann gut ab und ziehen Sie sofort dicke Socken an, damit die Füße warm bleiben. Das Fußbad hat eine entspannende und entkrampfende Wirkung.

BEWEGUNG

Körperliche Bewegung aktiviert die Wadenmuskulatur und fördert den Rückfluss des Blutes aus der Vene.

Duftendes Qi Gong
Führen Sie regelmäßig folgende Übungen durch:
- Bodhisattwa spielt chinesische Zither (siehe Seite 111)
- Himmel und Erde nach links drehen (siehe Seite 114)
- Das Rad des Dharma dreht sich immer (siehe Seite 116)

Yoga

Wenn Sie ein Vata-Typ sind, können bestimmte Asanas zur Genesung beitragen. Bevor Sie mit dem Üben beginnen, sollten Sie daher Ihre Konstitution prüfen. Eine entsprechende Tabelle finden Sie auf Seite 49.
Asana für Vata: Schwamm (siehe Seite 137)

AKUPRESSUR

Durch die Stimulation der folgenden Akupressurpunkte können Sie den Fluss des Qi selbst regulieren und so einige Symptome wirksam behandeln. Bitte beachten Sie hierzu die Hinweise auf Seite 88–93.
G 34 – Quelle am Yang-Grabhügel oder Yanglingquan: am Schnittpunkt der Linien von der unteren und der oberen Begrenzung des Wadenbeinköpfchens
G 39 – Aufhängung der Glocke oder Xuanzhong: an der Außenseite des Beins, vier Finger breit über dem Fußknochen

CHAKRA-AKTIVIERUNG

Krampfadern weisen auf eine dauerhafte Schwäche des Basischakras hin. Ergreifen Sie Maßnahmen, die dieses Chakra anregen (siehe ab Seite 57).

NASENBLUTEN

In den meisten Fällen wird Nasenbluten durch harmlose Dinge verursacht. Schmerzen treten nicht auf.

INNERLICHE ANWENDUNGEN

Es gibt eine Reihe von Kräutern mit blutstillender Wirkung. Besonders wenn Sie häufig unter Nasenbluten leiden, sollten Sie diese regelmäßig zu sich nehmen, beispielsweise als Tee.

Heiltees
Trinken Sie täglich etwa 2–3 Tassen von einem dieser Heiltees. Beachten Sie dabei die Hinweise zur Zubereitung und Dosierung auf Seite 100.
Europäischer Kräutertee: 10 g Hirtentäschelkraut
Chinesischer Kräutertee: 3–30 g Da Huang (Chinesische Rhabarberwurzel), 1,5–9 g Gan Cao (Ural-Süßholzwurzel), 4,5–9 g Sang Ye (Maulbeerblätter)
Ayurvedischer Heiltee: 1 TL getrocknete oder frische Schafgarbe

ÄUSSERLICHE ANWENDUNG

Zur lokalen Behandlung empfiehlt sich:
Knoblauch: Pressen Sie eine Knoblauchzehe, formen Sie einen Fladen daraus und legen Sie diesen mittig auf die Sohle: auf den linken Fuß, wenn es links blutet, auf den rechten, wenn es rechts blutet, und auf beide Sohlen, wenn Sie aus beiden Nasenlöchern bluten.

AKUPRESSUR

Durch die Stimulation der folgenden Akupressurpunkte können Sie den Fluss des Qi selbst regulieren und so einige Symptome wirksam behandeln. Bitte beachten Sie hierzu die Hinweise auf Seite 88–93.
LG 23 – Der obere Stern oder Shangxing: etwa einen Finger breit oberhalb des Haaransatzes in der Mitte des Scheitels

ARZNEIMITTEL

Winterzwiebel *(Allium fistulosum)*: Abkochung (innerlich), Brei (innerlich/äußerlich). Vorsicht: Es können Hautreizungen und Blähungen auftreten.
Bitte nehmen Sie die empfohlenen Arzneistoffe nicht eigenmächtig ein, sondern sprechen Sie vor der Anwendung mit Ihrem Arzt oder Heilpraktiker. Mehr Informationen finden Sie auf Seite 96.

SOFORTMASSNAHMEN

Füllen Sie einen Waschlappen oder ein Baumwolltuch mit Eiswürfeln und legen Sie diese Kompresse auf die Nasenwurzel. Legen Sie den Kopf nicht in den Nacken. Halten Sie ihn gerade oder neigen Sie ihn leicht nach vorn und atmen Sie ruhig.

ÖDEME

Wassereinlagerungen im Gewebe können im gesamten Körper auftreten und eine sichtbare Schwellung verursachen. Durch den Druckanstieg rufen sie außerdem Schmerzen hervor.

INNERLICHE ANWENDUNGEN
Die Kräuter der nachfolgenden Teezubereitungen wirken anregend, reizlindernd und stabilisierend.

Heiltees
Trinken Sie täglich etwa 2–3 Tassen von einem dieser Heiltees. Beachten Sie dabei die Hinweise zur Zubereitung und Dosierung auf Seite 100.
Europäischer Kräutertee: 4 g Brennnesselkraut, 4 g Hagebutten, 2 g Zinnkraut
Chinesischer Kräutertee: 9–5 g Bian Xu (Vogelknöterichkraut), 6–9 g Dan Zhu Ye (Grazile Bambusblätter), 6–15 g Ge Gen (Kopoubohnenwurzel), 6–9 g Ze Xie (Orient-Froschlöffelknolle)
Ayurvedischer Heiltee: 1–3 Scheiben Ingwer

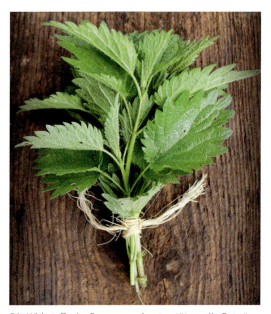

Die Wirkstoffe der Brennnessel unterstützen die Entwässerung des Körpers besonders effektiv.

BEWEGUNG
Regelmäßige Bewegung, Sport und gezielte Physiotherapie sind bei einer langfristigen Ödemtherapie unbedingt notwendig, insbesondere wenn die Beschwerden durch venöse Durchblutungsstörungen verursacht werden. Schwimmen oder Radfahren eignen sich für diesen Zweck hervorragend.

AKUPRESSUR
Durch die Stimulation der folgenden Akupressurpunkte können Sie den Fluss des Qi selbst regulieren und so einige Symptome wirksam behandeln. Bitte beachten Sie hierzu die Hinweise auf Seite 88–93.
B 21 – Transportpunkt zum Magen oder Weishu: auf dem Rücken zwischen dem zwölften Brustwirbel und dem ersten Lendenwirbel
B 23 – Transportpunkt zu den Nieren oder Shenshu: zwischen dem zweiten und dem dritten Lendenwirbel
G 41 – Am Fuß dem Weinen nahe oder Zulinqi: bei der vierten und der kleinen Zehe zwischen den beiden oberen Enden der Mittelfußknochen
MA 36 – Drei Meilen am Fuß oder Zusanli: vier Querfinger breit unterhalb der Kniescheibe, außen am Schienbein
LU 7 – Der Fehler in der Reihe oder Lieque: vom daumenseitigen Ende der Handgelenksquerfalten 1,5 Daumen breit weiter

ARZNEIMITTEL
Ananas *(Ananas comosus l. Merr.)*: Saft (innerlich), Pulver und frische Frucht (innerlich/äußerlich). Vorsicht: Zu viel davon kann Bauchweh verursachen.
Brunnenkresse *(Nasturtium officinale)*: Frisches oder getrocknetes Kraut, meist abgekocht (innerlich). Vorsicht: Rohe Brunnenkresse kann zu einer Reizung der Schleimhäute und der Haut führen.
Hirtentäschel *(Capsella bursa-pastoris)*: Abkochung aus dem Kraut, Pulver und Pillen (innerlich). Vorsicht: Die erhöhte Zufuhr kann Kreislaufprobleme verursachen.
Bitte nehmen Sie die empfohlenen Arzneistoffe nicht eigenmächtig ein, sondern sprechen Sie vor der Anwendung mit Ihrem Arzt oder Heilpraktiker. Mehr Informationen finden Sie auf Seite 96.

OHNMACHTSANFALL

So besorgniserregend eine kurze Bewusstlosigkeit auch sein mag, in den meisten Fällen sind harmlose Ursachen wie ein zu niedriger Blutdruck für sie verantwortlich. Häufig gehen der Ohnmacht dann Blässe, Schwindel, Zittern, Schwitzen, Flimmern und Schwärze vor den Augen oder Ohrensausen voran.
Wird die Ohnmacht durch eine Störung der Herzfunktion bedingt, kommt sie dagegen völlig unvermittelt. In allen Fällen sollten Sie, wenn Sie wieder bei Bewusstsein sind, einen Arzt informieren, um mögliche Ursachen abzuklären.

INNERLICHE ANWENDUNGEN

Wer zu Ohnmacht neigt, sollte auf eine ausreichende Flüssigkeitszufuhr achten. Starten Sie außerdem mit Tee oder Kaffee in den Tag, um den Kreislauf anzuregen. Vermeiden Sie fettreiche Lebensmittel und rauchen Sie nicht, um Gefäßverengungen vorzubeugen.

SOFORTMASSNAHMEN

Bei Verdacht auf einen drohenden Ohnmachtsanfall lagern Sie umgehend die Beine höher, um den Rückfluss des Blutes zum Herzen zu unterstützen.

Bei einer akuten Ohnmacht spritzen Sie etwas kaltes Wasser in das Gesicht des Betroffenen. Wischen Sie mit einem feuchtkalten Tuch oder einem Eiswürfel über seine Stirn und Schläfen. Drehen Sie den Ohnmächtigen auf den Rücken, lagern Sie seine Beine höher als den Kopf und drehen Sie sein Gesicht leicht zur Seite. Lockern Sie die Kleidung, vor allem Krawatten, Gürtel und Ähnliches. Sorgen Sie für frische Luft.

Küchenapotheke
Bohnenkaffee: 1 Tasse starker Bohnenkaffee nach dem Aufwachen hebt den Blutdruck.

Heiltees
Trinken Sie täglich etwa 2–3 Tassen von einem dieser Heiltees. Beachten Sie dabei die Hinweise zur Zubereitung und Dosierung auf Seite 100.
Europäischer Kräutertee: 4 g Rosmarinblätter, 2 g Kamillenblüten, 4 g Melissenblätter
Chinesischer Kräutertee: 3–9 g Dan Shen (Rotwurzsalbeiwurzeln), 9–15 g Xia Ku Cao (Braunellenähren), 6–12 g Gou Qi Zi (Bocksdornfrüchtetee), 6–9 g Ze Xie (Orient-Froschlöffelknolle)

AKUPRESSUR

Durch die Stimulation der folgenden Akupressurpunkte können Sie den Fluss des Qi selbst regulieren und so einige Symptome wirksam behandeln. Bitte beachten Sie hierzu die Hinweise auf Seite 88–93.
LG 26 – Die Mitte der Oberlippe oder Renzhong: Drücken Sie den Punkt in der Mitte zwischen Oberlippe und Nase kräftig mit dem Daumennagel.

UNTERKÜHLUNG

Starkes Frösteln und Zittern, eine blasse Haut sowie eine tiefe Atmung bei gleichzeitig schnellem Herzschlag weisen auf eine Unterkühlung hin. Ist diese schon fortgeschritten, sinkt der Blutdruck, der Puls wird langsamer, die Atmung unregelmäßig und die Muskeln erstarren. Auch das Schmerzempfinden lässt nach. Durch all dies wirkt der Unterkühlte zunehmend lethargisch.

INNERLICHE ANWENDUNGEN

Die nachfolgenden Teezubereitungen regen den Stoffwechsel an, fördern die Durchblutung und stabilisieren den Kreislauf.

Heiltees
Trinken Sie täglich etwa 2–3 Tassen von einem dieser Heiltees. Beachten Sie dabei die Hinweise zur Zubereitung und Dosierung auf Seite 100.

SOFORTMASSNAHMEN

Hüllen Sie den unterkühlten Menschen bis zum Eintreffen des Arztes in warme Decken. Sofern er noch bei Bewusstsein ist, empfiehlt sich die Verabreichung eines süßen, heißen Getränks. Ist er bewusstlos, bringen Sie ihn in die stabile Seitenlage.

Europäischer Kräutertee: 2 g Rosmarinblätter, 2 g Kamillenblüten, 3 g Löwenzahnkraut, 3 g Minzblätter
Chinesischer Kräutertee: 9–15 g Ingwer, 2–5 g weißer Pfeffer (Pulver), 9–15 g Frühlingszwiebel (der weiße Teil), 3–9 g Cang Zhu (Atractylodis-Wurzel), 6–9 g Dan Zhu Ye (Grazile Bambusblätter)
Ayurvedischer Heiltee: 2 Pfefferkörner, 1–2 Scheiben Ingwer; mit etwas Honig süßen.

BEWEGUNG

Jegliche Art von Bewegung sollte unbedingt vermieden werden. Auch Massagen oder Reibungen sind tabu, weil sich dadurch kaltes und warmes Blut vermischen können, was zum Kreislaufschock führt.

VENENENTZÜNDUNG

Die örtliche Entzündung einer oberflächlichen Vene ist oft Folge von Krampfadern, aber auch einer Herzschwäche oder langer Bettlägrigkeit. In allen Fällen kann das Blut nicht ausreichend zum Herzen zurücktransportiert werden und staut sich. Durch die Entzündung rötet sich das betroffene Hautareal, schwillt an, fühlt sich warm an und schmerzt. Im fortgeschrittenen Stadium bildet sich ein schmerzhafter, verdickter Strang. Begleitend kommt es zu Fieber und geschwollenen Lymphknoten. Bei tiefen Venenentzündungen kann eine Lungenembolie entstehen.

INNERLICHE ANWENDUNGEN

Die Heilkräuter in den Tees wirken entzündungshemmend, entkrampfend oder schmerzlindernd.

Küchenapotheke
Kardamon: Auch dieses Gewürz lindert Schmerzen. Streuen Sie möglichst oft kleine Mengen in Ihren Tee oder würzen Sie Ihre Speisen damit.

Heiltees
Trinken Sie täglich etwa 2–3 Tassen von einem dieser Heiltees. Beachten Sie dabei die Hinweise zur Zubereitung und Dosierung auf Seite 100.
Europäischer Kräutertee: 2,5 g Kastanie, 1,5 g Rosmarinblätter, 2 g Buchweizen, 1 g Brennnesselkraut, 2 g Waldmeisterkraut, 1 g Schafgarbenkraut
Chinesischer Kräutertee: 3–9 g Su Mu (Sappanholz), 3–9 g Hong Hua (Saflorblüten), 4,5–9 g Dang Gui (Chinesische Angelikawurzel), 3–6 g Ru Xiang (Weihrauchbaumharz)

ÄUSSERLICHE ANWENDUNG

Zur lokalen Behandlung empfehlen sich:
Salzsäckchen: Gegen äußere Schwellungen hilft Salz, das auch die Schmerzen lindert. Erhitzen Sie das Salz in einer Pfanne, füllen Sie es in ein Leinensäckchen und legen Sie dieses auf die betroffene Stelle.
Wadenwickel: Tauchen Sie einmal am Tag ein Leintuch in kaltes Wasser, wringen Sie es gut aus und wickeln Sie es straff um den Unterschenkel. Legen Sie ein trockenes Leintuch darüber und wickeln Sie zum Schluss noch ein warmes Wolltuch darum. Der Wickel kann bis zu 20 Minuten angelegt bleiben.

BEWEGUNG

Regelmäßige Bewegung regt die Blutzirkulation an. Vermeiden Sie daher unbedingt Bettruhe sowie langes Stehen oder Sitzen.

CHAKRA-AKTIVIERUNG

Wenn Sie an Venenentzündungen leiden, weist dies auf eine dauerhafte Schwäche des Basischakras hin. Ergreifen Sie möglichst oft Maßnahmen, die dieses Chakra anregen (siehe ab Seite 57).

VERDAUUNGSSYSTEM

BLÄHUNGEN

Völlegefühl, ein gespannter Bauch, das Entweichen von Darmgasen und Bauchschmerzen sind zwar nicht gefährlich, können das Wohlbefinden jedoch deutlich beeinträchtigen. Dabei lässt sich das Problem mit ein paar Ernährungsveränderungen meist gut in den Griff bekommen. In schweren Fällen können aber auch Nahrungsmittelunverträglichkeiten oder Krankheitsbilder wie ein Reizdarm oder eine Bauchspeichelentzündung für die Verdauungsprobleme verantwortlich sein. Ziehen Sie daher einen Arzt zurate, wenn die Eigenbehandlung keine Wirkung zeigt. Er kann bei Bedarf die entsprechende Therapie einleiten.

INNERLICHE ANWENDUNGEN

Im Hinblick auf die Ernährung haben meist schon kleine Veränderungen große Wirkung: Essen Sie nicht hastig und nebenbei, sondern nehmen Sie sich Zeit und kauen Sie gut. Dann schlucken Sie weniger Luft. Reduzieren Sie blähende und schwer verdauliche Speisen und essen Sie besser mehrere kleine Portionen am Tag als wenige große. Achten Sie außerdem darauf, dass Ihre Nahrung genug Ballaststoffe enthält, das fördert die gesunde Darmflora. Im akuten Fall helfen die folgenden Tipps und Tees.

Küchenapotheke

Bananen mit Sesam: 2 Bananen schälen und in Würfel schneiden. In einer Schale je 1 EL Sesam- und Fenchelsamen sowie Honig mischen. Banane unterheben und 20 Minuten ziehen lassen. Nehmen Sie über den Tag verteilt immer wieder einen Löffel davon ein.

Muskatnuss: Verwenden Sie beim Kochen öfter eine kleine Menge frisch geriebene Muskatnuss, beispielsweise im Kartoffelbrei. Oder trinken Sie vor dem Schlafengehen heiße Milch mit etwas Muskat.
Natriumcarbonat/Soda/Backpulver: Lösen Sie 1 Messerspitze davon in einer Tasse warmem Wasser auf, geben Sie den Saft von ½ Zitrone dazu und trinken Sie die Mischung in kleinen Schlucken.

Heiltees

Trinken Sie täglich etwa 2–3 Tassen von einem dieser Heiltees. Beachten Sie dabei die Hinweise zur Zubereitung und Dosierung auf Seite 100.
Europäischer Kräutertee: 1,5 g Fenchelfrüchte, 1,5 g Korianderfrüchte, 2 g Engelwurzwurzel, 1,5 g Kümmel, 2 g Kalmuswurzel, 1,5 g Enzianwurzel
Chinesischer Kräutertee: 5–9 g Lai Fu Zi (Rettichsamen), 6–12 g Gou Qi Zi (Bocksdornfrüchte), 2–5 g Fenchel (Fenchelfrüchte), 10–15 g Shan Zha (Fiederweißdornbeeren), 15–25 g Shan Yao (Yamswurzelknollen)
Ayurvedischer Heiltee: 1 TL Koriandersamen

BEWEGUNG

Maßvolle körperliche Bewegung entlastet den Darm und beugt so Blähungen vor oder hilft, sie zu vertreiben. Bereits ein kurzer Spaziergang nach dem Essen kann Abhilfe schaffen. Das liegt nicht zuletzt auch daran, dass beim Sport Stresshormone abgebaut werden. Und wie jeder weiß, kann Stress ganz schön auf den Magen schlagen. Sanfte Bewegungsformen wie Qi Gong oder Yoga sind daher bei Blähungen doppelt nützlich: Sie sorgen für Bewegung und Entspannung.

Duftendes Qi Gong
Führen Sie regelmäßig folgende Übungen durch:
- Die Ruder bewegen, um das Meer zu überqueren (siehe Seite 115)
- Der Jade-Phoenix nickt mit dem Kopf (siehe Seite 108)

AKUPRESSUR

Durch die Stimulation der folgenden Akupressurpunkte können Sie den Fluss des Qi selbst regulieren und so einige Symptome wirksam behandeln. Bitte beachten Sie hierzu die Hinweise auf Seite 88–93.

B 20 – Transportpunkt zur Milz oder Pishu: zwischen elftem und zwölftem Brustwirbel, am Rücken
DI 4 – Das geschlossene Tal oder Hegu: zwischen Zeigefinger und Daumen, am Ende der Daumenfalte
LE 3 – Der große Impuls oder Taichong: direkt unterhalb der Haut zwischen der großen und der zweiten Zehe, an den Enden der Mittelfußknochen der beiden Zehen
MA 36 – Drei Meilen am Fuß oder Zusanli: vier Finger breit unter der Kniescheibe, außen am Schienbein
MP 6 – Kreuzung der drei Yin-Meridiane oder Sanyinjiao: vier Finger breit über dem Knöchel an der Unterschenkelinnenseite
PE 6 – Der innere Pass oder Neiguan: vier Querfinger oberhalb der Sehnen am Ende der Handfalte

ARZNEIMITTEL

Basilikum *(Ocimum basilicum)*: Abkochung und Pulver (innerlich/äußerlich)
Fenchel *(Foeniculum vulgare)*: Tee, Abkochung und Pulver (innerlich), Samen und Öl (innerlich/äußerlich). Vorsicht: Fenchelöl kann bei einer entsprechenden Veranlagung zu Hautreizungen führen und Allergien hervorrufen.
Muskatnuss *(Myristica fragans)*: getrocknete Samen (innerlich). Vorsicht: Erhöhte Zufuhr kann zu Halluzinationen, Übelkeit, Desorientierung, Herzrasen sowie Magenschmerzen führen.
Bitte nehmen Sie die empfohlenen Arzneistoffe nicht eigenmächtig ein, sondern sprechen Sie vor der Anwendung mit Ihrem Arzt oder Heilpraktiker. Mehr Informationen finden Sie auf Seite 96.

DURCHFALL

Kommt es mehr als dreimal täglich zu Stuhlgang, ist dessen Menge vermehrt oder seine Konsistenz dünn, spricht man von Durchfall. Er tritt häufig in Verbindung mit Blähungen, Bauchkrämpfen sowie kolikartigen Schmerzen auf. Weitere Begleiterscheinungen können Übelkeit und Erbrechen sein. Hält Durchfall länger als drei Tage an, ist er sehr ausgeprägt oder wird er von Fieber und/oder starken Bauchschmerzen begleitet, sollten Sie zum Arzt gehen.

INNERLICHE ANWENDUNGEN

Bei anhaltendem Durchfall kann der Körper schnell austrocknen. Ersetzen Sie deshalb verlorene Flüssigkeit und Mineralstoffe durch Getränke und Brühen. Die nachfolgenden Zubereitungen sind durchfallhemmend und beruhigen den Darm.

Küchenapotheke

Reissuppe (Peya): 1 Teil Reis in 14 Teilen Wasser bei kleiner Hitze 45 Minuten köcheln. Mit Salz abschmecken und täglich mindestens einmal einnehmen, bis sich der Durchfall gelegt hat.
Muskatjoghurt: ¼ Messerspitze Muskatpulver und 1 EL frisch gepressten Ingwersaft in etwas rechtsdrehenden Naturjoghurt einrühren. Essen Sie täglich 200 g von dieser Mischung (Zimmertemperatur).
Granatapfel: Essen Sie ½ Granatapfel – das hilft, sofern der Durchfall nicht durch eine bakterielle oder virale Infektion verursacht wird.
Kümmel-Buttermilch: 1 Glas Buttermilch mit 1 Messerspitze gemahlenem Kümmel würzen und in kleinen Schlucken trinken.

Heiltees

Trinken Sie täglich etwa 2–3 Tassen von einem dieser Heiltees. Beachten Sie dabei die Hinweise zur Zubereitung und Dosierung auf Seite 100.
Europäischer Kräutertee: 2 g Kamillenblüten, 2 g Blutwurzwurzel, 2 g Eichenrinde, 2 g Tausendgüldenkraut, 2 g Birkenkohle
Chinesischer Kräutertee: 5–15 g Shen Qu (Fermentierte Kräutermischung), 6–12 g Bai Zhu (großköpfige

Atractylodes-Wurzel), 3–9 g Shi Liu Pi (Granatapfelschale), 10–15 g Shan Zha (Fiederweißdornbeeren).
Ayurvedischer Heiltee: 1 TL schwarzer Tee

BEWEGUNG
Bewegung stärkt das Immunsystem und steigert das allgemeine Wohlbefinden. Auch die Verdauung hängt stark mit ihr zusammen: Bereits 15 Minuten körperlicher Aktivität unterstützen auf natürliche und sanfte Weise die Darmtätigkeit.

Duftendes Qi Gong
Führen Sie regelmäßig folgende Übungen durch:
- Der Jade-Phoenix nickt mit dem Kopf (siehe Seite 108)
- Die Ruder bewegen, um das Meer zu überqueren (siehe Seite 115)
- Bodhi-dharma schaukelt das Boot (siehe Seite 117)

AKUPRESSUR
Durch die Stimulation der folgenden Akupressurpunkte können Sie den Fluss des Qi selbst regulieren und so einige Symptome wirksam behandeln. Bitte beachten Sie hierzu die Hinweise auf Seite 88–93.
B 22 – Transportpunkt zum Dreifachen Erwärmer oder Sanjiaoshu: am Rücken zwischen dem ersten und dem zweiten Lendenwirbel
MA 25 – Himmlischer Drehpunkt oder Tianshu: Beide Punkte sind zwei Querfinger breit seitlich des Nabels zu finden. Pressen Sie sie 30 Sekunden zwischen Daumen und Zeigefinger. Die Behandlung der Punkte erfolgt gleichzeitig.
MA 27 – Sehr groß oder Daju: Die beiden Punkte befinden sich zwei Daumen breit unter MA 25 und werden wie bei MA 25 gleichzeitig behandelt.
MA 36 – Drei Meilen am Fuß oder Zusanli: vier Finger breit unter der Kniescheibe, außen am Schienbein
MP 6 – Kreuzung der drei Yin-Meridiane oder Sanyinjiao: vier Finger breit über dem Knöchel an der Innenseite der Unterschenkel
KG 4 – Die umschlossene Ursprungsenergie oder Guanyuan: Dieser Punkt befindet sich auf der Linie zwischen Schambein und Nabel – etwa ⅖ der Entfernung vom Schambein aus

CHAKRA-AKTIVIERUNG
Wenn Sie an Durchfall leiden, weist dies auf eine dauerhafte Schwäche des Basischakras sowie des Magenchakras hin. Ergreifen Sie Maßnahmen, die dieses Chakra anregen (siehe ab Seite 63).

ARZNEIMITTEL
Banane *(Musa paradisiaca)*: Frucht ohne Schale sowie Saft (innerlich), getrocknete und abgekochte Schale (äußerlich)
Buchweizen *(Fagopyrum esculentum Moench)*: Tee (innerlich), Pulver (innerlich/äußerlich). Vorsicht: Eine erhöhte Zufuhr kann zu viel des Guten bewirken und Verstopfung auslösen.
Majoran *(Origanum majorana L.)*: Saft und Pulver (innerlich). Vorsicht: Bei einer erhöhten Zufuhr können unter Umständen Übelkeit, Schwindel und Kreislaufprobleme auftreten.
Bitte nehmen Sie die empfohlenen Arzneistoffe nicht eigenmächtig ein, sondern sprechen Sie vor der Anwendung mit Ihrem Arzt oder Heilpraktiker. Mehr Informationen finden Sie auf Seite 96.

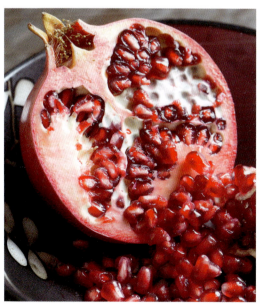

Wegen seiner zusammenziehenden Wirkung lindert das Fruchtfleisch des Granatapfels Durchfall.

ERBRECHEN, ÜBELKEIT

Erbrechen und Übelkeit werden zwar im Magen lokalisiert, gesteuert werden sie jedoch vom Brechzentrum im Gehirn. Auslöser für dessen Reizung sind vielfältig und reichen von Angst, Stress oder Ekel über eine Störung der Gleichgewichtsorgane, Schmerzen und Magen-Darm-Infektion bis zu verdorbenen Lebensmitteln oder Giftstoffen.

Häufig gehen die Beschwerden mit weiteren Symptomen einher wie Kopfschmerzen, Schwindel, Fieber, Schweißausbrüchen, Durchfall oder Bauchkrämpfen, die auf schwerwiegende und akute Krankheiten hinweisen können, etwa eine Blinddarmentzündung, einen Leistenbruch, einen Schlaganfall oder einen Herzinfarkt. Benachrichtigen Sie im Zweifelsfall den Arzt.

INNERLICHE ANWENDUNGEN

Durch Erbrechen verliert der Körper viel Flüssigkeit. Ersetzen Sie diesen Verlust am besten durch heilende Kräutertees. Seien Sie mit dem Essen zurückhaltend und vermeiden Sie fette, gebratene oder blähende Kost. Empfehlenswert sind stattdessen warme Suppen oder klare Brühen.

Küchenapotheke

Ingwer-Zitronen-Honig-Mixtur: 5 TL frisch gepressten Ingwersaft mit 1 TL Zitronensaft mischen sowie 1 TL Honig und 1 Messerspitze Asaföetida (ayurvedisches Gewürz) zufügen. Nehmen Sie innerhalb von 2 Stunden alle 30 Minuten ½ TL dieser Mixtur ein. Sie hilft gegen Übelkeit.

Zitronenscheibe: Lutschen Sie eine frisch geschnittene Zitronenscheibe aus. Alternativ können Sie auch einige Tropfen Zitronensaft in ein Glas Wasser geben und dieses schluckweise trinken.

Möhrensaft: Nehmen Sie 1 Glas frischen Möhrensaft zu sich. Das Gemüse bindet Giftstoffe im Darm und lässt damit die Übelkeit schneller abklingen.

Heiltees

Trinken Sie täglich etwa 2–3 Tassen von einem dieser Heiltees. Beachten Sie dabei die Hinweise zur Zubereitung und Dosierung auf Seite 100.

Europäischer Kräutertee: 1,5 g Petersilienkraut, 4 g Kürbiskerne, 0,5 g Weiße Schneebeere, 2 g Kamillenblüten, 2 g Minzeblätter

Chinesischer Kräutertee: 15 g Bai Zhu (Großköpfige Atractylodes-Wurzel), 10–15 g Shan Zha (Fiederweißdornbeeren), 3–6 g Ingwer

Ayurvedischer Heiltee: 1 TL Koriandersamen

ÄUSSERLICHE ANWENDUNGEN

Häufig fördern warme Wickel oder eine Wärmflasche die Genesung, weil sie beruhigend wirken.

Kamillen-Bauchwickel: Übergießen Sie 2 TL Kamillenblüten mit ½ Liter kochendem Wasser und lassen Sie das Ganze 5–10 Minuten ziehen. Tränken Sie nun ein Leintuch mit dem abgekühlten Tee und wringen Sie es anschließend fest aus. Falten Sie das Tuch der Länge nach und legen Sie es auf den Bauch. Wickeln Sie anschließend ein Wolltuch oder einen Schal um den Bauch und ruhen Sie sich 15 Minuten liegend aus, ehe Sie den Wickel wieder abnehmen. Nach Bedarf mehrmals täglich wiederholen. Der Wickel lindert Bauchschmerzen und Übelkeit.

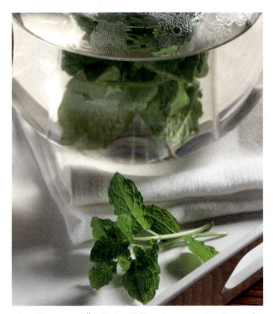

Klassiker gegen Übelkeit: Pfefferminztee, weil er krampflösend auf die Magen-Darm-Muskulatur wirkt.

Zitronenumschlag: Träufeln Sie den Saft einer unbehandelten Zitrone auf ein sauberes Mulltuch und legen Sie sich dieses anschließend auf die Stirn. Wickeln Sie nun ein Handtuch darüber und legen Sie sich 30 Minuten hin, ehe Sie den Umschlag wieder entfernen. Hilft gegen Kopfschmerzen, die oft in Verbindung mit Übelkeit und Erbrechen auftreten.

AKUPRESSUR

Durch die Stimulation der folgenden Akupressurpunkte können Sie den Fluss des Qi selbst regulieren und so einige Symptome wirksam behandeln. Bitte beachten Sie hierzu die Hinweise auf Seite 88–93.
PE 6 – Der innere Pass oder Neiguan: vier Querfinger oberhalb der Sehnen am Ende der Handfalte; massieren Sie diesen Punkt mit dem Zeigefinger 1–2 Minuten pro Seite. Wenn Übelkeit und Erbrechen nicht nachlassen, wiederholen Sie die Akupressur nach 15–30 Minuten erneut.

BEWEGUNG

Im Akutfall ist es meist ratsam, einen Gang zurückzuschalten, sich flach auf den Rücken zu legen und die Beine etwas höher zu lagern. Sofern Sie sich nicht zu wackelig auf den Beinen fühlen, kann auch ein Spaziergang an der frischen Luft helfen. Atmen Sie bewusst ein und aus, das reduziert die Übelkeit. Die nachfolgenden Übungen wirken sich präventiv günstig auf den Magen-Darm-Trakt aus.

Duftendes Qi Gong
Führen Sie regelmäßig folgende Übungen durch:
- Der Jade-Phoenix nickt mit dem Kopf (siehe Seite 108)
- Die Luft ist erfüllt vom Duft der buddhistischen Pagode (siehe Seite 110)
- Himmel und Erde nach links drehen (siehe Seite 114)

CHAKRA-AKTIVIERUNG

Wenn Sie an Übelkeit und Erbrechen leiden, weist dies auf eine dauerhafte Schwäche des Nabelchakras hin. Ergreifen Sie Maßnahmen, die dieses Chakra anregen (siehe ab Seite 63).

HÄMORRHOIDEN

Hämorrhoiden sind ein Schwellkörpergeflecht aus Arterien und Venen, die zusammen mit dem Schließmuskel den Darmausgang abdichten. Sie können Probleme bereiten, wenn sie sich zum Beispiel durch Bewegungsmangel, vieles Sitzen oder Übergewicht erweitern und nach unten sinken. Mit eine der häufigsten Ursachen dafür ist außerdem verstärktes Pressen aufgrund einer Verstopfung.
Erste Anzeichen für ein Hämorrhoidenleiden sind schmerzlose, hellrote Blutungen im Stuhl sowie Juckreiz am After. Im späteren Krankheitsverlauf kommt es zu stechenden und brennenden Schmerzen, Hautentzündungen sowie Nässen.

INNERLICHE ANWENDUNGEN

Um die Verdauung in Schwung zu bringen und damit Verstopfung vorzubeugen, empfiehlt sich grundsätzlich eine ballaststoffreiche Ernährung und eine ausreichende Flüssigkeitszufuhr.

Küchenapotheke
Selleriesaft: Trinken Sie zur Verbesserung der Verdauung täglich ½ Liter frischen Selleriesaft.
Bananen: 2 Bananen schälen und in grobe Stücke schneiden. Das Fruchtfleisch mit 2 EL Honig etwa 20 Minuten in ½ Liter Wasser garen. Essen Sie den stückigen Brei auf zwei Portionen verteilt – einmal morgens und einmal abends.
Apfelessig: Vermischen Sie zwei- bis dreimal täglich in einem Glas 2 EL Apfelessig mit lauwarmem Wasser und trinken Sie die Mischung.

Heiltees
Trinken Sie täglich etwa 2–3 Tassen von einem dieser Heiltees. Beachten Sie dabei die Hinweise zur Zubereitung und Dosierung auf Seite 100.
Europäischer Kräutertee: 2 g Kastanie, 3 g Schafgarbenkraut, 2 g Brennnesselkraut, 2 g Steinkleekraut, 1 g Ringelblumenblüten
Chinesischer Kräutertee: 4,5–9 g Ku Shen (Schnurbaumwurzel), 6–12 g Chi Shao ((Rote Pfingstrosenwurzel), 6–9 g Zhi Zi (Gardenienfrüchte), 3 g Honig

ÄUSSERLICHE ANWENDUNG

Zur lokalen Behandlung empfiehlt sich:
Sitzbad: Geben Sie 50 g Zweige und Blätter des Japanischen Schnur- oder Pagodenbaums (*Sophora japonica*) in 3 Liter heißes Wasser und nehmen Sie ein 15–20-minütiges Sitzbad. Das lindert die Schmerzen.

BEWEGUNG

Vorsicht gilt bei Sportarten, die mit Hüpfen, Springen und Aufprallbewegungen verbunden sind wie zum Beispiel Tennis, Squash oder Volleyball. Sie belasten den Beckenboden und sind daher nicht empfehlenswert. Dasselbe gilt für Kraftsport, insbesondere für Gewichtheben. Auch hier kann der starke Druck auf den Beckenboden das Hämorrhoidalleiden zusätzlich fördern, da sich die zartwandigen Blutgefäße des Hämorrhoidalpolsters dehnen.
Sanfte Bewegungsformen wie Yoga oder Qi Gong sind dagegen ungefährlich, das Gleiche gilt für Schwimmen. Außerdem empfehlenswert: Spezielle Beckenbodengymnastik, um einer zusätzlich belastenden Beckenbodenschwäche entgegenzuwirken.

Yoga

Wenn Sie ein Pitta-Typ sind, können bestimmte Asanas zur Genesung beitragen. Bevor Sie mit dem Üben beginnen, sollten Sie daher Ihre Konstitution prüfen. Eine entsprechende Tabelle finden Sie auf Seite 49.
Asana für Pitta: Schulterstand (siehe Seite 143)

ARZNEIMITTEL

Agar-Agar (*Gelidium amansii Lamour*): Tee (innerlich), Pulver (innerlich/äußerlich). Vorsicht: Nach der Menstruation sowie während der Schwangerschaft ist von der Einnahme abzusehen.
Banane (*Musa paradisiaca*): Frucht ohne Schale sowie Saft (innerlich), getrocknete und abgekochte Schale (äußerlich)
Ingwer (*Zingiber officinale*): Presssaft, gekochte Pflanze und Abkochung aus getrockneter Wurzel (innerlich), Brei (innerlich/äußerlich)
Bitte nehmen Sie die empfohlenen Arzneistoffe nicht eigenmächtig ein, sondern sprechen Sie vor der Anwendung mit Ihrem Arzt oder Heilpraktiker. Mehr Informationen finden Sie auf Seite 96.

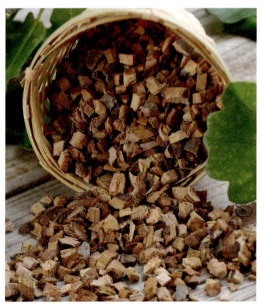

In der westlichen Naturheilkunde verwendet man zur Behandlung von Hämorrhoiden vor allem Eichenrinde.

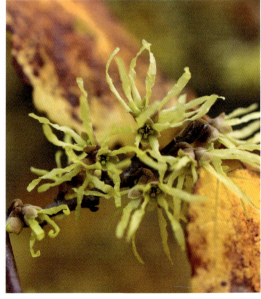

Auch Hamamelis lindert den mit Hämorrhoiden einhergehenden Juckreiz und wirkt Entzündungen entgegen.

MAGENSCHMERZEN

Schmerzen im Bereich des Magens sind häufig von Durchfall, Übelkeit oder Erbrechen begleitet. Treten sie regelmäßig auf oder sind sie chronisch, sollten Sie unbedingt einen Arzt konsultieren.

INNERLICHE ANWENDUNGEN

Bei ernährungsbedingten Magenschmerzen empfiehlt sich, fette Speisen, üppige Mahlzeiten sowie den Konsum von tierischen Produkten generell zu reduzieren.

Küchenapotheke
Papayasaft: Trinken Sie täglich 0,5–1 Liter davon.
Mandarinen-Reis-Brei: 1 Tasse Reis und die Schale einer unbehandelten Mandarine in 2 Tassen Wasser weich kochen. Mittags oder abends essen.
Ghee: Nehmen Sie täglich 1 EL davon ein.

Heiltees
Trinken Sie täglich etwa 2–3 Tassen von einem dieser Heiltees. Beachten Sie dabei die Hinweise zur Zubereitung und Dosierung auf Seite 100.
Europäischer Kräutertee: 2 g Kalmuswurzel, 2 g Fenchelfrüchte, 2 g Melissenblätter, 2 g Kamillenblüten, 2 g Minzeblätter
Chinesischer Kräutertee: 9–15 g Fu Ling (Kiefernschwamm), 6–12 g Gou Qi Zi (Bocksdornfrüchte), 15–30 g Shan Yao (Yamswurzelknollen)
Ayurvedischer Heiltee: 1 TL Koriandersamen

BEWEGUNG
Ideal sind sanfte Formen wie Qi Gong und Yoga.

Duftendes Qi Gong
Führen Sie regelmäßig folgende Übungen durch:
- Der Jade-Phoenix nickt mit dem Kopf (siehe Seite 108)
- Die Luft ist erfüllt vom Duft der buddhistischen Pagode (siehe Seite 110)
- Himmel und Erde nach links drehen (siehe Seite 114)
- Die Ruder bewegen, um das Meer zu überqueren (siehe Seite 115)
- Bodhi-dharma schaukelt das Boot (siehe Seite 117)

Yoga
Wenn Sie ein Kapha-Typ sind, kann diese Asana bei chronischen Störungen des Magen-Darm-Trakts helfen. Bevor Sie mit dem Üben beginnen, sollten Sie daher Ihre Konstitution prüfen (siehe Seite 49).
Asana für Kapha: Kobra (siehe Seite 140)

AKUPRESSUR

Durch die Stimulation der folgenden Akupressurpunkte können Sie den Fluss des Qi selbst regulieren und so einige Symptome wirksam behandeln. Bitte beachten Sie hierzu die Hinweise auf Seite 88–93.
MA 25 – Himmlischer Drehpunkt oder Tianshu: drei Daumen breit seitlich vom Bauchnabel
MA 27 – Sehr groß oder Daju: Die beiden Punkte befinden sich zwei Daumen breit unter MA 25 und werden wie bei MA 25 gleichzeitig behandelt.
MA 37 – Oberhalb des großen Erdhügels oder Shangjuxu: außen an den Schienbeinen, acht Querfinger unterhalb der Kniescheibe
KG 6 – Meer des Qi oder Qihai: knapp unterhalb des Nabels, vier Finger breit oberhalb des Schambeins
KG 10 – Untere Magengrube oder Xiawan: drei Finger breit oberhalb des Nabels

CHAKRA-AKTIVIERUNG
Wenn Sie öfter Magenschmerzen haben, weist dies auf eine dauerhafte Schwäche des Magenchakras hin. Ergreifen Sie möglichst häufig Maßnahmen, die dieses Chakra anregen (siehe ab Seite 63).

ARZNEIMITTEL
Koriander *(Coriandrum sativum)*: Pulver (innerlich), Abkochung (innerlich/äußerlich). Vorsicht: Dauergebrauch kann Sehkraft und Gedächtnis schwächen.
Dill *(Anethum graveolens)*: Abkochung und Pillen (innerlich), Pulver und Öl (innerlich/äußerlich)
Ackerminze *(Mentha var. Arvensis, Mentha haplocalyx.)*: Tee (innerlich), Abkochung (innerlich/äußerlich), Brei (äußerlich). Vorsicht: Menthol kann allergische Reaktionen hervorrufen.
Bitte nehmen Sie die empfohlenen Arzneistoffe nicht eigenmächtig ein, sondern sprechen Sie vorher mit Ihrem Arzt oder Heilpraktiker (siehe auch Seite 96).

SODBRENNEN

Gelegentliches saures Aufstoßen und unangenehmes Brennen ist in der Regel harmlos. Wenn Sie aber regelmäßig Sodbrennen haben, sollten Sie Ihren Arzt oder Heilpraktiker um Rat fragen.

INNERLICHE ANWENDUNGEN

Zu große Portionen, zu viel Fett, Zucker und scharfe Gewürze können Sodbrennen begünstigen.

Küchenapotheke
Wasser: 1 Glas lauwarmes Wasser mildert das Brennen. Sie können ihm auch 1 EL Apfelessig hinzufügen.
Haferflocken: Kauen Sie 1 TL Haferflocken. Spucken Sie das Zerkaute nach etwa einer Minute wieder aus.
Möhrensaft: Trinken Sie täglich 1–2 Gläser davon.

Heiltees
Trinken Sie täglich etwa 2–3 Tassen von einem dieser Heiltees. Beachten Sie dabei die Hinweise zur Zubereitung und Dosierung auf Seite 100.

Europäischer Kräutertee: 2 g Bibernellkraut, 2 g Kamillenblüten, 2 g Melissenblätter, 1,5 g Minzeblätter, 2,5 g Süßholzwurzel
Chinesischer Kräutertee: 3–9 g Zi Su Geng (Schwarznesselzweige), 20 Chi Xiao Dou (Azukibohnensamen), 4,5–9 g Bei Sha Shen (Glehnia-Wurzel), 6–12 g Mai Dong (Schlangenbartwurzel), 6–9 g Dan Zhu Ye (Grazile Bambusblätter)
Ayurvedischer Heiltee: ½ Messerspitze Zimt, 1 Scheibe Ingwer, 1 Nelke

BEWEGUNG

Bewegung baut Stress ab und fördert so die innere Ruhe, was sich wiederum positiv auf den Magen auswirkt. In besonderem Maße trifft dies auf Bewegungsformen zu, die zugleich einen meditativen Charakter haben wie zum Beispiel Qi Gong.

Duftendes Qi Gong
Führen Sie regelmäßig folgende Übungen durch:
- Der Jade-Phoenix nickt mit dem Kopf (siehe Seite 108)
- Die Luft ist erfüllt vom Duft der buddhistischen Pagode (siehe Seite 110)
- Die Ruder bewegen, um das Meer zu überqueren (siehe Seite 115)
- Himmel und Erde nach links drehen (siehe Seite 114)
- Bodhi-dharma schaukelt das Boot (siehe Seite 117)

AKUPRESSUR

Durch die Stimulation der folgenden Akupressurpunkte können Sie den Fluss des Qi selbst regulieren und so einige Symptome wirksam behandeln. Bitte beachten Sie hierzu die Hinweise auf Seite 88–93.
MA 36 – Drei Meilen am Fuß oder Zusanli: vier Finger breit unterhalb der Kniescheibe, außen am Schienbein
PE 6 – Der innere Pass oder Neiguan: vier Querfinger oberhalb der Sehnen am Ende der Handfalte

CHAKRA-AKTIVIERUNG

Wenn Sie an Sodbrennen leiden, weist dies auf eine dauerhafte Schwäche des Magenchakras hin. Ergreifen Sie möglichst oft Maßnahmen, die dieses Chakra anregen (siehe ab Seite 63).

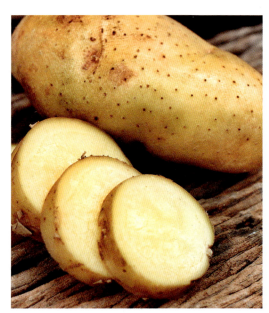

Saft roher Kartoffeln, im Verhältnis 1:2 mit lauwarmem Wasser gemischt, hilft ebenfalls gegen Sodbrennen.

ARZNEIMITTEL

Basilikum *(Ocimum basilicum)*: Abkochung und Pulver (innerlich/äußerlich)

Muskatnuss *(Myristica fragans)*: getrocknete Samen (innerlich). Vorsicht: Erhöhte Zufuhr kann zu Halluzinationen, Übelkeit, Desorientierung, Herzrasen sowie Magenschmerzen führen.

Bitte nehmen Sie die empfohlenen Arzneistoffe nicht eigenmächtig ein, sondern sprechen Sie vor der Anwendung mit Ihrem Arzt oder Heilpraktiker. Mehr Informationen finden Sie auf Seite 96.

ÜBERGEWICHT

Übergewicht selbst ist zwar keine Krankheit, es kann jedoch vielen Erkrankungen den Weg bereiten, darunter auch lebensbedrohlichen wie Arterienverkalkung oder Diabetes. Zudem bringen die überschüssigen Kilos einige körperliche Beeinträchtigungen mit sich wie zum Beispiel schnelle Ermüdung, Kurzatmigkeit, vermehrtes Schwitzen oder Gelenk- und Rückenschmerzen. Nicht zu vergessen die seelischen Probleme.

INNERLICHE ANWENDUNGEN

Die TCM geht davon aus, dass Übergewicht einer starken Ansammlung von Feuchtigkeit und Schleim geschuldet ist – langsam entstanden aus einem »kalten« Verdauungssystem, das wiederum häufig Resultat einer falschen Ernährung ist. Um das Gleichgewicht wiederherzustellen, müssen Sie Wärme und Hitze in Ihrem Körper fördern. Essen Sie daher bevorzugt leicht scharfe Nahrungsmittel und Gewürze wie Basilikum, Dillsamen, Kohlrabi, Pfefferminze, Rosmarin oder Spinat. Vermeiden Sie kühlende Speisen oder Getränke, denn alles, was Sie kalt oder roh zu sich nehmen, muss Ihr Körper mit eigener Energie erst erwärmen, um es überhaupt verwerten zu können. Und das bedeutet, Sie verlieren Hitze. Bauen Sie stattdessen vermehrt Fisch, Huhn, Melone, Papaya und Sonnenblumenkerne in Ihren Speiseplan ein. Diese Lebensmittel haben wärmende Eigenschaften.

Wer mit dem Gewicht zu kämpfen hat, sollte besser auch beim Trinken auf Warmes zurückgreifen, etwa auf abgekochtes Wasser, dem ein wenig verdauungsfördernder Kreuzkümmel und Koriandersamen beigefügt wurde. Buttermilch, gekocht mit je einer Prise Kurkuma, Kreuzkümmelsamen und Curryblätter sowie Kokosnusswasser haben ebenfalls eine positive Wirkung auf den Stoffwechsel – und somit auch auf den Gewichtsverlust.

Wenn Sie es alleine nicht schaffen, Ihre Ernährung umzustellen, lassen Sie sich von Ihrem Arzt und/oder Heilpraktiker einen gezielten Diätplan erstellen.

Heiltees

Trinken Sie täglich etwa 2–3 Tassen von einem dieser Heiltees. Beachten Sie dabei die Hinweise zur Zubereitung und Dosierung auf Seite 100.

Europäischer Kräutertee: 3 g Löwenzahnkraut, 3 g Schafgarbenkraut, 1,5 g Kamillenblüten, 2,5 g Tausendgüldenkraut

Chinesischer Kräutertee: 5–15 g Da Huang (Chinesische Rhabarberwurzel), 1–3 g Fan Xie Ye (Sennesblätter), 6–12 g Mai Dong (Schlangenbartwurzel), 10–15 g Shan Zha (Fiederweißdornbeeren)

Ayurvedischer Heiltee: 2 TL Anissamen

BEWEGUNG

Regelmäßige Bewegung ist unbedingt notwendig, wenn Sie abnehmen möchten. Sie regen damit den Stoffwechsel an, verbrennen Fett und bauen Muskeln auf. Weil dadurch der Grundumsatz steigt, ist es zudem leichter, das neue Gewicht auch dauerhaft zu halten. Stecken Sie anfangs Ihre Ziele jedoch nicht zu hoch. Beginnen Sie mit einem leichten Training, das Sie dafür wirklich regelmäßig ausführen. So bekommen Sie wieder ein gutes Gefühl für Ihren Körper. Besonders gut für den Einstieg sind die heilgymnastischen Übungen des Tai Ji Quan (siehe ab Seite 122) oder sanftes Yoga (siehe ab Seite 128). Auch Schwimmen und Radfahren sorgen für körperliches Wohlbefinden, ohne die Gelenke allzu sehr zu belasten. Gehen Sie außerdem viel spazieren.

Duftendes Qi Gong

Führen Sie regelmäßig folgende Übungen durch:
- Die Hände kreuzend schwingen (siehe Seite 120)
- Der Jünger betet zu Buddha (siehe Seite 121)

AKUPRESSUR

Durch die Stimulation der folgenden Akupressurpunkte können Sie den Fluss des Qi selbst regulieren und so einige Symptome wirksam behandeln. Bitte beachten Sie hierzu die Hinweise auf Seite 88–93.

H 7 – Tor des Geistes oder Shenmen: am inneren Unterarm an der Handgelenkinnenseite, an der Sehne, zwei Finger breit nach innen; drücken Sie in Kombination mit H 7 auch den Punkt am Ende des Ohrrands, oberhalb des Ohreingangs auf dem leicht erhöhten Knorpel.

LG 20 – Hundert Zusammenkünfte oder Baihui: in der Mitte der Schädeldecke, auf dem obersten Punkt des Scheitels

PE 6 – Der innere Pass oder Neiguan: vier Querfinger oberhalb der Sehnen am Ende der Handfalte

CHAKRA-AKTIVIERUNG

Wenn Sie Übergewicht haben, weist dies auf eine dauerhafte Schwäche des Magenchakras hin. Ergreifen Sie möglichst oft Maßnahmen, die dieses Chakra anregen (siehe ab Seite 63).

VERSTOPFUNG

Erfolgt die Darmentleerung seltener als dreimal in der Woche, sprechen Mediziner von Verstopfung. Sie geht meist in Verbindung mit hartem Stuhl, schmerzhaftem Pressen, Völlegefühl sowie einem allgemeinen Unwohlsein einher.

INNERLICHE ANWENDUNGEN

Ernähren Sie sich generell ballaststoffreich, um die Verdauung in Schwung zu bringen. Auch viel Trinken wirkt Verstopfung entgegen.

Küchenapotheke

Cayennepfeffer: Verwenden Sie beim Kochen viel Cayennepfeffer. Er fördert die Darmentleerung.

Walnuss-Honig-Trunk: In einem Topf 30 g Honig mit 5 geschälten und zerkleinerten Walnüssen mischen und alles mit 20 Milliliter 70-prozentigem Weinbrand aufgießen. Mit wenig Wasser 5 Minuten bei mittlerer Hitze kochen. Abkühlen lassen und vor dem Schlafengehen trinken.

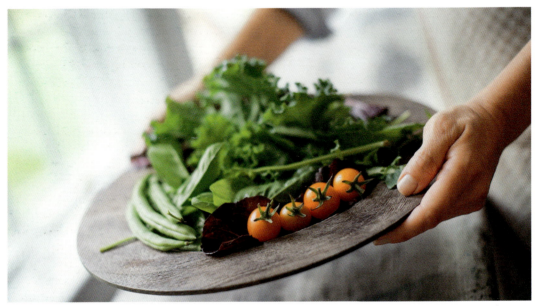

Ballaststoffreiche Nahrung ist die beste und gesündeste Prophylaxe gegen Verstopfung. Wer viel Salat, Rohkost, Gemüse und Vollkornprodukte isst und dazu reichlich trinkt, hat selten Probleme mit dem Stuhlgang.

Knoblauch mit Soda: 1 Knoblauchzehe schälen, zerstoßen und mit je 1 Messerspitze Salz und Soda mischen. Einmal täglich nach dem Essen einnehmen.
Apfel: Essen Sie jeden Morgen auf nüchternen Magen sowie jeden Abend einen Apfel.

Heiltees

Trinken Sie täglich etwa 2–3 Tassen von einem dieser Heiltees. Beachten Sie dabei die Hinweise zur Zubereitung und Dosierung auf Seite 100.
Europäischer Kräutertee: 1,5 g Anisfrüchte, 2 g Basilikumkraut, 2 g Tausendgüldenkraut, 1,5 g Faulbaumrinde, 3 g Löwenzahnkraut
Chinesischer Kräutertee: 3–30 g Da Huang (Chinesische Rhabarberwurzel), 0,5–5 g Fan Xie Ye (Sennesblätter), 6–12 g Mai Dong (Schlangenbartwurzel), 5–15 g Shen Qu (Fermentierte Kräutermischung)
Ayurvedischer Heiltee: 2 TL getrocknetes Basilikum oder 4–6 frische Basilikumblätter

BEWEGUNG

Dass Ausdauersport und Bewegung die Verdauung anregen, ist längst kein Geheimnis mehr. Aber wussten Sie, dass auch regelmäßiges Bauchmuskeltraining Verstopfung entgegenwirkt, weil es wie eine Bauchmassage die schlaffe Bauchmuskulatur anregt? Genauso lässt sich mit Qi Gong oder Yoga viel erreichen.

Duftendes Qi Gong

Führen Sie regelmäßig folgende Übungen durch:
- Der Jade-Phoenix nickt mit dem Kopf (siehe Seite 108)
- Die Luft ist erfüllt vom Duft der buddhistischen Pagode (siehe Seite 110)
- Himmel und Erde nach links drehen (siehe Seite 114)
- Die Ruder bewegen, um das Meer zu überqueren (siehe Seite 115)
- Bodhi-dharma schaukelt das Boot (siehe Seite 117)

Yoga

Wenn Sie ein Vata-Typ sind, können bestimmte Asanas zur Genesung beitragen. Bevor Sie mit dem Üben beginnen, sollten Sie daher Ihre Konstitution prüfen. Eine entsprechende Tabelle finden Sie auf Seite 49.
Asanas für Vata: Yoga Mudra (siehe Seite 134), Knie zur Brust (siehe Seite 136), Schwamm (siehe Seite 137), Schulterstand (siehe Seite 143). Achten Sie darauf, dass der Bauch bei allen Übungen eingezogen ist.

AKUPRESSUR

Durch die Stimulation der folgenden Akupressurpunkte können Sie den Fluss des Qi selbst regulieren und so einige Symptome wirksam behandeln. Bitte beachten Sie hierzu die Hinweise auf Seite 88–93.
DI 4 – Das geschlossene Tal oder Hegu: zwischen Zeigefinger und Daumen, am Ende der Daumenfalte
LE 2 – In den Zwischenraum gehen oder Xingjian: zwischen großer und zweiter Zehe, an der Haut
LE 3 – Der große Impuls oder Taichong: direkt unterhalb der Haut zwischen großer und zweiter Zehe, an den Enden der Mittelfußknochen beider Zehen
MA 25 – Himmlischer Drehpunkt oder Tianshu: drei Daumen breit seitlich vom Bauchnabel. Pressen Sie beide Punkte gleichzeitig 30 Sekunden lang zwischen Daumen und Zeigefinger.
MA 27 – Sehr groß oder Daju: Die beiden Punkte befinden sich zwei Daumen breit unter M 25 und werden wie diese behandelt.
N 3 – Großer Bach oder Taixi: zwischen dem höchsten Punkt der Achillessehne und des Fußknöchels, an der Fußinnenseite

ARZNEIMITTEL

Aloe vera *(Aloe vera, Aloe barbadensis)*: Tabletten und Tee (innerlich), Gel und Pulver (äußerlich). Vorsicht: In der Schwangerschaft und Stillzeit ist von einer innerlichen Einnahme abzuraten.
Basilikum *(Ocimum basilicum)*: Abkochung und Pulver (innerlich/äußerlich)
Granatapfel *(Punica granatum L.)*: Frische Frucht und Pulver (innerlich). Vorsicht: Bei erhöhtem Konsum können Durchfall und Schwindel auftreten.
Bitte nehmen Sie die empfohlenen Arzneistoffe nicht eigenmächtig ein, sondern sprechen Sie vor der Anwendung mit Ihrem Arzt oder Heilpraktiker. Mehr Informationen finden Sie auf Seite 96.

UROGENITALSYSTEM

BLASENENTZÜNDUNG

Bei einer Blasenentzündung reagiert die Blasenwand sehr sensibel auf Dehnungsreize, deshalb kommt es zu vermehrtem und plötzlich auftretendem Harndrang, bei dem jedoch nur geringe Mengen Urin ausgeschieden werden. Zu den Symptomen zählen Schmerzen und Brennen beim Wasserlassen sowie erhöhter Durst. Manchmal kommt es sogar zu Schüttelfrost, Kopf- und Gliederschmerzen sowie Unterbauchschmerzen.

INNERLICHE ANWENDUNGEN

Steigern Sie Ihren Flüssigkeitskonsum auf drei Liter pro Tag, um Krankheitskeime rasch aus den Harnwegen zu spülen. Kräutertees haben gegenüber Wasser den Vorteil, dass sie zusätzlich verschiedene Pflanzenstoffe enthalten, die beispielsweise entzündungshemmend oder schmerzstillend wirken.

Küchenapotheke
Honig und Wasser: Wenn Sie Wasser mit Honig trinken, fördern Sie die Durchspülung der Nieren.
Koriander: Geben Sie 2 TL Korinadersamen in einem Teesieb in eine Tasse und übergießen Sie sie mit heißem Wasser. Lassen Sie den Tee 10 Minuten ziehen. Hilft gegen Brennen beim Wasserlassen.
Gurke und Melone: Essen Sie reichlich rohe Gurken und Melone. Beide enthalten sehr viel Wasser.

Heiltees
Trinken Sie täglich etwa 2–3 Tassen von einem dieser Heiltees. Beachten Sie dabei die Hinweise zur Zubereitung und Dosierung auf Seite 100.

Europäischer Kräutertee: 2 g Birkenkräuter, 3 g Zinnkraut, 2 g Orthosiphonblüten, 1,5 g Bärentraubenblätter, 1,5 g Brennnesselkraut
Chinesischer Kräutertee: 5–15 g Da Huang (Chinesische Rhabarberwurzel), 4,5–9 g Ju Hua (Chrysanthemenblüten), 6–12 g Nü Zhen Zi (Ligusterfrüchte), 6–9 g Ze Xie (Orient-Froschlöffelknolle)
Ayurvedischer Heiltee: 2 TL getrockneter Salbei

BEWEGUNG

Während einer Blasenentzündung sollten Sie sich körperlich schonen, zumal bestimmte Bewegungen oder Körperhaltung die Schmerzen verstärken können. Wenn Sie öfter Beschwerden haben, hilft die folgende Qi-Gong-Übung vorbeugend.

Duftendes Qi Gong
Führen Sie regelmäßig die Übung »Buddhistischer Wind bläst in die Ohren« aus (siehe Seite 118).

AKUPRESSUR

Durch die Stimulation der folgenden Akupressurpunkte können Sie den Fluss des Qi selbst regulieren und so einige Symptome wirksam behandeln. Bitte beachten Sie hierzu die Hinweise auf Seite 88–93.
B 23 – Transportpunkt zu den Nieren oder Shenshu: zwischen dem zweiten und dem dritten Lendenwirbel
B 60 – Kunlun-Gebirge oder Kunlun: an der oberen Kante des Fersengebirges, an der Fußaußenseite zwischen Knöchel und Achillessehne
KG 3 – In der Mitte zwischen den Polen oder Zhongji: etwas über dem Schambeinrand, auf der Verbindungslinie zwischen Nabel und Schambein

MP 6 – Kreuzung der drei Yin-Meridiane oder Sanyinjiao: vier Finger breit über dem Knöchel an der Innenseite des Unterschenkels

N 3 – Großer Bach oder Taixi: zwischen dem höchsten Punkt der Achillessehne und des Fußknöchels, an der Fußinnenseite

CHAKRA-AKTIVIERUNG

Wenn Sie an einer Blasenentzündung leiden, weist dies auf eine dauerhafte Schwäche des Sakralchakras hin. Ergreifen Sie Maßnahmen, die dieses Chakra anregen (siehe ab Seite 60).

ARZNEIMITTEL

Brunnenkresse *(Nasturtium officinale)*: Abkochung vom frischen oder getrockneten Kraut (innerlich). Vorsicht: Rohe Brunnenkresse kann zu Kontaktdermatitis führen und die Schleimhäute reizen.

Bitte nehmen Sie die empfohlenen Arzneistoffe nicht eigenmächtig ein, sondern sprechen Sie vor der Anwendung mit Ihrem Arzt oder Heilpraktiker. Mehr Informationen finden Sie auf Seite 96.

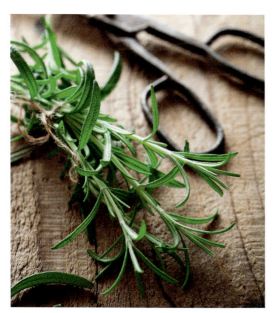

Die ätherischen Öle des Rosmarins wirken wärmend und regen die weibliche Libido an.

FRIGIDITÄT

Zu sexuellen Störungen (Frigidität) bei der Frau zählen neben langanhaltendem mangelndem sexuellem Verlangen auch wiederholte Orgasmusstörungen sowie Schmerzen beim Geschlechtsverkehr. In den seltensten Fällen sind die Ursachen körperlicher Natur. Dennoch sollte man die Symptome nicht ungeachtet lassen, da sie sich selten von alleine geben, sondern sich eher noch verschlimmern können.

INNERLICHE ANWENDUNGEN

Einige Kräuter (zum Beispiel Frauenmantel) haben durchblutungsfördernde Eigenschaften, andere wie Ginseng oder Kakaobohnen wirken sexuell anregend. Bei den im Folgenden empfohlenen Teemischungen werden diese Wirkeigenschaften kombiniert.

Küchenapotheke

Rosmarin: Machen Sie sich einen Tee aus Rosmarin. Er hat eine stimmungsaufhellende Wirkung. Übergießen Sie 2 TL Rosmarinnadeln mit 200 Milliliter heißem Wasser, lassen alles 10 Minuten ziehen und seihen den Tee dann ab.

Knoblauch: Nehmen Sie regelmäßig Knoblauch zu sich. Er stimuliert die sexuelle Energie.

Heiltees

Trinken Sie täglich etwa 2–3 Tassen von einem dieser Heiltees. Beachten Sie dabei die Hinweise zur Zubereitung und Dosierung auf Seite 100.

Europäischer Kräutertee: 2,5 g Frauenmantelkraut, 2,5 g Schafgarbenkraut, 2,5 g Ginsengwurzel, 2,5 g Kakaobohnen

Chinesischer Kräutertee: 3–9 g Yan Hu Suo (Lerchenspornwurzelstock), 9–15 g Sha Yuan Zi (Astragalus-Samen), 1,5–6 g Wu Wei Zi (Schisandra-Früchte), 6–9 g Dan Zhu Ye (Grazile Bambusblätter), 4,5–9 g Dang Gui (Chinesische Angelikawurzel)

Ayurvedischer Heiltee: 1 TL Anissamen

BEWEGUNG

Die sanften Bewegungsformen der fernöstlichen und indischen Medizin bringen Ihre Energie wieder ins

Gleichgewicht. Sie heben seelische sowie körperliche Blockaden auf und helfen, ein gesundes Körperbewusstsein zu entwickeln. Das wirkt sich auch auf die Sexualität positiv aus.

Duftendes Qi Gong
Führen Sie regelmäßig folgende Übungen durch:
- Die Hände kreuzend schwingen (siehe Seite 120)
- Der Jünger betet zu Buddha (siehe Seite 121)

Tai Ji Quan
Die sanften Übungen des Tai Ji Quan fördern Ihr Körperbewusstsein und Ihr Wohlbefinden. Sie harmonisieren Körper, Geist und Seele und helfen so, psychosomatische Beschwerden zu heilen. Entsprechende Anleitungen für den Einstieg finden Sie auf Seite 124.

Yoga
Wenn Sie ein Vata-Typ sind, können bestimmte Asanas zur Genesung beitragen. Bevor Sie mit dem Üben beginnen, sollten Sie daher Ihre Konstitution prüfen. Eine entsprechende Tabelle finden Sie auf Seite 49.
Asanas für Vata: Pflug (siehe Seite 138), Schulterstand (siehe Seite 143)

AKUPRESSUR

Durch die Stimulation der folgenden Akupressurpunkte können Sie den Fluss des Qi selbst regulieren und so einige Symptome wirksam behandeln. Bitte beachten Sie hierzu die Hinweise auf Seite 88–93.
MP 6 – Kreuzung der drei Yin-Meridiane oder Sanyinjiao: vier Finger breit über dem Knöchel an der Unterschenkelinnenseite; drücken Sie diesen Punkt für 30 Sekunden.
PE 8 – Der Arbeitspalast oder Laogong: Sie finden den Punkt, indem Sie den Ringfinger bis zur Lebenslinie führen. Dort wo Ihre Ringfingerspitze die Linie berührt, ist Laogong. Massieren Sie ihn mit dem Daumen der anderen Hand.

CHAKRA-AKTIVIERUNG

Frigidität weist auf eine dauerhafte Schwäche des Sakralchakras hin. Ergreifen Sie Maßnahmen, die dieses Chakra anregen (siehe ab Seite 60).

NIERENENTZÜNDUNG

Bei einer Nierenentzündung sind die Nierenkörperchen oder Harnkanälchen entzündet. Der Urin ist schaumig, trüb oder rötlich. Der Harndrang ist stärker und das Wasserlassen schmerzt. Auch Rückenschmerzen sind nicht ungewöhnlich. Je nach Schweregrad kommen Koliken, Fieber, Erbrechen, rasender Puls und Verstopfung hinzu.

INNERLICHE ANWENDUNGEN

Um die Therapie zu unterstützen, empfiehlt es sich, möglichst wenig Eiweiß, Salz und Fett zu essen. Achten Sie auch darauf, genug zu trinken.

Küchenapotheke
Spargel: Schneiden Sie 500 g Spargel in feine Streifen und dünsten Sie diese etwa 3 Minuten in wenig Wasser. Eine Portion davon täglich unterstützt die Absonderung überschüssiger Harnsäure.
Wassermelone und Kürbis: Essen Sie reichlich Wassermelone und häufig Kürbis. Ideal: Eine Spargel-Wassermelonen-Diät über zwei Tage.

Heiltees
Trinken Sie täglich etwa 2–3 Tassen von einem dieser Heiltees. Beachten Sie dabei die Hinweise zur Zubereitung und Dosierung auf Seite 100.
Europäischer Kräutertee: 2 g Birkenkräuter, 1,5 g Kamillenblüten, 2 g Orthosiphonblätter, 2 g Bärentraubenblätter
Chinesischer Kräutertee: 20 g Chi Xiao Dou (Azukibohnensamen), 4,5–9 g Da Fu Pi (Betelnussschale), 3–9 g Gui Zhi (Zimtbaumzweige), 3–9 g Che Qian Cao (Asiatisches Wegerichkraut), 6–9 g Ze Xie (Orient-Froschlöffelknolle)

BEWEGUNG

Einige Übungen des Duftenden Qi Gongs können helfen, Nierenentzündungen vorzubeugen.

Duftendes Qi Gong
Führen Sie regelmäßig folgende Übungen durch:
- Eine Essschale in zwei Teilen (siehe Seite 112)

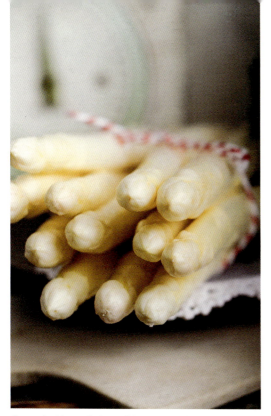

Spargel wirkt antibakteriell, harntreibend und blutreinigend. Das liegt unter anderem am hohen Kaliumgehalt.

- Buddhistischer Wind bläst in die Ohren (siehe Seite 118)
- Die Hände kreuzend schwingen (siehe Seite 120)

CHAKRA-AKTIVIERUNG

Eine Nierenentzündung weist auf eine dauerhafte Schwäche des Sakralchakras hin. Ergreifen Sie Maßnahmen, um dieses anzuregen (siehe ab Seite 60).

ARZNEIMITTEL

Pfeffer *(Piper nigrum)*: Abkochung und Pillen (innerlich), Pulver (innerlich/äußerlich). Vorsicht: Zu viel Pfeffer kann Schleimhäute, Nase und Augen reizen sowie zu Verstopfung und Bluthochdruck führen.

Wassermelone *(Citrullus lanatus, C. vulgaris)*: Fruchtfleisch (innerlich), Saft (innerlich/äußerlich), Asche (äußerlich). Vorsicht: Vermehrte Einnahme kann Durchfall hervorrufen.

Bitte nehmen Sie die empfohlenen Arzneistoffe nicht eigenmächtig ein, sondern sprechen Sie vor der Anwendung mit Ihrem Arzt oder Heilpraktiker. Mehr Informationen finden Sie auf Seite 96.

POTENZSTÖRUNGEN

Bei einer erektilen Dysfunktion kann die Erektion nicht lange genug aufrechterhalten werden oder bleibt ganz aus. Hinzu kommt ein ausbleibender, verzögerter oder vorzeitiger Samenerguss.

INNERLICHE ANWENDUNGEN

Verschiedene Kräuter und Lebensmittel können in purer Form beziehungsweise als Wasser- oder Alkoholauszug bei Potenzstörungen helfen.

Küchenapotheke

Weizenkeimöl: Nehmen Sie täglich 1–2 TL Weizenkeimöl nach den Mahlzeiten ein. Das im Öl enthaltene Vitamin E ist bedeutend für die Produktion von Sexualhormonen.

Joghurt: 100 g Naturjoghurt, 1 TL Vollrohrzucker und 1 TL Honig so lange verrühren, bis sich Honig und Zucker aufgelöst haben. Streuen Sie je 3 zerstoßene Pfefferkörner und Kardamomkapseln darüber und genießen Sie den Joghurt bei Zimmertemperatur – am besten alle zwei Tage.

Brennnesselsamen: 50 g Brennnesselsamen in 0,75 Liter Qualitätsweißwein einlegen, die Flasche fest verschließen und drei Wochen dunkel und kühl stellen. Während dieser Zeit mehrmals täglich gut schütteln. Den Wein durch ein Sieb in ein sauberes Gefäß füllen und 100 g Honig zusetzen. Trinken Sie bei Bedarf ein Glas am Tag, am besten vor den Mahlzeiten. Der Wein fördert die Potenz. Wichtig: Kühl lagern und innerhalb eines Monats aufbrauchen.

Heiltees

Trinken Sie täglich etwa 2–3 Tassen von einem dieser Heiltees. Beachten Sie dabei die Hinweise zur Zubereitung und Dosierung auf Seite 100.

Europäischer Kräutertee: 3 g Ginsengwurzel, 3 g Yohimbewurzel, 4 g Macawurzel

Chinesischer Kräutertee: 3–9 g Yin Yang Huo (Elfenblumenkraut), 9–30 g Huang Qi (Astragalus-Wurzel), 4,5–9 g Dang Gui (Chinesische Angelikawurzel), 6–12 g Gou Qi Zi (Bocksdornfrüchte), 3–9 g Huang Jing (Salomonssiegel-Wurzelstock)

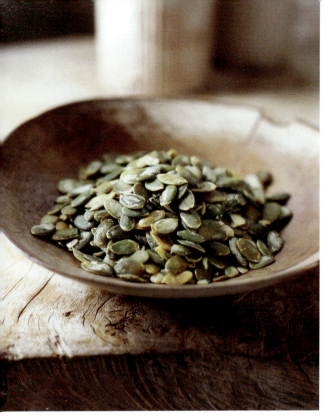

Auch gut bei Potenzstörungen: Kürbiskerne. Sie sind reich an Arginin, das die Blutgefäße erweitert.

BEWEGUNG

Bewegung fördert das körperliche Wohlbefinden und ist Balsam für Geist und Seele. Sie baut Stress ab, steigert die Fitness und sorgt für ein gesundes Körperbewusstsein. Das wirkt sich nicht zuletzt auch auf die Sexualität positiv aus.

Duftendes Qi Gong
Führen Sie regelmäßig folgende Übungen durch:
- Eine Essschale in zwei Teilen (siehe Seite 112)
- Buddhistischer Wind bläst in die Ohren (siehe Seite 118)
- Die Hände kreuzend schwingen (siehe Seite 120)
- Der Jünger betet zu Buddha (siehe Seite 121)

Yoga
Wenn Sie ein Vata-Typ sind, können bestimmte Asanas zur Genesung beitragen. Bevor Sie mit dem Üben beginnen, sollten Sie daher Ihre Konstitution prüfen. Eine entsprechende Tabelle finden Sie auf Seite 49.
Asanas für Vata: Pflug (siehe Seite 138), Schulterstand (siehe Seite 143)

AKUPRESSUR

Durch die Stimulation der folgenden Akupressurpunkte können Sie den Fluss des Qi selbst regulieren und so einige Symptome wirksam behandeln. Bitte beachten Sie hierzu die Hinweise auf Seite 88–93.

B 23 – Transportpunkt zu den Nieren oder Shenshu: zwischen dem zweiten und dem dritten Lendenwirbel

B 31, 32, 33, 34 – Der obere Knochenspalt oder Shangliao, Der zweite Knochenspalt oder Ciliao, Der mittlere Knochenspalt oder Zhongliao, der untere Knochenspalt oder Xialiao: Die sogenannten Sakrallöcher (vier Dellen) sind im Bereich des Kreuzbeins, beidseitig der Mittellinie. Die oberste Delle ist Punkt B 31, die zweite B 32, die dritte B 33 und die vierte B 34. Behandeln Sie diese Punkte mit Wärme und massieren Sie sie kräftig.

LG 4 – Tor zum Leben oder Mingmen: in der Mittellinie unterhalb von B 23

LE 5 – Muschelrinne oder Ligou: sechs Finger breit über dem inneren Knöchel, am hinteren Schienbeinrand. Massieren Sie diesen Punkt mit starkem Druck.

N 3 – Großer Bach oder Taixi: zwischen dem höchsten Punkt der Achillessehne und des Fußknöchels, an der Fußinnenseite. Massieren Sie von der Fersenkante in Richtung Knöchel und zurück. Streichen Sie zum Schluss den inneren Teil des Unterschenkels bis zum Knie mehrmals mit der Handfläche auf und ab.

CHAKRA-AKTIVIERUNG

Potenzstörungen weisen auf eine dauerhafte Schwäche des Sakralchakras hin. Ergreifen Sie Maßnahmen, die dieses Chakra anregen (siehe ab Seite 60).

ARZNEIMITTEL

Ginseng *(Panax ginseng)*: Tonikum, Abkochung, Pillen, Pulver und Wurzel (innerlich). Vorsicht: Kann zu erhöhtem Blutdruck und Schlafstörungen führen.

Walnuss *(Juglans regia L.)*: rohe Nuss und Öl (innerlich), Abkochung und Brei (innerlich/äußerlich). Vorsicht: Kann Übelkeit verursachen.

Bitte nehmen Sie die empfohlenen Arzneistoffe nicht eigenmächtig ein, sondern sprechen Sie vor der Anwendung mit Ihrem Arzt oder Heilpraktiker. Mehr Informationen finden Sie auf Seite 96.

PROSTATABESCHWERDEN

Typisch für eine Prostatavergrößerung sind Probleme und Schmerzen beim Wasserlassen, vermehrter und plötzlich auftretender Harndrang, ein schwacher Harnstrahl sowie Nachtropfen nach dem Wasserlassen. Bei einer bakteriellen Entzündung kommt es unter anderem zu Brennen beim Wasserlassen, Fieber, Schüttelfrost sowie Unterleibs- und Blasenschmerzen.

INNERLICHE ANWENDUNGEN
Eine ausgewogene Ernährung mit viel Obst und Gemüse, stärkereichen Lebensmitteln, Milch und Milchprodukten, Fisch und magerem Fleisch fördert die Gesundheit maßgeblich.

Küchenapotheke
Kürbiskerne: Nehmen Sie täglich 60–90 g Kürbiskerne zu sich, egal ob im Salat, im Müsli oder als Snack zwischendurch. Sie stärken die Prostata.
Zitronensaft: Rühren Sie den Saft von 2 frischen Zitronen in 200 Milliliter warmes Wasser und trinken Sie die Mischung über den Tag verteilt in Abständen von vier Stunden. Das reinigt den Urogenitaltrakt.

Heiltees
Trinken Sie täglich etwa 2–3 Tassen von einem dieser Heiltees. Beachten Sie dabei die Hinweise zur Zubereitung und Dosierung auf Seite 100.
Europäischer Kräutertee: 3 g Kürbiskerne, 3 g Sägapalmensamen, 1 g Roggenpollenextrakt, 2 g Brennnesselkraut, 1 g Weidenröschenblüten
Chinesischer Kräutertee: 15–25 g Shan Yao (Yamswurzelknollen), 6–12 g Fu Pen Zi (Chinesische Wildhimbeerfrüchte), 4,5–9 g Niu Xi (Achyranthis-Wurzel), 3–9 g Chuan Xiong (Szechuan-Liebstöckelwurzelstock)
Ayurvedischer Heiltee: 2 TL Thymianblätter

CHAKRA-AKTIVIERUNG
Prostatabeschwerden weisen auf eine dauerhafte Schwäche des Sakralchakras hin. Ergreifen Sie möglichst oft Maßnahmen, die dieses Chakra anregen (siehe ab Seite 60).

REIZBLASE

Eine Reizblase äußert sich mit kontinuierlichem Harndrang sowie häufigem Wasserlassen. Manchmal tritt sie auch in Verbindung mit Inkontinenz auf.

INNERLICHE ANWENDUNGEN
Preiselbeeren und Kürbis sind wirkungsvolle Heilmittel bei Blasenschwäche, Harnträufeln, häufigem Harndrang (vor allem in der Nacht) sowie einer akuten und chronischen Reizblase.

Küchenapotheke
Preiselbeersaft: Trinken Sie täglich ¼ Liter Preiselbeersaft (Muttersaft).
Kürbiskerne: Essen Sie jeden Abend 2 TL grünschalige Kürbiskerne.

Heiltees
Trinken Sie täglich etwa 2–3 Tassen von einem dieser Heiltees. Beachten Sie dabei die Hinweise zur Zubereitung und Dosierung auf Seite 100.

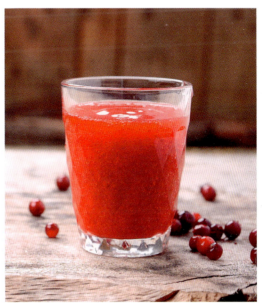

Preiselbeeren enthalten Wirkstoffe, die verhindern, dass sich Bakterien im Harntrakt ansiedeln.

Europäischer Kräutertee: 2 g Birkenkräuter, 2 g Brennnesselkraut, 2 g Goldrutenkraut, 2 g Kürbiskerne, 2 g Bärentraubenblätter
Chinesischer Kräutertee: 9–15 g Bian Xu (Vogelknöterichkraut), 3–6 g Chuan Mu Tong (Clematis-armandii-Stängel), 6–9 g Dan Zhu Ye (Grazile Bambusblätter)
Ayurvedischer Heiltee: 1 TL Koriandersamen

AKUPRESSUR

Durch die Stimulation der folgenden Akupressurpunkte können Sie den Fluss des Qi selbst regulieren und so einige Symptome wirksam behandeln. Bitte beachten Sie hierzu die Hinweise auf Seite 88–93.
KG 2 – Der gebogene Knochen oder Qugu: mittig auf dem Schambein
MP 13 – Das Speicherhaus oder Fushe: rechts und links in der Leistenmitte
MA 28 – Der Wasserweg oder Shuidao: jeweils zwei Querfinger rechts und links der Mitte zwischen Schambein und Nabel
LG 1 – Beständig und kraftvoll oder Changqiang: auf der Mitte des Steißbeins

ARZNEIMITTEL

Gurke *(Cucumis sativus)*: Abkochung und Tabletten (innerlich), Brei (äußerlich). Vorsicht: Vermehrter Konsum kann zu Durchfall führen.
Löwenzahn *(Taraxacum mongolicum)*: Abkochung, Pulver, Brei und frischer Saft (innerlich). Vorsicht: Kann bei entsprechender Veranlagung allergische Reaktionen hervorrufen.
Wassermelone *(Citrullus lanatus, C. vulgaris)*: Fruchtfleisch (innerlich), Saft (innerlich/äußerlich), Asche (äußerlich). Vorsicht: Vermehrte Einnahme kann Durchfall hervorrufen.

VORZEITIGE EJAKULATION

Wenn sich der Zeitpunkt des Samenergusses beim Geschlechtsverkehr nicht kontrollieren lässt und/oder er immer zu früh erfolgt, kann dies den Mann schwer belasten. Neben Faktoren wie Stress oder Problemen in der Partnerschaft können auch Entzündungen in den Harn- und Geschlechtsorganen die Ursache für eine vorzeitige Ejakulation sein. Da das Krankheitsbild häufig mit Potenzstörungen einhergeht, können die Maßnahmen kombiniert werden.

INNERLICHE ANWENDUNGEN

Die nachfolgende Teezubereitung wirkt entzündungshemmend. Trinken Sie täglich etwa 2–3 Tassen davon. Beachten Sie dabei die Hinweise zur Zubereitung und Dosierung auf Seite 100.

Heiltees

Chinesischer Kräutertee: 1,5–6 g Wu Wei Zi (Schisandra-Früchte), 9–15 g Huang Jing (Salomonssiegel-Wurzelstock), 9–30 g Huang Qi (Astragalus-Wurzel), 6–12 g Nü Zhen Zi (Ligusterfrüchte)

BEWEGUNG

Regelmäßige körperliche Aktivität hilft, Stress abzubauen und steigert das Wohlbefinden. Das beeinflusst auch das Sexualleben positiv.

Duftendes Qi Gong

Führen Sie regelmäßig folgende Übungen durch:
- Eine Essschale in zwei Teilen (siehe Seite 112)
- Buddhistischer Wind bläst in die Ohren (siehe Seite 118)
- Die Hände kreuzend schwingen (siehe Seite 120)
- Der Jünger betet zu Buddha (siehe Seite 121)

Yoga

Wenn Sie ein Vata-Typ sind, können bestimmte Asanas zur Genesung beitragen. Bevor Sie mit dem Üben beginnen, sollten Sie daher Ihre Konstitution prüfen. Eine entsprechende Tabelle finden Sie auf Seite 49.
Asanas für Vata: Pflug (siehe Seite 138), Schulterstand (siehe Seite 143)

CHAKRA-AKTIVIERUNG

Vorzeitige Ejakulationen weisen auf eine dauerhafte Schwäche des Sakralchakras hin. Ergreifen Sie daher möglichst oft Maßnahmen, die dieses Chakra aktivieren. Im ersten Kapitel finden Sie ab Seite 60 verschiedene Anregungen dafür.

GYNÄKOLOGIE

AUSBLEIBENDE MENSTRUATION

Wenn die Regelblutung 26 bis 30 Tage nach der letzten Periode ausbleibt und keine Schwangerschaft vorliegt, unterscheiden Ärzte zwischen der primären Amenorrhö (kein Eintritt der Monatsblutung über das 16. Lebensjahr hinaus) oder der sekundären Amenorrhö (Regelausbleiben bei zuvor normalem Zyklus). Während die primäre Amenorrhö fast immer körperlich bedingt ist, kann die sekundäre auch durch psychische Faktoren verursacht werden, wobei die Stressoren vermutlich das Hormonsystem durcheinanderbringen. Auch starke Gewichtsschankungen und Stoffwechselstörungen können das Ausbleiben der Regel verursachen. Die Energiemedizin kann vor allem bei leichten hormonellen und psychischen Dysbalancen helfen, das harmonische Gleichgewicht im Körper wiederherzustellen.

INNERLICHE ANWENDUNGEN

Es gibt bestimmte Lebensmittel, mit deren Hilfe sich Menstruationsstörungen entgegenwirken lassen. So aktivieren beispielsweise die im Nachfolgenden genannten Teemischungen die Hormone und dämpfen innere Unruhe.

Küchenapotheke
Meerrettich: Kochen Sie 2 TL frisch geriebenen Meerrettich mit ¼ Liter Rotwein bei mittlerer Hitze kurz auf und trinken Sie die heiße Mischung einmal täglich, bis die Regelblutung eintritt.
Aloe vera: Nehmen Sie täglich nach dem Aufstehen 1–2 EL Aloe-vera-Saft zu sich.

Ingwer mit Datteln: 15 g frischen Ingwer, 100 g rote Datteln sowie 100 g braunen Zucker in ½ Liter Wasser kochen, bis sich der Zucker aufgelöst hat. Durch ein Sieb geben und den Sud über den Tag verteilt zu sich nehmen, bis die Regelblutung eintritt.

Heiltees
Trinken Sie täglich etwa 2–3 Tassen von einem dieser Heiltees. Beachten Sie dabei die Hinweise zur Zubereitung und Dosierung auf Seite 100.
Europäischer Kräutertee: 3 g Küchenschellenkraut, 4 g Schafgarbenkraut, 3 g Basilikumkraut
Chinesischer Kräutertee: 4,5–9 g Dang Gui (Chinesische Angelikawurzel), 6–12 g Mai Dong (Schlangenbartwurzel), 4,5–9 g Niu Xi (Achyranthis-Wurzel), 3–9 g Hong Hua (Saflorblüten)
Ayurvedischer Heiltee: 1 TL getrocknetes Basilikum oder einige frische Basilikumblätter

BEWEGUNG

Qi Gong und Yoga sorgen für geistige, seelische und körperliche Balance. Die Übungen wirken sich insofern auch positiv bei ausbleibender Regelblutung aus. Denn innere Ausgewogenheit ist ein wichtiger Faktor, damit auch im Körper alles harmonisch abläuft. Das gilt auch für andere Sportarten, sofern Sie es nicht übertreiben. Anderenfalls setzen Sie sich nur noch zusätzlich unter Stress.

Duftendes Qi Gong
Führen Sie regelmäßig folgende Übungen durch:
- Die Hände kreuzend schwingen (siehe Seite 120)
- Der Jünger betet zu Buddha (siehe Seite 121)

Yoga

Wenn Sie ein Vata-Typ sind, können bestimmte Asanas zur Genesung beitragen. Bevor Sie mit dem Üben beginnen, sollten Sie daher Ihre Konstitution prüfen. Eine entsprechende Tabelle finden Sie auf Seite 49.
Asanas für Vata: Yoga Mudra (siehe Seite 134), Pflug (siehe Seite 138), Kobra (siehe Seite 140), Halbes Rad (siehe Seite 142)

AKUPRESSUR

Durch die Stimulation der folgenden Akupressurpunkte können Sie den Fluss des Qi selbst regulieren und so einige Symptome wirksam behandeln. Bitte beachten Sie hierzu die Hinweise auf Seite 88–93.
MP 10 – Meer des Blutes oder Xuehai: bei der leichten Erhöhung des Oberschenkels, zweieinhalb Daumen breit über dem Kniegelenk
KG 6 – Meer des Qi oder Qihai: vier Finger breit über dem Schambein, etwas unterhalb des Nabels

CHAKRA-AKTIVIERUNG

Bleibt die Menstruation aus, weist dies auf eine dauerhafte Schwäche des Sakralchakras hin. Ergreifen Sie daher möglichst oft Maßnahmen, die dieses Energiezentrum anregen und wieder in die Balance bringen (siehe ab Seite 60).

ARZNEIMITTEL

Aloe vera *(Aloe vera, Aloe barbadensis)*: Tabletten und Tee (innerlich), Gel und Pulver (äußerlich). Vorsicht: Während Schwangerschaft und Stillzeit ist von einer innerlichen Einnahme abzuraten.
Gartenbalsamie *(Impatiens balsamia)*: Abkochung und Pulver (innerlich), Brei (äußerlich). Vorsicht: Um Zahnschäden vorzubeugen, empfiehlt es sich, nach der Einnahme den Mund mit reichlich klarem Wasser auszuspülen.
Kurkuma *(Curcuma longa)*: Tee, Abkochung, Pillen und Pulver (innerlich). Vorsicht: Erhöhte Einnahme führt zu Durchfall.
Bitte nehmen Sie die empfohlenen Arzneistoffe nicht eigenmächtig ein, sondern sprechen Sie vor der Anwendung mit Ihrem Arzt oder Heilpraktiker. Mehr Informationen finden Sie auf Seite 96.

PRÄMENSTRUELLES SYNDROM (PMS)

Unter PMS versteht man regelmäßig wiederkehrende körperliche und psychische Beschwerden, die einige Tage bis zwei Wochen vor dem Einsetzen der Menstruation auftreten und mit dem Eintreten der Monatsblutung wieder abklingen. Was die PMS verursacht, ist bis heute nicht ganz klar. Man nimmt an, dass die betroffenen Frauen besonders empfindlich auf die natürlichen Hormonschwankungen reagieren – mit Symptomen wie Bauch- und Rückenschmerzen, Hitzewallungen, Wassereinlagerungen, Reizbarkeit, depressiver Verstimmung, Erschöpfung sowie einem Spannungsgefühl in der Brust.

INNERLICHE ANWENDUNGEN

Vermeiden Sie möglichst Hitze bringende Gewürze wie Chili oder Pfeffer.

Küchenapotheke

Milch mit Gewürzen: Trinken Sie warme Milch, die Sie mit einem Hauch Koriander (Samen oder Blätter), Kreuzkümmel und Safran würzen. Sie können die Kräuter entweder in gemahlener Form oder im Ganzen verwenden.
Ananassaft: Trinken Sie täglich ½ Liter Ananassaft.

Heiltees

Trinken Sie täglich etwa 2–3 Tassen von einem dieser Heiltees. Beachten Sie dabei die Hinweise zur Zubereitung und Dosierung auf Seite 100.
Europäischer Kräutertee: 2,5 g Borretschkraut, 2 g Johanniskraut, 3 g Mönchspfeffersamen, 2,5 g Traubensilberkerzenwurzel
Chinesischer Kräutertee: 4,5–9 g Dang Gui (Chinesische Angelikawurzel), 9–15 g Yan Hu Suo (Lerchenspornwurzelstock), 9–15 g Fu Ling (Kiefernschwamm), 1,5–9 g Gan Cao (Ural-Süßholzwurzel), 6–12 g Tu Si Zi (Chin. Teufelszwirnsamen)
Ayurvedischer Heiltee: 1 TL Brennnesselkraut

BEWEGUNG

Sanfter Sport kann bei PMS Entlastung bringen und die Stimmungslage verbessern. Regelmäßige Bewegung ist auch deshalb zu empfehlen, weil sie hilft, Gewicht zu reduzieren. Übergewicht verstärkt PMS nämlich zusätzlich.

Duftendes Qi Gong
Führen Sie regelmäßig folgende Übungen durch:
- Die Hände kreuzend schwingen (siehe Seite 120)
- Der Jünger betet zu Buddha (siehe Seite 121)

Tai Ji Quan
Stress und psychische Belastung können das Hormonsystem zusätzlich belasten und daher mitverantwortlich für PMS-Beschwerden sein. Tai Ji Quan hilft, die innere Mitte wiederzufinden und zur Ruhe zu kommen. Darüber hinaus hat es eine positive Wirkung auf den Bewegungsapparat, das Nervensystem sowie auf Atmung und Kreislauf. Gute Übungen für Einsteiger finden Sie ab Seite 124.

AKUPRESSUR
Durch die Stimulation der folgenden Akupressurpunkte können Sie den Fluss des Qi selbst regulieren und so einige Symptome wirksam behandeln. Bitte beachten Sie hierzu die Hinweise auf Seite 88–93.

G 41 – Am Fuß dem Weinen nahe oder Zulinqi: bei der vierten und der kleinen Zehe zwischen den beiden oberen Enden der Mittelfußknochen. Eine Massage dieses Punkts lindert das unangenehme Spannungsgefühl in den Brüsten.

B 23 – Transportpunkt zu den Nieren oder Shenshu: zwischen dem zweiten und dem dritten Lendenwirbel

B 30, 31, 32 – Transportpunkt am weißen Ring oder Baihuanshu, Der obere Knochenspalt oder Shangliao, Der zweite Knochenspalt oder Ciliao: Baihuanshu befindet sich knapp neben dem Kreuzbein. Die sogenannten Sakrallöcher (siehe Seite 206) liegen im Bereich des Kreuzbeins, beidseitig der Mittellinie. Die oberste Delle ist Punkt B 31, die zweite B 32.

CHAKRA-AKTIVIERUNG
Wenn Sie an PMS leiden, weist dies auf eine dauerhafte Schwäche des Sakralchakras hin. Ergreifen Sie möglichst oft Maßnahmen, die dieses Chakra anregen (siehe ab Seite 60).

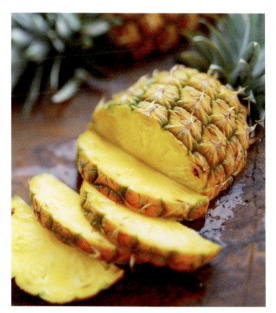

Ananas hilft gegen Bauchkrämpfe, weil sie das Enzym Bromelin enthält, das die Muskulatur entspannt.

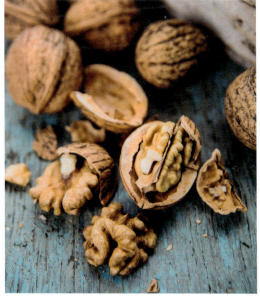

Walnüsse bieten viel Vitamin B6 sowie Tryptophan und wirken sich damit positiv auf das Nervensystem aus.

SCHMERZHAFTE MENSTRUATION

Fast jede Frau leidet zuweilen unter schmerzhaften Regelbeschwerden mit Durchfall und Übelkeit, Kreislaufkomplikationen und Kopfweh. Aber erst wenn jede Periode von krampfartigen Unterleibs- und Rückenschmerzen begleitet wird, spricht man von einer Dysmenorrhö, die häufig auch ein Hinweis auf Zyklusanomalien ist. Bei regelmäßig wiederkehrenden starken Schmerzen sollten Sie mit Ihrem Gynäkologen sprechen, um abzuklären, ob eine Unterleibserkrankung dahintersteckt.

INNERLICHE ANWENDUNGEN

Essen Sie viele entwässernde Lebensmittel (Reis, Obst) und trinken Sie Brennnesseltee oder Petersiliensaft.

Küchenapotheke

Papayakerne: Zerkleinern Sie 1 TL Papayakerne im Mörser und nehmen Sie diese Menge täglich zusammen mit der normalen Nahrung ein.

Aloe: Vermengen Sie 2 TL frische Aloe-Gallerte mit 1 Messerspitze schwarzem Pfeffer und nehmen Sie die Mischung einmal täglich ein, sobald die Menstruationsbeschwerden auftreten. Das hilft bei regelbedingten Muskelkrämpfen.

Heiltees

Trinken Sie täglich etwa 2–3 Tassen von einem dieser Heiltees. Beachten Sie dabei die Hinweise zur Zubereitung und Dosierung auf Seite 100.

Europäischer Kräutertee: 2,5 g Melissenblätter, 3,5 g Schafgarbenkraut, 4 g Baldrianwurzel

Chinesischer Kräutertee: 4,5–9 g Dang Gui (Chinesische Angelikawurzel), 3–9 g Hong Hua (Saflorblüten), 4,5–9 g Xiao Ji (Chinesisches Kratzdistelkraut), 9–12 g Yan Hu Suo (Lerchenspornwurzelstock)

ÄUSSERLICHE ANWENDUNG

Warme Bäder entspannen die Muskeln und lindern die Schmerzen.

Entspannungsbad: Vermengen Sie in einer Tasse 2 EL Mandelöl mit 10 Tropfen ätherischem Johanniskrautöl. Geben Sie dieses Badeöl ins warme Wasser und entspannen Sie etwa 10–15 Minuten in der Wanne. Hüllen Sie sich anschließend in ein warmes Badetuch oder einen Bademantel und gehen Sie ins Bett.

BEWEGUNG

Regelmäßige Bewegung, auch während der Periode, ist ein wirksames Mittel gegen Unterleibsschmerzen.

Duftendes Qi Gong

Führen Sie regelmäßig folgende Übungen durch:
- Die Hände kreuzend schwingen (siehe Seite 120)
- Der Jünger betet zu Buddha (siehe Seite 121)

AKUPRESSUR

Durch die Stimulation der folgenden Akupressurpunkte können Sie den Fluss des Qi selbst regulieren und so einige Symptome wirksam behandeln. Bitte beachten Sie hierzu die Hinweise auf Seite 88–93.

B 23 – Transportpunkt zu den Nieren oder Shenshu: zwischen dem zweiten und dem dritten Lendenwirbel

B 31 – Der obere Knochenspalt oder Shangliao: unterhalb der Taille auf beiden Seiten der Wirbelsäule; drücken Sie diesen Punkt, bis sich der Schmerz lindert oder ein Gefühl von Wärme eintritt.

MP 8 – Kraft der Erde oder Diji: zwischen Wadenmuskel und Wadenbein, vier Daumen breit unterhalb der Vertiefung, in der das Schienbein in das Kniegelenk mündet

CHAKRA-AKTIVIERUNG

Eine schmerzhafte Menstruation weist auf eine dauerhafte Schwäche des Sakralchakras hin. Ergreifen Sie möglichst oft Maßnahmen, die dieses Chakra anregen (siehe ab Seite 60).

ARZNEIMITTEL

Ackerminze (*Mentha var. Arvensis, Mentha haplocalyx.*): Tee (innerlich), Abkochung (innerlich/äußerlich), Brei (äußerlich). Vorsicht: Menthol kann allergische Reaktionen hervorrufen.

Bitte nehmen Sie die empfohlenen Arzneistoffe nicht eigenmächtig ein, sondern sprechen Sie vor der Anwendung mit Ihrem Arzt oder Heilpraktiker. Mehr Informationen finden Sie auf Seite 96.

SCHWACHE MENSTRUATION

Bei der schwachen Periode unterscheidet man Hypo- und Oligomenorrhö. Erstere liegt vor, wenn die Periode weniger als zwei Tage andauert. Bei der Oligomenorrhö liegen zwischen den Regelblutungen mehr als 35, aber weniger als 90 Tage. Tritt die Menstruation ein, ist sie jedoch hinsichtlich ihrer Dauer und Stärke normal.

INNERLICHE ANWENDUNGEN

Verschiedene Kräuter haben eine menstruationsfördernde Wirkung, wie bei den nachfolgenden Tees.

Heiltees

Trinken Sie täglich etwa 2–3 Tassen von einem dieser Heiltees. Beachten Sie dabei die Hinweise zur Zubereitung und Dosierung auf Seite 100.
Europäischer Kräutertee: 6 g Mönchspfeffersamen, 4 g Rosmarinnadeln
Chinesischer Kräutertee: 4,5–9 g Dang Gui (Chinesische Angelikawurzel), 9–30 g Dang Shen (Glockenwindwurzel), 6–9 g Xiang Fu (Nussgraswurzelstock), 10–15 g Shan Zha (Fiederweißdornbeeren)

ÄUSSERLICHE ANWENDUNG

Zur lokalen Behandlung empfiehlt sich:
Ansteigendes Fußbad: Füllen Sie warmes Wasser in eine Schüssel, stellen Sie Ihre Füße hinein und gießen Sie über 15 Minuten nach und nach so viel heißes Wasser zu, bis die Wassertemperatur 40 °C beträgt. Achten Sie darauf, dass das Wasser nicht über die Knöchel reicht. Nach weiteren 15 Minuten trocknen Sie Ihre Füße ab und genießen 20 Minuten Bettruhe (zugedeckt). Lagern Sie dabei die Beine hoch.

BEWEGUNG

Qi Gong hilft, sich zu entspannen, und ist deshalb eine sinnvolle Bewegungstherapie.

Duftendes Qi Gong

Führen Sie regelmäßig folgende Übungen durch:
- Die Hände kreuzend schwingen (siehe Seite 120)
- Der Jünger betet zu Buddha (siehe Seite 121)

AKUPRESSUR

Durch die Stimulation der folgenden Akupressurpunkte können Sie den Fluss des Qi selbst regulieren und so einige Symptome wirksam behandeln. Bitte beachten Sie hierzu die Hinweise auf Seite 88–93.
MP 6 – Kreuzung der drei Yin-Meridiane oder Sanyinjiao: vier Finger breit über dem Knöchel an der Unterschenkelinnenseite
MP 8 – Kraft der Erde oder Diji: zwischen Wadenmuskel und -bein, vier Daumen breit unter der Vertiefung, in der das Schienbein in das Kniegelenk mündet
MP 10 – Meer des Blutes oder Xuehai: bei der leichten Erhöhung des Oberschenkels, zweieinhalb Daumen breit über dem Kniegelenk
LE 3 – Der große Impuls oder Taichong: direkt unterhalb der Haut zwischen großer und zweiter Zehe, am Ende der Mittelfußknochen der beiden Zehen

CHAKRA-AKTIVIERUNG

Schwache Regelblutungen weisen auf eine dauerhafte Schwäche des Sakralchakras hin. Ergreifen Sie Maßnahmen, um dieses anzuregen (siehe ab Seite 60).

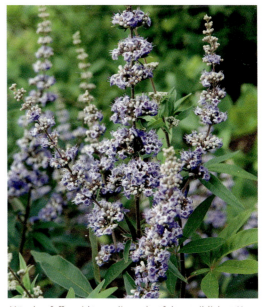

Mönchspfeffer wirkt regulierend auf den weiblichen Hormonhaushalt und kann bei Regelbeschwerden helfen.

STARKE MENSTRUATION

Wie bei der schwachen Periode unterscheidet man auch bei der starken zwei Formen: Hyper- und Polymenorrhö. Bei der Hypermenorrhö kommt es zu einer starken Regelblutung, die mit hohem Blutverlust einhergeht (mehr als 150 Milliliter pro Regel). Bei einer Polymenorrhö sind die Abstände zwischen den Monatsblutungen kürzer als 25 Tage, weshalb die Frau ebenfalls mehr Blut verliert.

INNERLICHE ANWENDUNGEN

Eine starke Menstruation kann durch Entzündungen oder Wucherungen der Gebärmutterschleimhaut hervorgerufen werden. Hier helfen einige Kräuter und andere Pflanzen mit entzündungshemmender sowie stabilisierender Wirkung. Die folgenden Zubereitungen beinhalten diese heilsamen Gewächse.

Küchenapotheke
Zitronenpüree: 1 unbehandelte Zitrone in grobe Stücke schneiden, mitsamt den Kernen und der Schale in ein hohes Gefäß geben und pürieren. Nach und nach 1 Tasse Wasser zufügen, bis sich eine homogene Masse bildet. Trinken Sie diese während der Menstruation einmal täglich in kleinen Schlucken.
Möhren-Spinat-Saft: Mischen Sie 3 Teile Spinatsaft mit 5 Teilen Möhrensaft und trinken Sie täglich 0,5–1 Liter davon.

Heiltees
Trinken Sie täglich etwa 2–3 Tassen von einem dieser Heiltees. Beachten Sie dabei die Hinweise zur Zubereitung und Dosierung auf Seite 100.
Europäischer Kräutertee: 10 g Hirtentäschelkraut
Chinesischer Kräutertee: 4,5–9 g Dang Gui (Chinesische Angelikawurzel), 9–30 g Dang Shen (Glockenwindwurzel), 9–30 g Huang Qi (Astralagus-Wurzel), 6–12 g Nü Zhen Zi (Ligusterfrüchte)
Ayurvedischer Heiltee: 2 TL Frauenmantelkraut

BEWEGUNG

Duftendes Qi Gong stellt das Gleichgewicht in Körper, Geist und Seele wieder her und ist deshalb für Frauen mit starker Menstruation empfehlenswert. Gerade bei Polymenorrhö gilt Stress häufig als Auslöser.

Duftendes Qi Gong
Führen Sie regelmäßig folgende Übungen durch:
- Die Hände kreuzend schwingen (siehe Seite 120)
- Der Jünger betet zu Buddha (siehe Seite 121)

AKUPRESSUR

Durch die Stimulation der folgenden Akupressurpunkte können Sie den Fluss des Qi selbst regulieren und so einige Symptome wirksam behandeln. Bitte beachten Sie hierzu die Hinweise auf Seite 88–93.
B 40 – Mitte in der Biegung oder Weizhong: mittig auf der hinteren Beugefalte des Kniegelenks.
MA 36 – Drei Meilen am Fuß oder Zusanli: vier Finger breit unter der Kniescheibe, außen am Schienbein

CHAKRA-AKTIVIERUNG

Starke Blutungen weisen auf eine dauerhafte Schwäche des Sakralchakras hin. Ergreifen Sie Maßnahmen, die dieses Chakra anregen (siehe ab Seite 60).

Ist der Körper übersäuert, kann sich das auch in einer starken Menstruation äußern. Dagegen helfen Zitronen.

WECHSELJAHRBESCHWERDEN

Wechseljahrbeschwerden gehen mit einer Vielzahl von Symptomen einher. Besonders typisch sind Hitzewallungen, Schlafstörungen, Herzrasen, Gewichtszunahme, Stimmungsschwankungen, depressive Verstimmungen sowie Schweißausbrüche. Anstatt wie früher einfach künstliche Hormone zu verabreichen, versucht man heute, die Begleiterscheinungen des Klimakteriums auf sanfte Art zu mindern.

INNERLICHE ANWENDUNGEN

Reduzieren Sie Ihren Fleischkonsum und nehmen Sie nur wenig Salz zu sich. Auch Alkohol, Nikotin oder Koffein verstärken einige Symptome, verzichten Sie deshalb auf diese Genussgifte.

Küchenapotheke

Reisbrei: 15 g Sesamkörner in der Pfanne rösten, bis sie Farbe annehmen. Abkühlen lassen und im Mörser zerstoßen. 100 g Reis in ¼ Liter Wasser langsam sehr weich kochen. Vermengen Sie den Brei mit dem Sesam und essen Sie ihn täglich nach dem Aufstehen.
Möhren-Spinat-Saft: Trinken Sie täglich 0,5–1 Liter Saft aus 5 Teilen Möhren- und 3 Teilen Spinatsaft.
Linsen: Essen Sie regelmäßig Linsen. Sie enthalten viele Phytoöstrogene.

Heiltees

Trinken Sie täglich etwa 2–3 Tassen von einem dieser Heiltees. Bitte beachten Sie dabei die Hinweise zur Zubereitung und Dosierung auf Seite 100.
Europäischer Kräutertee: 4 g Salbeiblätter, 2 g Pfefferminzblätter, 2 g Kamillenblüten, 2 g Melissenblätter
Chinesischer Kräutertee: 6–12 g Gou Qi Zi (Bocksdornfrüchte), 6–12 g Mai Dong (Schlangenbartwurzel), 3–6 g Qing Hao (Einjähriges Beifußkraut), 3–6 g Yin Chen (Besenbeifußkraut), 3–9 g Yu Jin (Curcumawurzelknollen)

BEWEGUNG

Bewegen Sie sich ausreichend an der frischen Luft. Gehen Sie spazieren, machen Sie Qi Gong oder treiben Sie einfach den Sport, auf den Sie Lust haben.

Duftendes Qi Gong

Führen Sie regelmäßig folgende Übungen durch:
- Die Hände kreuzend schwingen (siehe Seite 120)
- Der Jünger betet zu Buddha (siehe Seite 121)

Tai Ji Quan

Üben Sie regelmäßig Tai Ji Quan (siehe ab Seite 122), dadurch entwickeln Sie ein positives Körpergefühl und Ihre Muskeln und Gelenke bleiben geschmeidig. Vor allem aber fördern die sanften Bewegungen die Beweglichkeit, was im Alter äußerst wichtig ist, weil Sie damit Stürzen vorbeugen.

AKUPRESSUR

Durch die Stimulation der folgenden Akupressurpunkte können Sie den Fluss des Qi selbst regulieren und so einige Symptome wirksam behandeln. Bitte beachten Sie hierzu die Hinweise auf Seite 88–93.
B 23 – Transportpunkt zu den Nieren oder Shenshu: zwischen dem zweiten und dem dritten Lendenwirbel
G 34 – Quelle am Yang-Grabhügel oder Yanglingquan: am Schnittpunkt der Linien von der unteren und der oberen Begrenzung des Wadenbeinköpfchens
LE 3 – Der große Impuls oder Taichong: direkt unterhalb der Haut zwischen große und zweiter Zehe, an den Enden der Mittelfußknochen der beiden Zehen
MP 6 – Kreuzung der drei Yin-Meridiane oder Sanyinjiao: vier Finger breit über dem Knöchel an der Unterschenkelinnenseite
MP 9 – Quelle am Yin-Grabhügel oder Yinlingquan: Beugen Sie das Knie und tasten Sie bis zur Kniekehle. Der Punkt liegt etwas über dem runden Knochenvorsprung, den Sie in diesem Bereich fühlen.
N 1 – Die sprudelnde Quelle oder Yongquan: Drücken Sie den Punkt in der Mitte der Fußsohle mehrmals am Tag.
N 3 – Großer Bach oder Taixi: zwischen dem höchsten Punkt der Achillessehne und des Fußknöchels, an der Fußinnenseite

CHAKRA-AKTIVIERUNG

Wechseljahrbeschwerden weisen auf eine dauerhafte Schwäche des Sakralchakras hin. Ergreifen Sie Maßnahmen, um dieses anzuregen (siehe ab Seite 60).

WEISSFLUSS

Die durchsichtig bis weiße, leicht säuerlich riechende Flüssigkeit besteht aus Gebärmutterhalsschleim und abgestoßenen Schleimhautzellen der Scheide und ist mit verantwortlich für das saure Scheidenmilieu. Durch übertriebene Intimhygiene verändert sich dieses, wodurch Pilzinfektionen und Entzündungen leichtes Spiel haben. Übelriechender Ausfluss, brennende Schmerzen, Juckreiz, Rötungen sowie Schwellungen können Anzeichen dafür sein.

INNERLICHE ANWENDUNGEN

Meerrettich und Zitronen hemmen Keime, Viren und Pilze – allesamt Erreger, die zu Scheideninfektionen führen. Die unten genannten Heiltees haben zudem eine desinfizierende, normalisierende und entgiftende Wirkung.

Küchenapotheke

Zitronenpüree: 1 unbehandelte Zitrone heiß abwaschen, in grobe Stücke schneiden, mitsamt den Kernen und der Schale in ein hohes Gefäß geben und pürieren. Nach und nach 1 Tasse Wasser zufügen, bis sich eine homogene Masse bildet. Trinken Sie diese in kleinen Schlucken.
Meerrettichpaste: Frischen Meerrettich reiben und schrittweise so viel Zitronensaft zugeben, bis eine dicke homogene Masse entsteht. Essen Sie zwei- bis dreimal täglich ½ TL davon.

Heiltees

Trinken Sie täglich etwa 2–3 Tassen von einem dieser Heiltees. Beachten Sie dabei die Hinweise zur Zubereitung und Dosierung auf Seite 100.
Europäischer Kräutertee: 2,5 g Salbeiblätter, 2,5 g Malvenblätter, 2,5 g Kamillenblüten, 2,5 g Frauenmantelkraut
Chinesischer Kräutertee: 6–9 g Ze Xie (Orient-Froschlöffelknolle), 6–15 g Jin Yin Hua (Geißblattblüten), 6–9 g Ingwer, 9–15 g Ban Lan Gen (Färberwaidwurzel)

ÄUSSERLICHE ANWENDUNGEN

Zur lokalen Behandlung von Keimen, Viren und Pilzen empfiehlt sich:
Aloe vera: Aloe ist hilfreich bei Scheiden- und Gebärmutterentzündungen. Für eine Spülung lösen Sie 2 TL Gallerte in 1 Liter warmem Wasser und fügen 1 Messerspitze Kurkuma hinzu. Wenden Sie diese Spülung für die Dauer von vier Tagen jeden zweiten Tag an.

BEWEGUNG

Sport und Bewegung stärken das Immunsystem und steigern die körperliche Abwehr. Besonders sanft sind die nachfolgenden Qi-Gong-Übungen.

Duftendes Qi Gong

Führen Sie regelmäßig folgende Übungen durch:
- Die Hände kreuzend schwingen (siehe Seite 120)
- Der Jünger betet zu Buddha (siehe Seite 121)

CHAKRA-AKTIVIERUNG

Scheidenentzündungen weisen auf eine dauerhafte Schwäche des Sakralchakras hin. Ergreifen Sie Maßnahmen, um dieses anzuregen (siehe ab Seite 60).

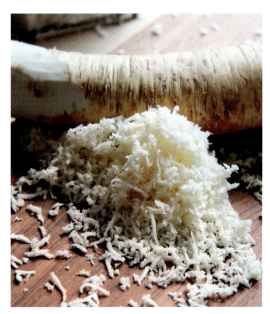

Meerrettich wirkt reinigend, antibakteriell und antimykotisch. Am besten verwenden Sie ihn frisch gerieben.

BEWEGUNGSAPPARAT

ARTHRITIS, ARTHROSE

Arthritis ist eine entzündliche Gelenkerkrankung, die spontan auftritt und jedes Gelenk betreffen kann. Ist sie chronisch, tritt sie immer wieder zutage. Mit der Arthritis gehen Schwellungen, Schmerzen, eingeschränkte Belastungs- und Bewegungsfähigkeit, Überwärmung sowie Rötungen einher.

Arthrose dagegen bezeichnet einen degenerativen Gelenkverschleiß. Ihr Verlauf kann symptomlos erfolgen, es können aber auch Beschwerden wie plötzliche Gelenkschmerzen oder Spannungsgefühle auftreten. Feuchtigkeit und Kälte verstärken diese Symptome. Insgesamt fühlen sich die Gelenke steif an. Im fortgeschrittenen Stadium weisen die Gelenke Schwellungen sowie Verformungen auf.

So unterschiedlich die beiden Krankheiten auch sein mögen: In der Energiemedizin werden sie auf ähnliche Weise behandelt.

INNERLICHE ANWENDUNGEN

Die folgenden Zubereitungen enthalten pflanzliche Zutaten, die unter anderem immunstärkende, schmerzlindernde, antimikrobielle sowie antientzündliche Eigenschaften haben und sich daher sowohl bei bei Arthritis als auch bei Arthrose empfehlen.

Küchenapotheke

Knochenmehl: Geben Sie 1–2 TL Knochenmehl in ein Glas Traubensaft und trinken Sie diesen Mix zum Frühstück.

Selleriesaft: Selleriesaft löst Ablagerungen aus den Gelenken. Trinken Sie täglich 0,1 Liter davon.

Ingwer-Reisbrei: 100 g Reis garen. 10 g gepressten Ingwer zufügen und mit etwas Honig süßen. Essen Sie täglich zwei Portionen von diesem Brei.

Heiltees

Trinken Sie täglich etwa 2–3 Tassen von einem dieser Heiltees. Beachten Sie dabei die Hinweise zur Zubereitung und Dosierung auf Seite 100.

Europäischer Kräutertee: 2 g Teufelskrallenwurzel, 2 g Bittersüßstängel, 2 g Borretschkraut, 2 g Brennnesselkraut, 2 g Krallendornwurzelrinde

Chinesischer Kräutertee: 6–15 g Ge Gen (Kopoubohnenwurzel), 6–12 g Gou Qi Zi (Bocksdornfrüchte), 5–10 g Hai Feng Teng (Pfefferstängel), 6–12 g Luo Shi Teng (Sternjasminstängel)

AKUPRESSUR

Durch die Stimulation der folgenden Akupressurpunkte können Sie den Fluss des Qi selbst regulieren und so einige Symptome wirksam behandeln. Bitte beachten Sie hierzu die Hinweise auf Seite 88–93.

B 40 – Mitte in der Biegung oder Weizhong: mittig auf der hinteren Beugefalte des Kniegelenks

LE 6 – Mitte der Hauptstadt oder Zhongdu: an der Innenseite der Schienbeinmitte

MP 9 – Quelle am Yin-Grabhügel oder Yinlingquan: unterhalb der Kniekehle in der Vertiefung hinter dem Schienbein

MA 36 – Drei Meilen am Fuß oder Zusanli: vier Finger breit unter der Kniescheibe, außen am Schienbein

N 3 – Großer Bach oder Taixi: zwischen dem höchsten Punkt der Achillessehne und des Fußknöchels, an der Fußinnenseite

ARZNEIMITTEL

• **Bei Arthritis:**

Paprika (*Capsicum annuum, frutescens* sowie andere Capsicumarten): Tonikum (innerlich), frische Frucht (innerlich/äußerlich), Abkochung und Brei (äußerlich). Vorsicht: Paprika sollte nur in geringen Mengen verwendet werden, da er Reizungen der Augen, Schleimhäute und Haut herbeiführt.

Schwammgurke (*Luffa aegyptiaca, Luffa acutanula*): Abkochung (innerlich/äußerlich), Pulver (äußerlich). Vorsicht: Bei einer Überdosierung kann es zu Schwindel und Kreislaufbeschwerden kommen.

• **Bei Arthrose:**

Gartenbalsamie *(Impatiens balsamia)*: Abkochung und Pulver (innerlich), Brei (äußerlich). Vorsicht: Um Zahnschäden aus dem Weg zu gehen, empfiehlt es sich, nach der Einnahme den Mund mit klarem Wasser auszuspülen.

Aprikose *(Prunus armeniaca)*: frische oder getrocknete Frucht, Saft und Pulver (innerlich/äußerlich). Vorsicht: Bei erhöhter Einnahme kann es zu Schwindel und Kreislaufbeschwerden kommen.

Bitte nehmen Sie die empfohlenen Arzneistoffe nicht eigenmächtig ein, sondern sprechen Sie vor der Anwendung mit Ihrem Arzt oder Heilpraktiker. Mehr Informationen finden Sie auf Seite 96.

GICHT

In der Regel besteht diese Stoffwechselerkrankung schon mehrere Jahre, bevor es zum ersten Anfall kommt. In dieser asymptomatischen Phase steigt der Harnsäurespiegel langsam immer weiter an. Hat er einen kritischen Punkt erreicht, sind akute und plötzlich auftretende Gelenkschmerzen sowie ein gerötetes, überwärmtes und angeschwollenes Gelenk typische Symptome. Auch Fieber, eine höhere Anzahl weißer Blutkörperchen sowie Kopfschmerzen treten auf.

INNERLICHE ANWENDUNGEN

Neben einem zu hohen Harnsäurespiegel oder Blutarmut spielen auch die Ernährung und übermäßiger Alkoholkonsum eine Rolle bei der Entstehung von Gicht. Die nachfolgenden Lebensmittelzubereitungen und Tees wirken schmerzlindernd, entzündungshemmend und entwässernd.

Küchenapotheke

Zitrone: Lutschen Sie einmal täglich eine unbehandelte Zitrone aus. Die Frucht hat eine basische Wirkung.

Meerrettich: 5 g Meerrettich in ½ Liter Wasser aufkochen, dann die Flüssigkeit durch ein Sieb abseihen. Trinken Sie eine Woche lang morgens ein Glas davon auf nüchternen Magen.

Trauben: Essen Sie täglich Trauben, sie lindern die Schmerzen bei Gichtanfällen.

Heiltees

Trinken Sie täglich etwa 2–3 Tassen von einem dieser Heiltees. Beachten Sie dabei die Hinweise zur Zubereitung und Dosierung auf Seite 100.

Europäischer Kräutertee: 1 g Ackerschachtelhalmkraut, 3 g Brennnesselkraut, 3 g Birkenblätter, 1 g Herbstzeitloseblüten, 2 g Weidenrinde

Chinesischer Kräutertee: 3–9 g Chuan Xiong (Szechuan-Liebstöckelwurzelstock), 1,5–9 g Gan Cao (Ural-Süßholzwurzel), 3–30 g Da Huang (Chinesische Rhabarberwurzel), 6–12 g Nü Zhen Zi (Ligusterfrüchte), 3–9 g Hai Feng Teng (Pfefferstängel)

Ayurvedischer Heiltee: 2–3 Scheiben frischer Ingwer

ÄUSSERLICHE ANWENDUNG

Zur lokalen Behandlung empfehlen sich:

Kräuterbad: Vermengen Sie je 2 EL Pfefferminzblätter, Rosmarin und Lavendelblüten, füllen Sie die Mischung in einen Nylonstrumpf und befestigen Sie diesen am Wasserhahn der Wanne. Lassen Sie zunächst nur heißes Wasser einlaufen. Ist die Wanne etwa halb voll, lassen Sie so viel kaltes Wasser ein, bis die Temperatur etwa 37 °C erreicht hat. Baden Sie 20 Minuten und hüllen Sie sich dann in ein warmes Badetuch.

Milch und schwarzer Sesam: 1 Handvoll schwarzen Sesam im Mörser fein zerstoßen. In eine Schüssel geben und einige Tropfen Milch zufügen, bis eine homogene Paste entsteht. Diese auf ein Baumwolltuch streichen und den Umschlag für 30 Minuten auf die betroffene Stelle legen. Wiederholen Sie die Anwendung zweimal täglich, das lindert die Schmerzen.

HEXENSCHUSS

Bei einem akuten Hexenschuss tritt im unteren Rücken plötzlich ein starker ziehender, stechender oder bohrender Schmerz auf. Grund dafür ist meist eine generelle Dysharmonie der Rückenmuskulatur. Wenn eine falsche Bewegung beziehungsweise zusätzliche Belastung dazukommt, wird es dem Kreuz zu viel. Die Bewegungsfähigkeit im unteren Rücken ist dann so eingeschränkt, dass man sich kaum aufrichten kann.

INNERLICHE ANWENDUNGEN

Die folgenden Teerezepturen fördern die Durchblutung, lindern Schmerzen und erzeugen Wärme.

Heiltees

Trinken Sie täglich etwa 2–3 Tassen von einem dieser Heiltees. Beachten Sie dabei die Hinweise zur Zubereitung und Dosierung auf Seite 100.

Europäischer Kräutertee: 2,5 g Wacholderbeeren, 2,5 g Rosmarinblätter, 2,5 g Melissenblätter, 2,5 g Weidenrinde

Chinesischer Kräutertee: 4,5–9 g Niu Xi (Achyranthis-Wurzel), 3–9 g Hong Hua (Saflorblüten), 3–9 g Yan Hu Suo (Lerchensporn-Wurzelstock), 3–9 g Gui Zhi (Zimtbaumzweige), 3–9 g Dan Shen (Rotwurzelsalbeiwurzel)

ÄUSSERLICHE ANWENDUNGEN

Zur lokalen Behandlung empfehlen sich:

Essigwasser und Kartoffeln: Lassen Sie sich Ihren Rücken mit warmem Essigwasser abreiben und legen Sie danach einen mit zerdrückten Kartoffeln gefüllten Umschlag auf die schmerzende Stelle. So oft Sie mögen wiederholen.

Schnaps: Schnaps erhitzen, ein Tuch darin tränken, auswringen und auf die Problemzone legen. Sie können die Anwendung mehrmals am Tag wiederholen.

Arnika: Lassen Sie sich den Rücken sanft mit Arnikaöl massieren.

AKUPRESSUR

Durch die Stimulation der folgenden Akupressurpunkte können Sie den Fluss des Qi selbst regulieren

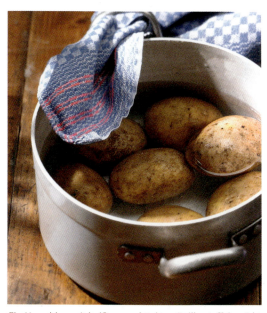

Ein Umschlag mit heißen, zerdrückten Pellkartoffeln wirkt entspannend und schmerzlindernd.

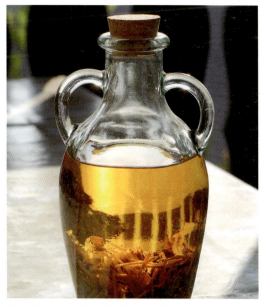

Eine Massage mit Arnikaöl oder -salbe lockert die Rückenmuskeln und löst Verspannungen.

und so einige Symptome wirksam behandeln. Bitte beachten Sie hierzu die Hinweise auf Seite 88–93.
B 22 – Transportpunkt zum Dreifachen Erwärmer oder Sanjiaoshu: am Rücken zwischen dem ersten und dem zweiten Lendenwirbel
B 23 – Transportpunkt zu den Nieren oder Shenshu: zwischen dem zweiten und dem dritten Lendenwirbel
B 30 – Transportpunkt am weißen Ring oder Baihuanshu: direkt neben dem Kreuzbein
B 31, 32, 33, 34 – Der obere Knochenspalt oder Shangliao, Der zweite Knochenspalt oder Ciliao, Der mittlere Knochenspalt oder Zhongliao, Der untere Knochenspalt oder Xialiao: Die sogenannten Sakrallöcher (vier Dellen) sind im Bereich des Kreuzbeins, beidseitig der Mittellinie. Die oberste Delle ist Punkt B 31, die zweite B 32, die dritte B 33 und die vierte B 34. Behandeln Sie diese Punkte mit Wärme und massieren Sie sie kräftig.
B 35 – Das vereinigte Yang oder Huiyang: neben dem Steißbein
B 36 – Unterstützung oder Chengfu: in der Mitte der Gesäßfalte, nicht des Oberschenkels
N 7 – Wiederhergestelltes Fließen oder Fuliu: zwei Finger breit schräg über dem inneren Fußknöchel, zur Achillessehne. Massieren Sie B 36 und N 7 jeweils 1 bis 2 Minuten mit kreisförmigen Bewegungen.

CHAKRA-AKTIVIERUNG

Ein Hexenschuss weist auf eine dauerhafte Schwäche des Basischakras hin. Ergreifen Sie Maßnahmen, die dieses Chakra anregen (siehe ab Seite 57).

ARZNEIMITTEL

Fenchel (*Foeniculum vulgare*): Tee, Abkochung und Pulver (innerlich), Samen und Öl (innerlich/äußerlich). Vorsicht: Fenchelöl kann Hautreizungen sowie Allergien hervorrufen.
Zimtkassie (*Cinnamomum cassia*): Abkochung (innerlich), Pulver (innerlich/äußerlich), Tee (innerlich). Vorsicht: Die Zimtkassie ist leicht giftig.
Bitte nehmen Sie die empfohlenen Arzneistoffe nicht eigenmächtig ein, sondern sprechen Sie vor der Anwendung mit Ihrem Arzt oder Heilpraktiker. Mehr Informationen finden Sie auf Seite 96.

ISCHIASBESCHWERDEN

Wenn die Wurzel des Ischiasnervs, eines der mächtigsten Nerven unseres Körpers, gereizt wird, zum Beispiel durch einen Bandscheibenvorfall oder Wirbelgleiten, Durchblutungsstörungen oder Entzündungen, bereitet das erhebliche Beschwerden. Die ziehenden Schmerzen auf Höhe der Lendenwirbelsäule können bis ins Bein oder in den Fuß ausstrahlen und werden durch Husten oder Pressen intensiviert. Weitere Symptome sind Taubheitsgefühle, Kribbeln und andere Gefühlsstörungen sowie eine Verschlechterung der Koordinationsfähigkeit bis hin zu Lähmungen. Auch Blasen- und Darmstörungen kommen vor.

INNERLICHE ANWENDUNGEN

Die Kräuter der nachfolgenden Heiltees wirken durchblutungsfördernd und entzündungshemmend.

Heiltees

Trinken Sie täglich etwa 2–3 Tassen von einem dieser Heiltees. Beachten Sie dabei die Hinweise zur Zubereitung und Dosierung auf Seite 100.
Europäischer Kräutertee: 3,3 g Holunderblätter, 3,3 g Rosmarinblätter, 3,3 g Johanniskraut
Chinesischer Kräutertee: 9–15 g Ji Xue Teng (Hühnerblutstängel), 3–9 g Gui Zhi (Zimtbaumzweige), 3–9 g Hai Feng Teng (Pfefferstängel), 6–9 g Ze Xie (Orient-Froschlöffelknolle)

ÄUSSERLICHE ANWENDUNGEN

Zur lokalen Behandlung und zum Erwärmen der Energieleitbahnen empfehlen sich Auflagen, die Sie bei Bedarf mehrmals täglich wiederholen können:
Sauerkraut und Meerrettich: Je ½ Handvoll Sauerkraut und Meerrettich sehr fein hacken, die Mischung auf einem Baumwoll- oder Leinentuch verstreichen und auf die schmerzende Stelle legen.
Mehl und Meerrettich: 1 Handvoll Weizenvollkornmehl mit etwas frisch geriebenem Meerrettich verreiben, die Mischung leicht erwärmen und auf die betroffenen Stellen geben. Bedecken Sie das Ganze mit einem Lein- oder Baumwolltuch und lassen Sie den Brei 15 Minuten einwirken.

AKUPRESSUR

Durch die Stimulation der folgenden Akupressurpunkte können Sie den Fluss des Qi selbst regulieren und so einige Symptome wirksam behandeln. Bitte beachten Sie hierzu die Hinweise auf Seite 88–93.

B 22 – Transportpunkt zum Dreifachen Erwärmer oder Sanjiaoshu: am Rücken zwischen dem ersten und dem zweiten Lendenwirbel

B 23 – Transportpunkt zu den Nieren oder Shenshu: Der Punkt liegt zwischen dem zweiten und dem dritten Lendenwirbel.

B 30 – Transportpunkt am weißen Ring oder Baihuanshu: direkt neben dem Kreuzbein

B 31, 32, 33, 34 – Der obere Knochenspalt oder Shangliao, Der zweite Knochenspalt oder Ciliao, Der mittlere Knochenspalt oder Zhongliao, Der untere Knochenspalt oder Xialiao: Die sogenannten Sakrallöcher (vier Dellen) befinden sich im Bereich des Kreuzbeins, beidseitig der Mittellinie. Die oberste Delle ist Punkt B 31, die zweite B 32, die dritte B 33 und die vierte B 34. Behandeln Sie jeden dieser Punkte mit Wärme und massieren Sie sie kräftig.

B 35 – Das vereinigte Yang oder Huiyang: neben dem Steißbein

B 36 – Unterstützung oder Chengfu: in der Mitte der Gesäßfalte, nicht des Oberschenkels

B 50 – Der Magenspeicher oder Weicang: zwei Finger breit neben dem 12. Brustwirbel

B 57 – Den Berg halten oder Chengshan: an der oberen Kante des Fersengebirges, an der Fußaußenseite zwischen Knöchel und Achillessehne

B 60 – Kunlun-Gebirge oder Kunlun: auf der Kuhle in der Wadenmitte, wenn Sie den Fuß nach vorn strecken

N 7 – Wiederhergestelltes Fließen oder Fuliu: zwei Finger breit schräg über dem inneren Fußknöchel, zur Achillessehne. 1 bis 2 Minuten kreisförmig massieren.

CHAKRA-AKTIVIERUNG

Wenn Sie an Ischiasbeschwerden leiden, weist dies auf eine dauerhafte Schwäche des Basischakras hin. Ergreifen Sie Maßnahmen, die dieses Chakra anregen (siehe ab Seite 57).

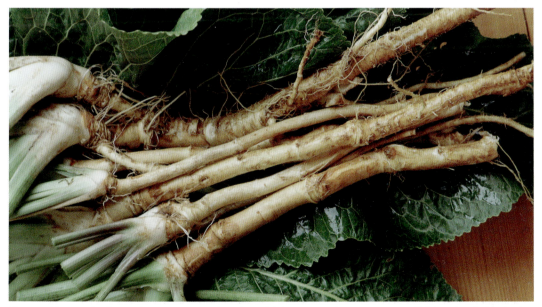

Ein Umschlag mit frisch geriebenem Meerrettich und Mehl (alternativ auch geriebene Kartoffel) löst die Blutblockade Yu Xue und lindert so Schmerzen im unteren Rücken.

MUSKELKATER

Wird der Körper beim Sport oder anderen Aktivitäten ungewohnten Belastungen ausgesetzt, macht sich etwa 12–24 Stunden darauf häufig ein schmerzhafter Muskelkater bemerkbar. Er wird durch kleinste Verletzungen der Muskelfasern hervorgerufen und ist zwar schmerzhaft, verschwindet aber in der Regel nach ein paar Tagen wieder von selbst. Mit den entsprechenden Maßnahmen können Sie diesen Heilungsprozess zusätzlich unterstützen.

INNERLICHE ANWENDUNGEN

Die nachfolgenden Teezubereitungen wirken heilend bei Entzündungen in den Muskelfasern.

Heiltees
Trinken Sie täglich etwa 2–3 Tassen von einem dieser Heiltees. Beachten Sie dabei die Hinweise zur Zubereitung und Dosierung auf Seite 100.
Europäischer Kräutertee: 2 g Schafgarbenkraut, 5 g Wacholderbeeren, 1,5 g Lavendelblüten, 1,5 g Johanniskraut
Chinesischer Kräutertee: 4,5–9 g Dang Gui (Chinesische Angelikawurzel), 3–9 g Hong Hua (Saflorblüten), 3–9 g Dan Shen (Rotwurzelsalbeiwurzel), 3–9 g Chuan Xiong (Szechuan-Liebstöckelwurzelstock)

ÄUSSERLICHE ANWENDUNG

Essig und Ingwer wirken antientzündlich, ein warmes Bad entspannt die Muskulatur.
Essig: Tränken Sie ein Baumwoll- oder Leintuch mit Essig und legen Sie es auf die betroffenen Stellen. Bei Bedarf mehrmals wiederholen.
Ingwerbad: Schneiden Sie ein etwa 2 Zentimeter großes Stück frischen Ingwer in Scheiben und köcheln Sie diese 5–10 Minuten in 1 Liter Wasser. Geben Sie den heißen Sud anschließend in Ihr Badewasser und genießen Sie das wohltuende Bad für 15 Minuten. Sie können auch geriebenen Ingwer in ein Tuch oder einen Nylonstrumpf geben und am Wasserhahn befestigen. Lassen Sie dann das heiße Badewasser über das Säckchen fließen, damit die heilenden Wirkstoffe freigesetzt werden.

AKUPRESSUR

Durch die Stimulation der folgenden Akupressurpunkte können Sie den Fluss des Qi selbst regulieren und so einige Symptome wirksam behandeln. Bitte beachten Sie hierzu die Hinweise auf Seite 88–93.
B 57 – Den Berg halten oder Chengshan: an der oberen Kante des Fersengebirges, an der Fußaußenseite zwischen Knöchel und Achillessehne
G 30 – Der Kreis zum Springen oder Huantiao: vier Finger breit vom Oberschenkelknochen, in Richtung äußere Hüfte

NACKENVERSPANNUNG

Sind Hals- und Schultermuskulatur verspannt oder verkrampft, tut vor allem das Drehen des Kopfes weh.

ÄUSSERLICHE ANWENDUNG

Zur lokalen Behandlung empfiehlt sich:
Heißer Umschlag: Tauchen Sie ein Handtuch in heißes Wasser und wringen Sie es aus. Anschließend legen Sie das feuchte Tuch für 10 Minuten auf den Nacken- und Schulterbereich. Am besten geben Sie ein trockenes Handtuch oder einen Wollschal darüber, so bleibt das feuchte Handtuch länger warm.

AKUPRESSUR

Durch die Stimulation der folgenden Akupressurpunkte können Sie den Fluss des Qi selbst regulieren und so einige Symptome wirksam behandeln. Bitte beachten Sie hierzu die Hinweise auf Seite 88–93.
B 10 – Himmelssäule oder Tianzhu: zwei Daumen breit seitlich vom Übergang des Schädels in die Wirbelsäule, unterhalb der Schädelbasis
G 20 – Windteich oder Fengchi: Vier Finger breit hinter den Ohrläppchen befindet sich hinter dem Knochenvorsprung eine kleine Vertiefung.
G 21 – Schulterbrunnen oder Jianjing: mittig zwischen den Schultern und dem ersten Brustwirbel

CHAKRA-AKTIVIERUNG

Nackenverspannungen weisen auf eine dauerhafte Schwäche des Kehlchakras hin. Ergreifen Sie Maßnahmen, um dieses anzuregen (siehe ab Seite 69).

OSTEOPOROSE

Unter dieser Erkrankung leiden vor allem Frauen jenseits der Wechseljahre: Die Knochenmasse schwindet, die Knochen verlieren an Stabilität und das Risiko für Brüche steigt enorm. Bei fortgeschrittener Osteoporose kommt es zu Spontanbrüchen, wobei die Frakturen meistens bei den Wirbelkörpern auftreten.

INNERLICHE ANWENDUNGEN

Mit einer kalziumreichen Ernährung können Sie dem Knochenabbau entgegenwirken. Besonders viel von diesem Mineralstoff steckt zum Beispiel in Braunalgen, Milchprodukten, getrockneten Feigen, Mohn und kalziumreichem Mineralwasser. Reduzieren Sie gleichzeitig den Konsum von Nahrungsmitteln, die reich an Phosphat sind wie Fleisch- und Wurstwaren. Denn der Stoff verhindert, dass der Körper das Kalzium optimal über den Darm ins Blut aufnimmt. Vitamin D ist ebenfalls wichtig für starke Knochen. Halten Sie sich daher viel im Freien auf, um die körpereigene Vitamin-D-Synthese anzukurbeln. Eventuell ist die Einnahme von künstlichem Vitamin D3 empfehlenswert. Besprechen Sie dies mit Ihrem Arzt oder Heilpraktiker.

Küchenapotheke
Gelatine: Essen Sie regelmäßig Produkte, die Gelatine enthalten. In ihr stecken in größerer Konzentration Chondroitin und Glucosamin. Diese Stoffe sind wichtige Bausteine für die Gelenke.
Dill-Petersilien-Joghurt: Etwas Dill und Petersilie klein schneiden und in einen Becher Naturjoghurt rühren. Mit etwas Zitronensaft und 1–2 TL Sesamsamen abschmecken. Dill, Petersilie und Sesam haben eine hohe Kalziumdichte.

Heiltees
Trinken Sie täglich etwa 2–3 Tassen von einem dieser Heiltees. Beachten Sie dabei die Hinweise zur Zubereitung und Dosierung auf Seite 100.
Europäischer Kräutertee: 3,3 g Brennnesselkraut, 3,3 g Frauenmantelkraut, 3,3 g Beinwell
Chinesischer Kräutertee: 9–30 g Huang Qi (Astragaluswurzel), 9–15 g Shu Di Huang (Rehmannia-Wurzel, vorbehandelt), 4,5–9 g Fang Feng (Saposhnikovia-Wurzeln), 6–15 g Jin Yin Hua (Geißblattblüten)

BEWEGUNG

Bewegung regt über spezifische Reize den Knochenstoffwechsel an, die Knochen werden kräftiger und widerstandsfähiger. Deshalb sollten Sie unbedingt sportlich aktiv sein – am besten jeden Tag.

Tai Ji Quan
Üben Sie regelmäßig Tai Ji Quan aus, das macht die Gelenke geschmeidig und fördert die Durchblutung, was sich positiv auf die Knochen auswirkt. Die sanften Übungen ab Seite 124 sind gerade für Patienten im höheren Alter geeignet, die bislang sportlich kaum aktiv waren.

CHAKRA-AKTIVIERUNG

Osteoporose weist auf eine dauerhafte Schwäche des Basischakras hin. Deshalb sollten Sie Maßnahmen ergreifen, um dieses anzuregen (siehe ab Seite 57).

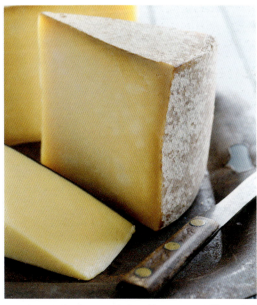

100 Gramm Hartkäse enthalten bis zu 1000 Milligramm Kalzium; dieses schützt vor Osteoporose.

RHEUMATISCHE BESCHWERDEN

Angeschwollene, steife Gelenke, schmerzende Knochen, Muskeln und Sehnen sind typische Symptome für Erkrankungen des rheumatischen Formenkreises. Hinzu kommen Müdigkeit sowie Beschwerden am Stütz- und Bewegungsapparat, die die Bewegungsfähigkeit noch weiter einschränken. Neben den klassischen Behandlungsmöglichkeiten lassen sich mithilfe der Energiemedizin und vor allem über die Ernährung Schmerzen effektiv lindern.

INNERLICHE ANWENDUNGEN

Achten Sie vor allem auf eine überwiegend pflanzlichen Ernährung, die das Säure-Basen-Gleichgewicht wiederherstellt. Zucker und andere einfache Kohlenhydrate sowie tierische Produkte erhöhen die Säurenbildung, Fleisch und Wurstwaren zudem den Pegel von entzündungsfördernder Arachidonsäure. Sie sollten daher am besten ganz vom Speiseplan gestrichen werden. Omega-3-Fettsäuren (fetter Seefisch, Leinöl, sind natürliche »Gegenspieler« der Arachidonsäure).

Küchenapotheke

Ingwer-Reisbrei: 100 g Reis kochen, 10 g geschälte und gepresste frische Ingwerwurzel zugeben und das Ganze mit etwas Honig süßen. Essen Sie zweimal täglich jeweils die Hälfte des Breis.

Zitronenwasser: Zitronensaft wirkt im Körper stark basisch, auch wenn er extrem sauer schmeckt. Trinken Sie daher vier- bis fünfmal am Tag 0,2 Liter lauwarmes Wasser, dem Sie den Saft einer unbehandelten Zitrone zugefügt haben.

Heiltees

Trinken Sie täglich etwa 2–3 Tassen von einem dieser Heiltees. Beachten Sie dabei die Hinweise zur Zubereitung und Dosierung auf Seite 100.

Europäischer Kräutertee: 3 g Zinnkraut, 2 g Schafgarbenkraut, 3 g Weidenrinde, 2 g Rosmarinblätter

Chinesischer Kräutertee: 4,5–9 g Dang Gui (Chinesische Angelikawurzel), 6–12 g Chi Shao (Rote Pfingstrosenwurzel), 6–15 g Ji Xue Teng (Hühnerblutstängel), 1,5–9 g Gan Cao (Ural-Süßholzwurzel), 6–15 g Jin Yin Hua (Geißblattblüten)

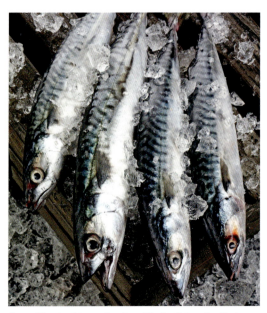

Essen Sie ein- bis zweimal pro Woche fetten Seefisch. Er ist ein wertvoller Omega-3-Fettsäure-Lieferant.

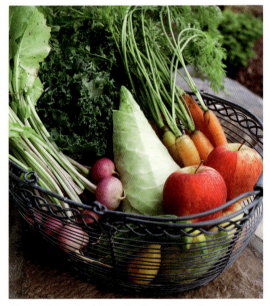

Obst und Gemüse bilden die Grundlagen der antirheumatischen Basenernährung.

ÄUSSERLICHE ANWENDUNG

Zur lokalen Behandlung empfiehlt sich:
Kartoffelumschlag: Kartoffeln mit der Schale kochen, zerdrücken und auf ein Baumwolltuch streichen. Mehrere Stunden auf die schmerzende Stelle legen.

AKUPRESSUR

Durch die Stimulation der folgenden Akupressurpunkte können Sie den Fluss des Qi selbst regulieren und so einige Symptome wirksam behandeln. Bitte beachten Sie hierzu die Hinweise auf Seite 88–93.
3 E 5 – Der äußere Pass oder Waiguan: zwei Daumen breit von der Handgelenksfalte hin zum Ellbogen, oberhalb des Handrückens. Dieser Punkt stärkt den Ellbogen und die Schultern.
DI 4 – Das geschlossene Tal oder Hegu: zwischen Zeigefinger und Daumen, am Ende der Daumenfalte. Hilfreich bei Schulter- und Ellbogenschmerzen.
DI 14 – Der Oberarm oder Binao: am Rand des Deltamuskels, an der Außenseite des Oberarms
DI 15 – Das Schulterschlüsselbein oder Jianyu: am seitlichen Schulterende
G 30 – Der Kreis zum Springen oder Huantiao: am Gesäßmuskel, hinter dem Hüftkopf. Dieser Punkt hat eine positive Wirkung bei Hüftbeschwerden.
B 40 – Mitte in der Biegung oder Weizhong: mittig auf der hinteren Beugefalte des Kniegelenks. Bei Kniebeschwerden ist dieser Punkt empfehlenswert.

CHAKRA-AKTIVIERUNG

Rheumatische Beschwerden weisen auf eine dauerhafte Schwäche des Herzchakras hin. Ergreifen Sie daher möglichst viele Maßnahmen, die dieses Chakra anregen (siehe ab Seite 66).

ARZNEIMITTEL

Gartenbalsamie (*Impatiens balsamia*): Abkochung und Pulver (innerlich), Brei (äußerlich). Vorsicht: Um Zahnschäden zu vermeiden, anschließend den Mund mit klarem Wasser ausspülen.
Bitte nehmen Sie die empfohlenen Arzneistoffe nicht eigenmächtig ein, sondern sprechen Sie vor der Anwendung mit Ihrem Arzt oder Heilpraktiker. Mehr Informationen finden Sie auf Seite 96.

RÜCKENSCHMERZEN

Starke Schmerzen im Rücken zählen heute zur Volkskrankheit Nummer 1. Zum Glück sind jedoch nur in den seltensten Fällen Schäden an der Wirbelsäule für die Beschwerden verantwortlich. Vielmehr werden diese fast immer durch Fehlbelastungen, Haltungsschäden, Muskelabbau und Entzündungen verursacht, die durch unsere heutige Lebensweise begünstigt werden: vieles Sitzen, falsche Ernährung und zu wenig Bewegung sind Gift für den Rücken.

INNERLICHE ANWENDUNGEN

Die folgenden Teerezepturen wirken durchblutungsfördernd, entzündungshemmend, harntreibend und wärmen die Energieleitbahnen.

Heiltees

Trinken Sie täglich etwa 2–3 Tassen von einem dieser Heiltees. Beachten Sie dabei die Hinweise zur Zubereitung und Dosierung auf Seite 100.
Europäischer Kräutertee: 3 g Andornkraut, 2 g Schafgarbenkraut, 6 g Weidenrinde
Chinesischer Kräutertee: 6–9 g Dan Shen (Rotwurzelsalbeiwurzel), 4,5–9 g Dang Gui (Chinesische Angelikawurzel), 6–12 g Gou Qi Zi (Bocksdornfrüchte), 9–15 g Sheng Di Huang (Rehmannia-Wurzel)

ÄUSSERLICHE ANWENDUNGEN

Auflagen mit Quark oder Ingwer wirken im akuten Fall schmerzlindernd, warme Getreidesäckchen sowie angenehme Bäder entspannen die Muskulatur und wirken daher sowohl präventiv als auch im Notfall.
Quark: Verrühren Sie Heilerde und kalten Quark zu einer streichfähigen Masse und bestreichen Sie die schmerzenden Stellen mit der Mischung.
Getreide: Füllen Sie ein Leinen- oder Baumwollsäckchen mit Dinkel, Roggen oder Hirse, erwärmen Sie es im Backofen oder in der Mikrowelle und legen Sie es sich auf den Rücken.
Ingwerbrei: 2 TL Ingwerpulver mit 1 TL Kurkumapulver mischen und etwas Wasser unterrühren, bis eine breiige Masse entsteht. Erwärmen Sie die Mischung vorsichtig und streichen Sie den Brei dann

auf die schmerzenden Stellen. Er sollte mindestens 20 Minuten einwirken. Mit klarem Wasser abspülen, den Rücken abtrocknen und warm halten.
Ingwerbad: Schneiden Sie ein etwa 2 Zentimeter großes Stück frische Ingwerwurzel in Scheiben und köcheln Sie diese 5–10 Minuten in 1 Liter Wasser. Geben Sie den heißen Sud anschließend ins Badewasser und genießen Sie 15 wohltuende Minuten in der Wanne. Anschließend hüllen Sie sich in ein warmes Badetuch und ruhen sich aus.
Melissenbad: Für ein Melissenbad vermischen Sie 2 EL Mandelöl mit 10 Tropfen ätherischem Melissenöl. Lassen Sie sich ein warmes Bad ein und geben Sie den Badezusatz hinein.

BEWEGUNG

Am besten beugen Sie Rückenschmerzen vor, indem Sie sich regelmäßig bewegen und so Fehlhaltungen und einseitiger Belastung entgegenwirken. Neben sanftem Ausdauersport und gezieltem Aufbau der Rückenmuskulatur sind auch Yoga- und Qi-Gong-Übungen empfehlenswert.

AKUPRESSUR

Durch die Stimulation der folgenden Akupressurpunkte können Sie den Fluss des Qi selbst regulieren und so einige Symptome wirksam behandeln. Bitte beachten Sie hierzu die Hinweise auf Seite 88–93.
MA 36 – Drei Meilen am Fuß oder Zusanli: vier Querfinger breit unterhalb der Kniescheibe, außen am Schienbein
G 34 – Quelle am Yang-Grabhügel oder Yanglingquan: am Schnittpunkt der Linien von der unteren und der oberen Begrenzung des Wadenbeinköpfchens
Weitere Punkte: siehe Hexenschuss (Seite 219) und Ischiasbeschwerden (Seite 220).

CHAKRA-AKTIVIERUNG

Wenn Sie an Beschwerden und Schmerzen im Rückenbereich leiden, weist dies auf eine dauerhafte Schwäche des Basischakras hin. Ergreifen Sie daher möglichst viele Maßnahmen, die dieses Chakra anregen (siehe ab Seite 57).

SCHWINDEL

Schwindel kann viele verschiedene Ursachen haben. Neben Kreislaufproblemen zieht mit am häufigsten eine Verengung der Halswirbelsäule (HWS-Spinalkanal-Verengung oder Zervikobrachial-Syndrom) Gleichgewichtsstörungen und Drehschwindel nach sich. Bei der Therapie versucht man daher oft auch, die Verspannung der Nackenmuskulatur zu lindern und die Durchblutung in dieser Region zu fördern.

INNERLICHE ANWENDUNGEN

Im Gegensatz zu Beschwerden, die durch die Halswirbelsäule verursacht werden, kann Schwindel aufgrund von Blutdruckveränderungen gut von innen heraus behandelt werden.

Küchenapotheke

Hafer: Essen Sie morgens Haferflocken. Dieses Getreide enthält reichlich lösliche Ballaststoffe, ungesättigte Fettsäuren, Linolsäure, Vitamine und Mineralstoffe und hat deshalb eine positive Wirkung auf das Herz-Kreislauf-System.
Peperoni mit Lauch: 1 frische Peperoni und 1 Stange Lauch waschen, putzen und klein schneiden. In etwas Sesamöl anbraten, mit Salz würzen und abends vor dem Schlafengehen essen.
Ingwer mit Honig: Ein etwa 10 cm großes Stück frische Ingwerwurzel schälen und in dünne Scheiben schneiden. In ein Einmachglas geben, mit Honig bedecken, gut verschließen und 5 Tage an einem dunklen Ort ziehen lassen. Essen Sie täglich 4 Scheibchen des eingelegten Ingwers.

Heiltees

Trinken Sie täglich etwa 2–3 Tassen von einem dieser Heiltees. Beachten Sie dabei die Hinweise zur Zubereitung und Dosierung auf Seite 100.
Europäischer Kräutertee: 5 g Pfefferminzblätter, 5 g Chrysanthemenblüten
Chinesischer Kräutertee: 6–12 g Chi Shao (Rote Pfingstrosenwurzel), 4,5–9 g Fang Feng (Saposhnikovia-Wurzel), 3–9 g Hong Hua (Saflorblüten), 6–15 g Ge Gen (Kopoubohnenwurzel)

AKUPRESSUR

Durch die Stimulation der folgenden Akupressurpunkte können Sie den Fluss des Qi selbst regulieren und so einige Symptome wirksam behandeln. Bitte beachten Sie hierzu die Hinweise auf Seite 88–93.

LG 26 – Die Mitte der Oberlippe oder Renzhong: in der Oberlippenmitte

Ex. 2 – Die Schläfe (Extrapunkt) oder Taiyang: Dieser Punkt liegt in der Mitte der Schläfen.

Ex. 6 – Die vier geistigen Weisen oder Sishencong: zwei Querfinger von der Kopfspitze, in der Mitte links und rechts oben sowie unten

KG 4 – Die umschlossene Ursprungsenergie oder Guanyuan: drei Finger breit unter dem Bauchnabel

CHAKRA-AKTIVIERUNG

Schwindel weist auf eine dauerhafte Schwäche des Stirnchakras hin. Ergreifen Sie Maßnahmen, die dieses Chakra anregen (siehe ab Seite 72).

TENNISARM, MAUSARM

Bei einem Tennis- beziehungsweise Mausarm sind die Ursprünge der Muskulatur am Unterarm und die Sehnenansätze erkrankt, was sich in starken Entzündungsschmerzen in der äußeren Ellbogenregion äußert. Meistens wird auch das Handgelenk geschwächt, was die Bewegungsfähigkeit zusätzlich beeinträchtigt.

ÄUSSERLICHE ANWENDUNGEN

Umschläge können hier wahre Wunder bewirken und die Schmerzen lindern. Wiederholen Sie die folgenden Anwendungen daher einmal täglich, bis eine Besserung eintritt.

Weißkohl: Drücken Sie die Rippen eines Weißkohlblatts mit der Küchenrolle flach und erwärmen Sie es anschließend. Wickeln Sie das Kohlblatt anschließend vorsichtig um den schmerzenden Arm und geben Sie ein Handtuch darüber. Nehmen Sie den Kohlwickel nach etwa 20 Minuten wieder ab.

Quark: Streichen Sie Quark auf die betroffene Partie und umwickeln Sie den Ellbogen erst mit Küchenfolie, dann mit einem Handtuch. Wenn der Quark bröckelig geworden ist, nehmen Sie den Umschlag wieder ab.

BEWEGUNG

Schonen Sie Ihren Arm im Alltag. Sanfte Qi-Gong-Übungen führen Energie in diesen Bereich und begünstigen so den Heilungsprozess.

Duftendes Qi Gong

Führen Sie regelmäßig folgende Übungen durch:
- Bodhisattva spielt chinesische Zitter (siehe Seite 111)
- Eine Essschale in zwei Teilen (siehe Seite 112)

AKUPRESSUR

Durch die Stimulation der folgenden Akupressurpunkte können Sie den Fluss des Qi selbst regulieren und so einige Symptome wirksam behandeln. Bitte beachten Sie hierzu die Hinweise auf Seite 88–93.

LU 5 – Teich der Elle oder Chize: unterhalb der Bizepssehne, auf der Beugefalte des inneren Ellbogen

PE 3 – Gebogener Tümpel oder Quze: in der Beugefalte des Ellbogens, in der Mitte der Bizepssehne

DI 11 – Der gebogene Graben oder Quchi: bei rechtwinkliger Beugung des Ellbogens am Ende der äußeren Beugefalte

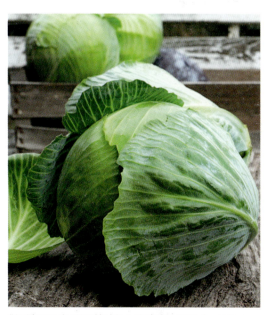

Die Blätter des Weißkohls enthalten entzündungshemmende Flavonoide und Senfölglykoside.

VERSTAUCHUNG, PRELLUNG

Eine Verstauchung oder Prellung geht meist mit einer Schwellung und mit Schmerzen einher, manchmal auch mit einem Bluterguss. Starke Schmerzen entstehen durch Überdehnung oder Zerrung im Kapsel- und Bandapparat des Gelenks. Für alle diese Beschwerden gilt: Je eher Sie entsprechende Maßnahmen ergreifen, umso schneller bessern sie sich.

INNERLICHE ANWENDUNGEN

Die nachfolgenden Tees wirken entzündungshemmend, abschwellend und fördern die Durchblutung. Deshalb sind sie eine sinnvolle Therapieergänzung.

Heiltees

Trinken Sie täglich etwa 2–3 Tassen von einem dieser Heiltees. Beachten Sie dabei die Hinweise zur Zubereitung und Dosierung auf Seite 100.
Europäischer Kräutertee: 3 g Schafgarbenkraut, 3 g Spitzwegerichkraut, 4 g Teufelskrallenwurzel
Chinesischer Kräutertee: 3-6 g Ru Xiang (Weihrauchbaumharz), 3-9 g Chuan Xiong (Szechuan-Liebstöckelwurzelstock), 3-6 g Long Dan Cao (Chinesische Enzianwurzel), 3–9 g Hong Hua (Saflorblüten)

ÄUSSERE ANWENDUNGEN

Bei Verstauchungen und Prellungen helfen Umschläge und Wickel wunderbar. Sie lindern die Schmerzen und wirken entzündungshemmend. Führen Sie die Anwendung daher so lange einmal täglich durch, bis eine Besserung eintritt.
Majoran: Bearbeiten Sie frische Majoranblätter im Mörser, vermischen Sie diese mit etwas Honig und streichen Sie den Brei anschließend auf die schmerzenden Stellen.
Quark: Streichen Sie Quark auf die betroffene Partie und umwickeln Sie den Ellbogen erst mit Küchenfolie, dann mit einem Handtuch. Wenn der Quark bröckelig geworden ist, nehmen Sie den Umschlag wieder ab und spülen Reste mit klarem Wasser ab.
Haselnussblätter: 25 g frische Haselnussblätter mit 1 Liter kochendem Wasser übergießen und alles 15 Minuten ziehen lassen. Tränken Sie ein Baumwolltuch in dem Sud, wringen Sie es leicht aus und legen Sie es auf die betroffene Stelle.

AKUPRESSUR

Durch die Stimulation der Akupressurpunkte, die im Bereich der Verletzung liegen, können Sie den Fluss des Qi selbst regulieren und so einige Symptome wirksam behandeln. Bitte beachten Sie hierzu die Hinweise auf Seite 88–93.

ARZNEIMITTEL

Paprika *(Capsicum annuum, frutescens* sowie andere Capsicumarten): Tonikum (innerlich), frische Frucht (innerlich/äußerlich), Abkochung und Brei (äußerlich). Vorsicht: Paprika sollte nur in geringen Mengen verwendet werden, da er im Übermaß Reizungen an den Augen, den Schleimhäuten und der Haut herbeiführen kann.
Bitte nehmen Sie die empfohlenen Arzneistoffe nicht eigenmächtig ein, sondern sprechen Sie vor der Anwendung mit Ihrem Arzt oder Heilpraktiker. Mehr Informationen finden Sie auf Seite 96.

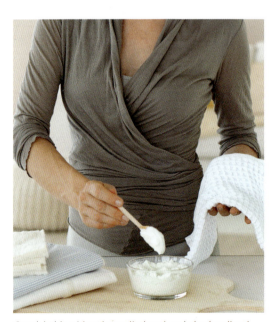

Quark kühlt, wirkt schmerzlindernd und abschwellend, seine Milchsäurebakterien hemmen Entzündungsstoffe.

HAUT

AKNE

In den meisten Fällen tritt Akne während der Pubertät auf. Die Haut ist fettig und aufgrund der überaktiven Talgdrüsen bilden sich vor allem im Gesicht oder auf dem Rücken Mitesser und Pickel. In etwa 60 Prozent der Fälle klingen die hormonbedingten Unreinheiten nach ein paar Jahren wieder von selbst ab.

INNERLICHE ANWENDUNGEN

Unterstützen Sie die Aknetherapie durch eine Ernährung, die wenig einfache Kohlenhydrate enthält und den Blutzuckerspiegel nur in Maßen ansteigen lässt. Meiden Sie außerdem scharfe Lebensmittel.

Küchenapotheke
Knoblauch: Essen Sie jeden Tag 2–5 rohe Knoblauchzehen.
Paprika: Trinken Sie täglich ½ Liter frisch zubereiteten Saft aus grüner Paprika.
Weizenkeimöl: Nehmen Sie nach den Mahlzeiten jeweils 1–2 TL Weizenkeimöl zu sich. Das fördert die Entgiftung.

Heiltees
Trinken Sie täglich etwa 2–3 Tassen von einem dieser Heiltees. Bitte beachten Sie dabei die Hinweise zur Zubereitung und Dosierung auf Seite 100.
Europäischer Kräutertee: 2,5 g Birkenblätter, 2,5 g Eberwurzwurzel, 2,5 g Ringelblumenblüten, 2,5 g Hamamelisblätter
Chinesischer Kräutertee: 6–15 g Ge Gen (Kopoubohnenwurzel), 3–9 g Hong Hua (Saflorblüten), 6–12 g Chi Shao (Rote Pfingstrosenwurzel), 4,5–9 g Fang Feng (Saposhnikovia-Wurzel)

ÄUSSERLICHE ANWENDUNG

Zur lokalen Behandlung empfiehlt sich:
Gesichtsdampfbad: 20 g frische Tannennadeln, 15 g Ingwer und 10 g Rosenblätter mit heißem Wasser übergießen, ein Handtuch über den Kopf legen und den Dampf 15–20 Minuten wirken lassen. Er hemmt Entzündungen und beruhigt die Haut.

BEWEGUNG

Qi Gong harmonisiert das Qi, daher unterstützt die nachfolgende Übung die Heilung bei Akne.

Duftendes Qi Gong
Führen Sie täglich die Übung »Die Hände kreuzend schwingen« aus (siehe Seite 120).

ARZNEIMITTEL

Chrysantheme (*Chrysanthemum indicum*): Tee, Abkochung und getrocknete Blüten (innerlich), Brei und frischer Saft (äußerlich). Vorsicht: Es können allergische Reaktionen auftreten.
Pfeffer (*Piper nigrum*): Abkochung und Pillen (innerlich), Pulver (innerlich/äußerlich). Vorsicht: Pfeffer kann Schleimhäute, Nase und Augen reizen. Eine erhöhte Einnahme kann zu Verstopfung sowie zu Bluthochdruck führen.
Bitte nehmen Sie die empfohlenen Arzneistoffe nicht eigenmächtig ein, sondern sprechen Sie vor der Anwendung mit Ihrem Arzt oder Heilpraktiker. Mehr Informationen finden Sie auf Seite 96.

CELLULITE

Aus medizinischer Sicht handelt es sich bei Cellulite nicht um eine Krankheit. Trotzdem kann das veränderte Hautbild mit den typischen Dellen – insbesondere an den Oberschenkeln, den Hüften und den Oberarmen – das Wohlbefinden deutlich einschränken.

INNERLICHE ANWENDUNGEN

Neben Bewegung spielt die Ernährung eine große Rolle. Kaffee beispielsweise fördert die Schwächung des Bindegewebes, genauso wie der Konsum von Salz, Zucker, Alkohol und Fett. Besser für das Gewebe: viel Wasser trinken, reichlich Obst sowie Gemüse und pflanzliches Eiweiß essen. Entschlackungskuren können das Hautbild ebenfalls verbessern.

Küchenapotheke

Gurke: Essen Sie reichlich Gurken, weil diese die Ausscheidung von Giftstoffen über die Nieren fördern.
Sellerie: Stangensellerie unterstützt die Ausscheidung überflüssiger Flüssigkeit aus dem Körper. Sie sollten ihn daher oft zu sich nehmen – entweder als Rohkost, im Salat oder frisch gepresst als Saft.
Zitrusfrüchte: Essen Sie täglich 2–3 Zitrusfrüchte.

Heiltees

Trinken Sie täglich etwa 2–3 Tassen von einem dieser Heiltees. Beachten Sie dabei die Hinweise zur Zubereitung und Dosierung auf Seite 100.
Europäischer Kräutertee: 3,5 g Birkenblätter, 1 g Efeublätter, 2 g Gundermannkraut, 3,5 g Petersilienwurzel
Chinesischer Kräutertee: 4,5–9 g Dang Gui (Chinesische Angelikawurzel), 1,5–9 g Gan Cao (Ural-Süßholzwurzel), 3–9 g Bai Zhi (Angelica-dahurica-Wurzel), 3–9 g Hong Hua (Saflorblüten), 6–12 g Mai Dong (Schlangenbartwurzel)

BEWEGUNG

Treiben Sie Sport! Er strafft das Bindegewebe, fördert die Durchblutung und regt den Stoffwechsel an. Spezielle Anti-Cellulite-Massagen helfen, da sie Verklebungen im Gewebe lösen und den Lymphfluss anregen.

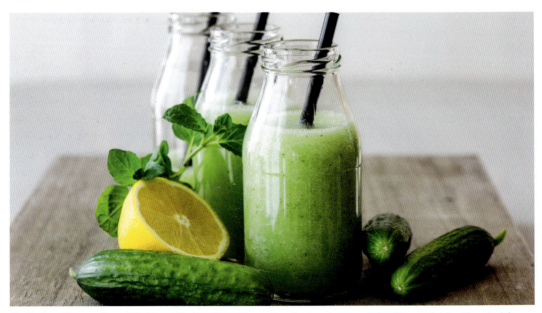

Ein Gurken-Zitronen-Smoothie ist gut für den Säure-Basen-Haushalt und versorgt den Körper gleichzeitig mit viel Flüssigkeit, denn Gurken bestehen zu 95 Prozent aus Wasser. Das wirkt bei Cellulite wahre Wunder.

EKZEM

Juckende Ekzeme können akut oder chronisch sein und in ihrer Erscheinung je nach Körperstelle variieren. Akute Ekzeme äußern sich durch rote, manchmal schuppende Haut. Die betroffene Stelle nässt und ist geschwollen, kann Knötchen, Bläschen oder Krusten zeigen. Eine Verdickung der Haut ist dagegen typisch für chronische Ekzeme. Die Hautfalten sind grob und die Haut schuppt.

INNERLICHE ANWENDUNGEN

Die in den Tees enthaltenen Kräuter können die Heilung von Ekzemen unterstützen. Sie wirken abheilend, desinfizierend und reinigend.

Heiltees

Trinken Sie täglich etwa 2–3 Tassen von einem dieser Heiltees. Beachten Sie dabei die Hinweise zur Zubereitung und Dosierung auf Seite 100.
Europäischer Kräutertee: 2,5 g Kamillenblüten, 2,5 g Ringelblumenblüten, 2,5 g Schafgarbenkraut, 2,5 g Seifenkraut
Chinesischer Kräutertee: 9–15 g Ban Lan Gen (Färberwaidwurzel), 4,5–9 g Bai Xian Pi (Diptamwurzelrinde), 6–9 g Dan Zhu Ye (Grazile Bambusblätter)

ÄUSSERLICHE ANWENDUNG

Zur lokalen Behandlung empfehlen sich:
Tinktur: Kochen Sie die folgenden Kräuter 25 Minuten mit 3 Liter Wasser auf und seihen Sie den Sud dann ab: 4,5 g Ku Shen (Schnurrbaumwurzel), 3–9 g Bai Bu (Stemona-Wurzel), 3–9 g Du Huo (Angelica-pubescens-Wurzel), 3–12 g Huang Bai (Korkbaumrinde). Die Tinktur dient der äußerlichen Anwendung. Tragen Sie dreimal täglich einige Tropfen auf die betroffenen Stellen auf. Wichtig: Setzen Sie die Behandlung auch nach dem Abklingen der Symptome noch für weitere sieben Tage fort.
Mandarinenbad: Geben Sie 40 g unbehandelte Mandarinenschale und 40 g Kamillenblüten in das heiße Badewasser (37 °C) und baden Sie 15 und 20 Minuten. Sie können die Mischung auch in einen Nylonstrumpf füllen, ihn am Wasserhahn befestigen und das Badewasser darüber einlaufen lassen, damit Schalen und Blüten ihre Wirkstoffe abgeben.
Senfsamenpaste: 1 EL Senfsamen im Mörser zerstoßen und mit wenig Wasser in einem geschlossenen Topf zu einem streichfähigen Brei kochen. Etwas abkühlen lassen und auf die betroffene Hautregion auftragen – ein- bis dreimal täglich.
Milchkompresse: Tauchen Sie einen Waschlappen oder ein Baumwolltuch in kalte Milch und halten Sie ihn auf die erkrankte Hautregion. Sie können diese Anwendung mehrmals täglich wiederholen.

AKUPRESSUR

Durch die Stimulation der folgenden Akupressurpunkte können Sie den Fluss des Qi selbst regulieren und so einige Symptome wirksam behandeln. Bitte beachten Sie hierzu die Hinweise auf Seite 88–93.
DI 11 – Der gebogene Graben oder Quchi: bei rechtwinkliger Beugung des Ellbogengelenks am Ende der äußeren Falte des Ellbogens
LG 14 – Großer Wirbel oder Dazhui: zwischen dem siebten Halswirbel und dem ersten Brustwirbel, in der Region des Lenkergefäßes
LG 20 – Hundert Zusammenkünfte oder Baihui: in der Mitte der Schädeldecke, auf dem oberen Scheitelpunkt

CHAKRA-AKTIVIERUNG

Offene Ekzeme weisen auf eine dauerhafte Schwäche des Herzchakras hin. Hingegen sind nässende Ekzeme ein Indiz für eine Schwäche des Sakralchakras. Ab Seite 60 und 66 finden Sie einige hilfreiche Anwendungen, die diese beiden Chakren anregen. Versuchen Sie, möglichst viele davon umzusetzen.

ARZNEIMITTEL

Löwenzahn *(Taraxacum mongolicum)*: Abkochung, Pulver, Brei und frischer Saft (innerlich). Vorsicht: Löwenzahn kann bei einer entsprechenden Veranlagung allergische Reaktionen hervorrufen.
Bitte nehmen Sie die empfohlenen Arzneistoffe nicht eigenmächtig ein, sondern sprechen Sie vor der Anwendung mit Ihrem Arzt oder Heilpraktiker. Mehr Informationen finden Sie auf Seite 96.

FURUNKEL

Die häufig schmerzhaften Knoten entwickeln sich meist aus einer Haarbalgentzündung. Zunächst bildet sich eine sehr kleine Pustel, die mit der Zeit zu einem Furunkel von ½–2 cm Durchmesser heranwächst. Dieser ist meist prall und schmerzhaft gespannt. Irgendwann bildet sich ein zentraler Pfropf und der Furunkel durchbricht die Haut. Dadurch entleert sich der Eiter und der Knoten heilt langsam ab.

INNERLICHE ANWENDUNGEN

Die nachfolgenden Tees enthalten verschiedene Heilkräuter, die eine reinigende, desinfizierende und antimikrobielle Wirkung haben.

Heiltees

Trinken Sie täglich etwa 2–3 Tassen von einem dieser Heiltees. Beachten Sie dabei die Hinweise zur Zubereitung und Dosierung auf Seite 100.
Europäischer Kräutertee: 3,3 g Ackerskabiose, 3,3 g Kamillenblüten, 3,3 g Ringelblumenblüten
Chinesischer Kräutertee: 9–15 g Xia Ku Cao (Braunellenähren), 3–9 g Huang Qin (Baikal-Helmkrautwurzel), 4,5–9 g Chuan Lian Zi (Paternosterbaumfrüchte), 6–12 g Mu Dan Pi (Strauchpaeonien-Wurzelrinde)

ÄUSSERLICHE ANWENDUNG

Breiauflagen mit Ingwer oder Kurkuma (Gelbwurz) hemmen Bakterien und Entzündungen. Chrysanthemen und Zwiebel wirken ebenfalls antientzündlich. Sie weisen zudem kühlende Eigenschaften auf und reduzieren so die »Hitze«, die bei Entzündungen entsteht.
Zwiebeln: 1 Zwiebel schälen, sehr fein hacken und mit etwas Wasser kurz andünsten. Den Brei auf ein Baumwolltuch verteilen und dieses auf den Furunkel legen. Das bringt ihn zur Reifung.
Ingwer und Kurkuma: Je 1 TL Ingwer- und Kurkumapulver mit etwas Wasser verrühren, bis das Ganze eine breiige Konsistenz hat. Geben Sie den Brei auf die betroffene Stelle. Nach dem Trocknen mit klarem Waser abwaschen.
Chrysanthemenblätter: Zerstoßen Sie frische Chrysanthemenblätter zu Brei und streichen Sie diesen direkt auf die betroffene Hautregion.

BEWEGUNG

Weil Qi Gong das Immunsystem stärkt, leistet es generell einen wertvollen Beitrag zur Gesundheitsvorsorge. Die nachfolgenden Übungen haben darüber hinaus noch eine spezifische Wirkung auf die Haut und wirken entzündungshemmend.

Duftendes Qi Gong

Führen Sie regelmäßig folgende Übungen durch:
- Die Luft ist erfüllt vom Duft der buddhistischen Pagode (siehe Seite 110)
- Buddhistische Strahlen erleuchten die Augen (siehe Seite 119)

ARZNEIMITTEL

Buchweizen (*Fagopyrum esculentum Moench*): Tee (innerlich), Pulver (innerlich/äußerlich). Vorsicht: Wenn Sie zu viel von diesem Mittel einnehmen, kann es Verstopfungen auslösen.

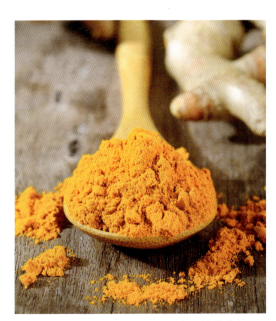

Kurkuma wirkt entzündungshemmend und hilft daher auch als Paste gegen Furunkel.

Gartenbalsamie *(Impatiens balsamia)*: Abkochung und Pulver (innerlich), Brei (äußerlich). Vorsicht: Um Zahnschäden vorzubeugen, nach der Einnahme den Mund mit reichlich klarem Wasser ausspülen.
Mungbohne *(Phaseolus radiatus syn., P. aureus, P. mungo)*: Abkochung und Pulver (innerlich), Mehl (äußerlich)

Bitte nehmen Sie die empfohlenen Arzneistoffe nicht eigenmächtig ein, sondern sprechen Sie vor der Anwendung mit Ihrem Arzt oder Heilpraktiker. Mehr Informationen finden Sie auf Seite 96.

FUSSPILZ

Die häufig chronische Pilzinfektion führt zu Hautrötungen, Schuppen und Juckreiz – bevorzugt zwischen den Zehen, aber auch an Fußrücken und Sohle. Darüber hinaus bilden sich Blasen und die Haut nässt. Die für die meisten Fußpilze verantwortlichen Fadenpilze (Dermatophyten) gedeihen besonders gut in einem feucht-warmen Milieu, weshalb man sich häufig in öffentlichen Schwimmbädern, Saunen, Gemeinschaftsduschen und Umkleidekabinen infiziert.

ÄUSSERLICHE ANWENDUNG

Ein desinfizierendes und antifungales Fußbad ist eine hervorragende Anwendung bei Fußpilz.
Fußbad: Baden Sie Ihre Füße täglich in warmem Wasser, dem Sie 30 g Salbei und 2 TL Apfelessig beigeben. Die Badedauer beträgt 10 Minuten, das Wasser sollte eine Temperatur von 35–40 °C haben. Alternativ können Sie das Wasser mit ½ TL Schwefelpulver (aus der Apotheke oder dem Internetversand) versetzen.

BEWEGUNG

Qi Gong fördert die körperliche Abwehr und ist deshalb bei Fußpilz eine nützliche ergänzende Therapieform. Die folgenden Übungen haben einen spezifischen Effekt auf dieses Krankheitsbild.

Duftendes Qi Gong

Führen Sie regelmäßig folgende Übungen durch:
- Die Hände kreuzend schwingen (siehe Seite 120)
- Der Jünger betet zu Buddha (siehe Seite 121)

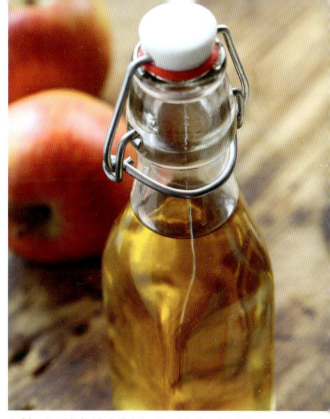

Apfelessig wirkt bei Fußpilz keimtötend, lindert den Juckreiz und stabilisiert den Säureschutzmantel der Haut.

Tai Ji Quan

Vertiefen Sie sich regelmäßig in die Übungen des Tai Ji Quan (siehe ab Seite 122), sie stärken das Immunsystem. Ist die Immunabwehr in Schwung, ist der Körper besser gegen Bakterien- beziehungsweise Pilzbefall gewappnet und kann sich den Mikroorganismen besser widersetzen. Auch wenn bereits eine Erkrankung besteht, kann regelmäßiges Üben den Heilungsprozess begünstigen.

AKUPRESSUR

Durch die Stimulation der folgenden Akupressurpunkte können Sie den Fluss des Qi selbst regulieren und so einige Symptome wirksam behandeln. Bitte beachten Sie hierzu die Hinweise auf Seite 88–93.
MA 44 – Die innere Halle oder Neiting: zwischen der zweiten und der dritten Zehe, einen halben Finger breit oberhalb des Schwimmhautrands
DÜ 8 – Kleines Meer oder Xiaohai: auf der Innenseite am Ende der Beugefalte, bei gebeugtem Ellbogen
MP 3 – Höchstes Weiß oder Taibai: mittig an der Innenseite des Fußes

HAARAUSFALL

Dass wir jeden Tag Haare verlieren, ist normal. Von Haarausfall spricht man daher erst dann, wenn über mehrere Wochen täglich etwa 100 Kopfhaare und mehr ausfallen oder sich einzelne kahle Stellen bilden. Haarausfall ist in der Regel genetisch bedingt, er kann jedoch auch durch Stress, hormonelle Störungen sowie Eisenmangel ausgelöst werden.

INNERLICHE ANWENDUNGEN

Die nachfolgenden Teezubereitungen stoppen den Haarausfall zwar nicht. Sie stärken aber die Haarwurzeln und fördern die Durchblutung der Kopfhaut.

Heiltees
Trinken Sie täglich etwa 2–3 Tassen von einem dieser Heiltees. Beachten Sie dabei die Hinweise zur Zubereitung und Dosierung auf Seite 100.
Europäischer Kräutertee: 2,5 g Zinnkraut, 2,5 g Brennnesselkraut, 2,5 g Klettenwurzel, 2,5 g Birkenblätter
Chinesischer Kräutertee: 6–12 g He Shou Wu (Vielblütige Knöterichwurzel), 3–9 g Hong Hua (Saflorblüten), 3–6 g Long Dan Cao (Chinesische Enzianwurzel), 9–15 g Sang Shen (Maulbeerfrüchte)

ÄUSSERLICHE ANWENDUNG

Zur Stimulation von Kopfhaut und Haarwurzeln empfehlen sich:
Kopfmassage: Massieren Sie täglich Ihre Kopfhaut, indem Sie sie mit den Fingerkuppen abklopfen. Massieren Sie sie anschließend mit schiebenden Bewegungen. Fassen Sie zum Schluss einzelne Haarbüschel nahe der Kopfhaut und ziehen Sie kurz daran.
Zitronensaft und Olivenöl: Mischen Sie Olivenöl und Zitronensaft zu gleichen Teilen und massieren Sie damit zweimal wöchentlich die Kopfhaut.
Bier: Waschen Sie Ihr Haar einmal wöchentlich damit.
Brennnessel: 200 g frische Brennnesseln eine halbe Stunde lang mit ½ Liter Wasser kochen. Tragen Sie das Haarwasser täglich auf die Kopfhaut auf.

AKUPRESSUR

Durch die Stimulation der folgenden Akupressurpunkte können Sie den Fluss des Qi selbst regulieren und so einige Symptome wirksam behandeln. Bitte beachten Sie hierzu die Hinweise auf Seite 88–93.
N 1 – Die sprudelnde Quelle oder Yongquan: mittig auf der Fußsohle
N 3 – Großer Bach oder Taixi: zwischen dem höchsten Punkt der Achillessehne und des Fußknöchels, an der Fußinnenseite
N 16 – Transport zu den edlen Organen oder Huangshu: einen Querfinger seitlich vom Nabel entfernt

ARZNEIMITTEL

Rosmarin (*Rosmarinus officinalis*): Öl, getrocknete Blätter und Abkochung (innerlich)
Sesam, schwarz (*Sesamum indicum L.*): Pillen (innerlich), Abkochung und Pulver (innerlich/äußerlich), Brei (äußerlich)
Bitte nehmen Sie die empfohlenen Arzneistoffe nicht eigenmächtig ein, sondern sprechen Sie vor der Anwendung mit Ihrem Arzt oder Heilpraktiker. Mehr Informationen finden Sie auf Seite 96.

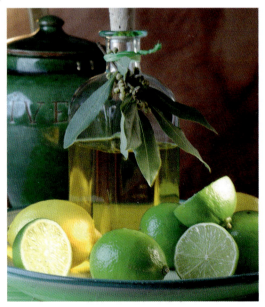

Eine Kopfmassage mit Olivenöl verbessert die Durchblutung der Haarfollikel und regt so den Haarwuchs an.

HERPES SIMPLEX TYP 1

Der Herpesvirus dieses Typs verbreitet sich durch Tröpfcheninfektion, wobei die Erstinfektion oft unbemerkt bleibt. Wird der Virus reaktiviert, brennen und spannen die Lippen, sind druckempfindlich und fühlen sich sehr warm an. Dieses Empfinden kann auch in den Mundwinkeln oder im Nasenbereich auftreten. Später entstehen kleine Bläschen.

INNERLICHE ANWENDUNGEN

Herpes-simplex-Viren haben vor allem bei einem schlechten Immunsystem leichtes Spiel. Stärken Sie deshalb Ihre Immunabwehr durch vitaminreiche und gesunde Ernährung. Verzichten Sie außerdem auf Alkohol und nehmen Sie nichts Süßes zu sich. Die nachfolgenden Heiltees wirken im Akutfall antiviral, reizlindernd und entspannend.

Heiltees

Trinken Sie täglich etwa 2–3 Tassen von einem dieser Heiltees. Beachten Sie dabei die Hinweise zur Zubereitung und Dosierung auf Seite 100.
Europäischer Kräutertee: 4,5 g Alantwurzel, 1 g Bergamottenblüten, 2 g Melissenblätter, 2,5 g Thymiankraut
Chinesischer Kräutertee: 9–15 g Ban Lan Gen (Färberwaidwurzel), 6–15 g Jin Yin Hua (Geißblattblüten), 4,5–9 g Bai Xian Pi (Diptamwurzelrinde), 6–9 g Ze Xie (Orient-Froschlöffelknolle)

ÄUSSERLICHE ANWENDUNG

Zur lokalen Behandlung empfehlen sich:
Aloe vera und Kurkuma: Mischen Sie 2 EL Aloe-Gallerte mit 2 Messerspitzen Kurkumapulver und tragen Sie die Mischung zwei Wochen lang abends vor dem Schlafengehen auf die betroffenen Stellen auf.
Zitronenmelissenöl: Tragen Sie mehrmals am Tag ätherisches Zitronenmelissenöl auf die erkrankte Hautpartie auf.
Schwarzer Tee: Kochen Sie einen Teebeutel Schwarztee auf, lassen Sie ihn ein wenig abkühlen und drücken Sie ihn anschließend einige Minuten auf die betroffene Stelle.

AKUPRESSUR

Durch die Stimulation der folgenden Akupressurpunkte können Sie den Fluss des Qi selbst regulieren und so einige Symptome wirksam behandeln. Bitte beachten Sie hierzu die Hinweise auf Seite 88–93.
3 E 5 – Der äußere Pass oder Waiguan: zwei Daumen breit von der Handgelenksfalte hin zum Ellbogen, oberhalb des Handrückens.
LG 20 – Hundert Zusammenkünfte oder Baihui: in der Mitte der Schädeldecke, auf dem oberen Scheitelpunkt
MA 44 – Die innere Halle oder Neiting: zwischen der zweiten und der dritten Zehe, einen halben Finger breit oberhalb des Schwimmhautrands

CHAKRA-AKTIVIERUNG

Wenn sich Herpesviren vom Typ 1 breit machen, weist dies auf eine Schwäche des Kehlchakras hin. Das gilt besonders, wenn Sie regelmäßig und dauerhaft unter den Bläschen zu leiden haben. Ergreifen Sie daher möglichst viele Maßnahmen, die dieses Chakra anregen (siehe ab Seite 69).

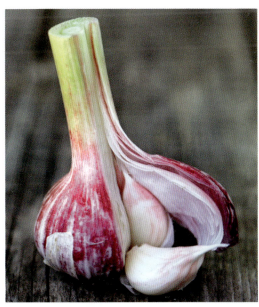

Bestreichen Sie Herpesbläschen im Frühstadium mit Knoblauch, damit sie sich erst gar nicht entwickeln.

INSEKTENSTICH

Insektenstiche können je nach Tier und Veranlagung unterschiedlich starke Schwellungen und Rötungen, Quaddeln, Juckreiz und Schmerzen auslösen. Besonders gefährlich sind sie, wenn der Mund-Rachen-Raum betroffen ist und die Schleimhäute anschwellen. Dann wird nämlich auch die Atmung beeinträchtigt und es droht Erstickungsgefahr. Hier sollte wie bei einer entsprechenden Allergie auf schnellstem Wege ein Arzt hinzugezogen werden. Bei Letzterer droht neben Schweißausbrüchen und Kreislaufstörung im schlimmsten Fall ein anaphylaktischer Schock.

INNERLICHE ANWENDUNGEN

Die nachfolgenden Teezubereitungen lindern lästigen Juckreiz und wirken desinfizierend.

Heiltees

Trinken Sie täglich etwa 2–3 Tassen von einem dieser Heiltees. Beachten Sie dabei die Hinweise zur Zubereitung und Dosierung auf Seite 100.

Europäischer Kräutertee: 1 g Anisfrüchte, 3 g Salbeiblätter, 3 g Zwiebelschalen, 3 g Eibischwurzel
Chinesischer Kräutertee: 1,5–9 g Gan Cao (Ural-Süßholzwurzel), 6–15 g Jin Yin Hua (Geißblattblüten), 4,5–9 g Ju Hua (Chrysanthemenblüten), 6–15 g Ge Gen (Kopoubohnenwurzel)

ÄUSSERLICHE ANWENDUNG

Die Wirkstoffe in Zwiebeln und Lauch kühlen, desinfizieren und lindern Schwellungen, genau wie Spitzwegerich. Sandelholz hemmt Entzündungen und lindert Juckreiz.
Lauchpaste: Ein Stückchen Lauch waschen, sehr fein schneiden und mit etwas Honig vermengen. Tragen Sie die Paste auf den Insektenstich auf.
Zwiebel: Halbieren Sie eine Zwiebel und reiben Sie damit die Stichstelle ein.
Sandelholzbrei: Sandelholz im Mörser zerreiben und mit wenig Wasser mischen, bis sich eine breiige Masse ergibt. Den Brei auf die betroffenen Partien streichen.
Spitzwegerich: Ein paar Blätter zerdrücken und auf den Stich legen. Das lindert die Schwellung.

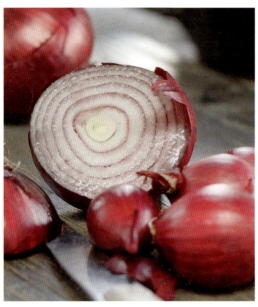

Saft roher Zwiebeln verhindert vor allem bei Bienen- und Wespenstichen, dass der Stich anschwillt und juckt.

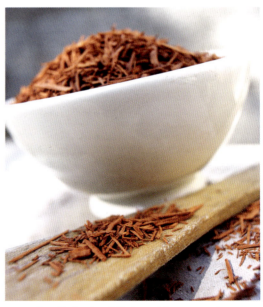

Die Wirkstoffe des Sandelholzes wirken entzündungshemmend und lindern den Juckreiz.

ARZNEIMITTEL

Banane *(Musa paradisiaca)*: Frucht ohne Schale sowie Saft (innerlich), getrocknete und abgekochte Schale (äußerlich)

Knoblauch *(Allium sativum)*: rohe und gekochte Zwiebel sowie Pillen (innerlich), Brei (äußerlich) Vorsicht: Knoblauch kann Dermatitis sowie Hautreizungen hervorrufen.

Sesam, schwarz *(Sesamum indicum L.)*: Pillen (innerlich), Abkochung und Pulver (innerlich/äußerlich), Brei (äußerlich)

Bitte nehmen Sie die empfohlenen Arzneistoffe nicht eigenmächtig ein, sondern sprechen Sie vor der Anwendung mit Ihrem Arzt oder Heilpraktiker. Mehr Informationen finden Sie auf Seite 96.

NESSELSUCHT

Nesselsucht (Urtikaria) ist häufig eine Überempfindlichkeitsreaktion der Haut auf bestimmte Nahrungsmittel und Medikamente, Kälte, Wärme oder Druck. Sie kann aber auch durch eine Virusinfektion ausgelöst werden. Nesselsucht kündigt sich meist durch Juckreiz an. Später bilden sich hellrote, münzgroße, juckende Quaddeln. Die Unterhaut ist geschwollen. Der Ausschlag kann einige Wochen andauern, ehe er von selbst wieder abklingt.

INNERLICHE ANWENDUNGEN

Falls die Nesselsucht auf einer Infektion beruht, sind Möhren ein bewährtes Mittel. Sie unterstützen die Entgiftung von Leber und Blut. Die Kräuter in den Heiltees haben eine heilende, entwässernde sowie schweißtreibende Wirkung.

Küchenapotheke

Möhrensaft: Trinken Sie über zwei Wochen täglich 1–1,5 Liter Möhrensaft.

Kurkuma mit Ingwer: Mischen Sie 1 g Kurkumapulver mit 1 g Ingwerpulver. Fügen Sie einige Tropfen Wasser hinzu, bis eine breiige Masse entsteht. Bereiten Sie diesen Brei ein- bis dreimal täglich zu und nehmen Sie ihn dann frisch zu sich. Er hat eine antientzündliche sowie antibakterielle und antivirale Wirkung.

Vitamin C: Nehmen Sie täglich ausreichend Vitamin C zu sich. Das stärkt die Immunabwehr und wirkt Toxinen entgegen.

Heiltees

Trinken Sie täglich etwa 2–3 Tassen von einem dieser Heiltees. Beachten Sie dabei die Hinweise zur Zubereitung und Dosierung auf Seite 100.

Europäischer Kräutertee: 3 g Lindenblütentee, 2 g Leinsamen (Schleimabsud auf 1 Liter Wasser), 5 g Brennnesselkraut

Ayurvedischer Heiltee: 1 TL Ampfer

ÄUSSERLICHE ANWENDUNG

Zur lokalen Behandlung empfehlen sich:

Grüner-Tee-Bad: Geben Sie 30 g grünen Tee, ½ Glas Franzbranntwein und 50 g unbehandelte Mandarinenschalen in 3 Liter heißes Wasser. Baden Sie täglich die betroffene Hautstelle 20–25 Minuten darin, bis sich Besserung einstellt.

Zucker-Ingwer-Kompresse: 0,2 Liter Essig mit 30 g frisch geriebenem Ingwer und 60 g braunem Zucker 5 Minuten bei mittlerer Hitze köcheln lassen. 0,1 Liter Wasser zufügen, die Lösung abkühlen lassen und mehrmals täglich auf die Quaddeln auftragen.

Hafermehl-Bad: Nehmen Sie ein kaltes Bad, dem Sie etwas Hafermehl beimischen. Seien Sie vorsichtig, wenn Sie aus der Wanne steigen: Durch das Mehl besteht hohe Rutschgefahr!

BEWEGUNG

Nesselsucht kann auch eine Stressreaktion der Haut sein. Sanfte Bewegungsformen wie Qi Gong helfen, Stress abzubauen, und wirken daher prophylaktisch.

Duftendes Qi Gong

Führen Sie regelmäßig folgende Übungen durch:
- Die Luft ist erfüllt vom Duft der buddhistischen Pagode (siehe Seite 110)
- Lotusblätter wiegen sich im Wind (siehe Seite 113)
- Buddhistischer Wind bläst in die Ohren (siehe Seite 118)
- Buddhistische Strahlen erleuchten die Augen (siehe Seite 119)

NEURODERMITIS

Die chronisch-entzündliche Hauterkrankung (auch atopisches Ekzem oder atopische Dermatitis genannt) tritt vor allem an der Kopfhaut, im Gesicht und an den Händen auf. Typische Symptome sind extrem trockene, rote, entzündliche, schuppende Hautstellen, nässende Bläschen sowie ein heftiger Juckreiz. Neben den körperlichen Symptomen bereiten die auffälligen Hautveränderungen häufig auch psychische Probleme. Neurodermitis tritt in Schüben auf, das heißt, Phasen mit weitgehender Beschwerdefreiheit und solche mit heftigen Symptomen wechseln sich ab.

INNERLICHE ANWENDUNGEN

In vielen Fällen ist eine Nahrungsmittelallergie für einen Krankheitsschub verantwortlich. Lassen Sie sich daher von einem Arzt oder Heilpraktiker beraten, welche Lebensmittel Sie besser vermeiden sollten, und stellen Sie einen individuellen Neurodermitis-Ernährungsplan auf. Verzichten Sie außerdem generell auf stark gewürzte Speisen, Kaffee und Alkohol. Sie verstärken den Juckreiz.

Küchenapotheke

Borretsch-Öl: Nehmen Sie täglich 1 EL Borretsch-Öl ein. Das kann den Heilungsprozess begünstigen. Es wirkt entzündungshemmend und immunstärkend.
Ingwer-Reisbrei: 500 g Reis mit 5 Scheiben frischer Ingwerwurzel und 1 Stück klein geschnittenem Lauch in 1 Liter Wasser etwa 60 Minuten bei mittlerer Hitze sehr weich garen; das Ganze sollte eine breiige Konsistenz haben. Fügen Sie gegebenenfalls noch ein wenig Wasser hinzu, falls es zu schnell verdampft. Würzen Sie den Brei im Anschluss mit etwas gehackter Petersilie und Kräutersalz – je nach Geschmack. Nehmen Sie den Brei täglich zu sich.

Heiltees

Trinken Sie täglich etwa 2–3 Tassen von einem dieser Heiltees. Beachten Sie dabei die Hinweise zur Zubereitung und Dosierung auf Seite 100.
Europäischer Kräutertee: 1 g Bittersüßstängel, 9 g Nachtkerzensamen
Chinesischer Kräutertee: 6-12 g He Shou Wu (Vielblütige Knöterichwurzel), 4,5–9 g Dang Gui (Chinesische Angelikawurzel), 4,5–9 g Fang Feng (Saposhnikovia-Wurzel), 6–12 g Chi Shao (Rote Pfingstrosenwurzel), 1,5–9 g Gan Cao (Ural-Süßholzwurzel), 4,5–9 g Bai Xian Pi (Diptamwurzelrinde)
Ayurvedischer Heiltee: 1 TL Koriandersamen

ÄUSSERLICHE ANWENDUNG

Die folgenden Anwendungen wirken ebenfalls reizlindernd und entzündungshemmend.
Milchbad: Geben Sie 1 EL Olivenöl und ¼ Liter Milch in Ihr Vollbad. Die Badetemperatur sollte 37 °C betragen und die Badezeit 15 Minuten nicht überschreiten.
Rote-Bete-Umschlag: Tauchen Sie ein Baumwolltuch in Rote-Bete-Saft, wringen Sie es aus und legen Sie den Umschlag einmal täglich auf die betroffene Hautpartie, bis die Beschwerden abklingen. Achtung: Der Saft färbt sehr stark; daher ist die Anwendung nicht für alle Bereiche geeignet.

AKUPRESSUR

Durch die Stimulation der folgenden Akupressurpunkte können Sie den Fluss des Qi selbst regulieren und so einige Symptome wirksam behandeln. Bitte beachten Sie hierzu die Hinweise auf Seite 88–93.
DI 5 – Yang-Gebirgsbach oder Yangxi: am Ende der Handgelenksfaltenlinie auf der Daumenseite, wenn Sie die Hand nach oben abbiegen
LE 8 – Die gebogene Quelle oder Ququan: am Faltenende an der Innenseite des angewinkelten Knies
MA 36 – Drei Meilen am Fuß oder Zusanli: vier Finger breit unter der Kniescheibe, außen am Schienbein
MA 40 – Aufblühend oder Fenglong: auf der Außenseite, mittig auf dem Schienbein

ARZNEIMITTEL

Löwenzahn *(Taraxacum mongolicum)*: Abkochung, Pulver, Brei und frischer Saft (innerlich). Vorsicht: Löwenzahn kann allergische Reaktionen hervorrufen. Bitte nehmen Sie die empfohlenen Arzneistoffe nicht eigenmächtig ein, sondern sprechen Sie vor der Anwendung mit Ihrem Arzt oder Heilpraktiker. Mehr Informationen finden Sie auf Seite 96.

SONNENBRAND

War die Haut zu lange ungeschützt der UV-Strahlung ausgesetzt, zeigt sich in der Regel einige Stunden später ein Sonnenbrand. Die Haut ist gerötet, spannt und fühlt sich heiß an – die Folge von entzündlichen Veränderungen. In schweren Fällen bilden sich Bläschen, der Kopf schmerzt und der Nacken ist steif.

Um einem Sonnenbrand vorzubeugen und den natürlichen Repair-Mechanismus der Haut nicht überzustrapazieren, sollten Sie sich bei entsprechender Witterung immer durch Kleidung oder Sonnencreme mit Ihrem Hauttyp entsprechendem Lichtschutzfaktor vor zu viel direkter Sonnenbestrahlung schützen. Dies gilt besonders für die exponierten Körperpartien wie Nasenrücken, Stirn und Ohren, Nacken, Schultern oder Fußrücken.

INNERLICHE ANWENDUNGEN

Die nachfolgenden Teezubereitungen leiten Hitze ab, heilen und wirken desinfizierend. Trinken Sie außerdem viel Wasser, Ihr Körper braucht jetzt Flüssigkeit.

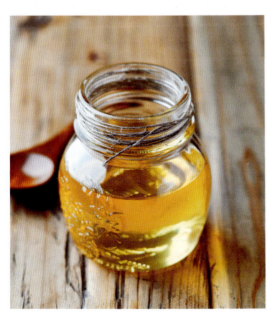

Honig beruhigt die gereizte Haut und unterstützt ihre Regeneration. Reste anschließend sanft abwaschen.

Heiltees
Trinken Sie täglich etwa 2–3 Tassen von einem dieser Heiltees. Beachten Sie dabei die Hinweise zur Zubereitung und Dosierung auf Seite 100.
Europäischer Kräutertee: 3 g Aloepulver, 2 g Johanniskraut, 2 g Pappelblätter, 3 g Ringelblumenblüten
Chinesischer Kräutertee: 1,5–3 g Qing Dai (Indigopulver natürlich), 4,5–9 g Bai Xian Pi (Diptamwurzelrinde), 6–15 g Yin Chen (Besenbeifußkraut), 3–9 g Huang Qin (Baikal-Helmkrautwurzel)

ÄUSSERLICHE ANWENDUNG

Zur lokalen Behandlung empfehlen sich alle Maßnahmen, die die Haut sanft kühlen und entspannen. Aber Vorsicht: Zu starke Kühlung ist kontraproduktiv, weil sie die körpereigenen Abwehrkräfte reduziert und dadurch den Heilungsprozess der Haut verlangsamt.
Kaltes Wasser: Bei leichten Verbrennungen hilft oft bereits eine kühle Dusche (ca. 25 °C).
Honig: Sofern nur kleine Partien verbrannt sind, tragen Sie etwas Honig auf die Haut auf. Er unterstützt den Heilungsprozess.
Kamille oder schwarzer Tee: Legen Sie aufgebrühte und abgekühlte Teebeutel auf den Sonnenbrand. Bei großflächigen Hautpartien tränken Sie Leinen- oder Baumwolltücher im Tee, wringen sie aus und legen sie auf. Erneuern Sie die Auflagen, sobald sie sich erwärmt haben.
Gurken: Legen Sie Gurkenscheiben auf die betroffenen Stellen und erneuern Sie diese immer wieder. Das kühlt die Haut und lässt Schwellungen abklingen.
Aloe vera: Die frische Gallerte wirkt kühlend und enthält entzündungshemmende Wirkstoffe. Einfach sanft auf die Haut tupfen.

ARZNEIMITTEL

Aloe vera *(Aloe vera, Aloe barbadensis)*: Tabletten und Tee (innerlich), Gel und Pulver (äußerlich). Vorsicht: Während der Schwangerschaft und Stillzeit ist von der innerlichen Einnahme abzuraten.
Bitte nehmen Sie die empfohlenen Arzneistoffe nicht eigenmächtig ein, sondern sprechen Sie vor der Anwendung mit Ihrem Arzt oder Heilpraktiker. Mehr Informationen finden Sie auf Seite 96.

VERBRENNUNGEN

Bei direkter Hitzeeinwirkung über 45 °C verbrennen die Haut und das darunter liegende Gewebe, wobei der Grad der Verbrennung von Dauer, Intensität und Ausbreitung der Verletzung abhängt. Bei einer leichten Verbrennung ist die betroffene Hautpartie gerötet und meist etwas geschwollen. Handelt es sich um einen höheren Grad der Verbrennung, bilden sich Blasen, die Blutgefäße sind beschädigt und es sammelt sich Flüssigkeit unter der ersten Hautschicht an. In diesem Fall ist umgehend (not-)ärztliche Hilfe nötig.

INNERLICHE ANWENDUNGEN

Die folgenden Teezubereitungen pflegen die Haut und helfen ihr dabei, sich zu regenerieren. Darüber hinaus leiten sie Hitze ab und wirken reizlindernd.

Heiltees

Trinken Sie täglich etwa 2–3 Tassen von einem dieser Heiltees. Beachten Sie dabei die Hinweise zur Zubereitung und Dosierung auf Seite 100.

Europäischer Kräutertee: 3,5 g Eibischwurzel, 3,5 g Holunderbeeren, 3 g Kletterwurzel
Chinesischer Kräutertee: 3–9 g Huan Qin (Baikal-Helmkrautwurzel), 6–9 g Ze Xie (Orient-Froschlöffelknolle), 6–12 g Nü Zhen Zi (Ligusterfrüchte), 6–15 g Jin Yin Hua (Geißblattblüten)

ÄUSSERLICHE ANWENDUNG

Kleine Verbrennungen sollten sofort gekühlt werden (Vorsicht: Zu starke Kühlung ist kontraproduktiv, weil sie den Heilungsprozess der Haut verlangsamt). Bei der Nachbehandlung von Verbrennungen ist es wichtig, die betroffenen Stellen regelmäßig zu desinfizieren, da sich sonst Bakterien einnisten können, die Infektionen verursachen. Die folgenden Tipps lindern darüber hinaus Schmerzen und beruhigen die Haut.
Sesam: Zerstoßen Sie einige Sesamsamen im Mörser und fügen Sie so viel Wasser hinzu, bis eine homogene Paste entsteht. Tragen Sie diese mehrmals täglich auf die verbrannten Flächen auf.
Ghee oder Kokosnussöl: Eignen sich ebenfalls zur Behandlung von Verbrennungen. Mehrmals täglich vorsichtig auftupfen.
Essigwasser: Behandeln Sie die Verbrennung sofort mit kaltem Essigwasser.
Sauerkrautsaft: Tränken Sie ein Baumwoll- oder Leinentuch mit Sauerkrautsaft und legen Sie es auf die Brandwunde.

ARZNEIMITTEL

Aloe vera (*Aloe vera, Aloe barbadensis*): Tabletten und Tee (innerlich), Gel und Pulver (äußerlich). Vorsicht: Während der Schwangerschaft und Stillzeit ist von der innerlichen Einnahme abzuraten.
Buchweizen (*Fagopyrum esculentum Moench*): Tee (innerlich), Pulver (innerlich/äußerlich). Vorsicht: Erhöhte Zufuhr kann Verstopfungen auslösen.
Gurke (*Cucumis sativus*): Abkochung und Tabletten (innerlich), Brei (äußerlich). Vorsicht: Vermehrter Konsum kann zu Durchfall führen.
Bitte nehmen Sie die empfohlenen Arzneistoffe nicht eigenmächtig ein, sondern sprechen Sie vor der Anwendung mit Ihrem Arzt oder Heilpraktiker. Mehr Informationen finden Sie auf Seite 96.

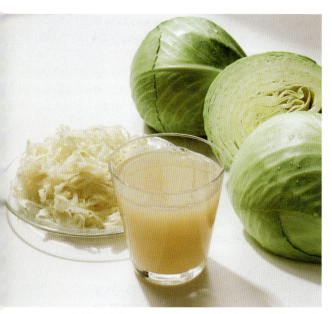

Leichte Verbrennungen lassen sich mit einer Auflage mit Sauerkrautsaft kühlen. Sie wirkt zudem antibakteriell.

WUNDEN

Von einer Wunde spricht man immer dann, wenn die natürliche Schutzbarriere der Haut oder Schleimhaut beschädigt ist. Da sich an so einer Stelle schnell Keime ausbreiten, die zu Infektionen und Entzündungen führen, sollte eine Wunde sofort behandelt werden.

INNERLICHE ANWENDUNG

Nehmen Sie während der Zeit der Wundheilung ausreichend Vitamin C zu sich, denn es stärkt nicht nur die Immunabwehr, sondern unterstützt auch die Bildung von neuem Gewebe. Besonders viel davon steckt in Blumenkohl, Brokkoli, Grünkohl, Kartoffeln, Paprika, Ananas, Äpfeln, Bananen, Brombeeren, Clementinen, Erdbeeren und Schwarzen Johannisbeeren.

Küchenapotheke

Kartoffeln mit Bohnen: 30 g Bohnen in mundgerechte Stücke schneiden und mit 2 mittelgroßen geschälten Kartoffeln in etwas Wasser etwa 20 Minuten garen. Würzen Sie das Gericht im Anschluss mit Salz und Pfeffer und nehmen Sie es einmal täglich zu sich. Es fördert die Wundheilung.

Rote-Bete-Paste: 600 g Rote Bete schälen und in 1,5 Liter Wasser etwa 45 Minuten gar kochen. Herausnehmen, abkühlen lassen und pürieren. Mit Salz und Pfeffer würzen und mit einem Spritzer Öl verfeinern. Essen Sie mehrmals täglich 1–3 EL der Paste. Sie bekämpft freie Radikale und lindert Entzündungen.

Heiltees

Trinken Sie täglich etwa 2–3 Tassen von einem dieser Heiltees. Beachten Sie dabei die Hinweise zur Zubereitung und Dosierung auf Seite 100.

Europäischer Kräutertee: 2 g Ringelblumenblüten, 4 g Schafgrabenkraut, 2 g Minzeblätter, 2 g Frauenmantelkraut

Chinesischer Kräutertee: 4,5–9 g Dang Gui (Chinesische Angelikawurzel), 1,5–9 g Gan Cao (Ural-Süßholzwurzel), 4,5–9 g Bai Xian Pi (Diptamwurzelrinde), 6–15 g Ren Dong Teng (Geißblattstängel), 1,5–6 g Wu Wei Zi (Schisandra-Früchte)

Ayurvedischer Heiltee: 1 TL Kurkumapulver

ÄUSSERLICHE ANWENDUNG

Die folgenden Anwendungen helfen der Haut abzuheilen und hemmen Entzündungen.

Süßholz-Ghee: 1 Teil Süßholzpulver mit 8 Teilen Wasser aufkochen und die Flüssigkeit auf ein Viertel reduzieren. Die gleiche Menge Ghee einrühren, ein wenig Wasser zugeben und alles unter Rühren weiterkochen, bis das Wasser verdunstet ist. Tragen Sie die Mischung einmal täglich vorsichtig auf die betroffenen Stellen auf, bis sie abgeheilt sind.

Honig: Er unterstützt den Heilungsprozess. Folgendermaßen können Sie vorgehen: Tragen Sie etwas Honig auf die Wunden auf und wickeln Sie eine sterile Kompresse darum. Wechseln Sie die Kompresse mehrmals täglich. Honig ist ein natürliches Antibiotikum. Er wirkt antientzündlich, tötet Bakterien ab und löst abgestorbenes Gewebe schonend ab. Verwenden Sie allerdings kein Billigprodukt aus dem Supermarkt, sondern benutzen Sie einen hochwertigen und reinen Honig in Bioqualität – am besten vom Imker Ihres Vertrauens.

Sonnenblumenkerne: Zerstoßen Sie 1 Handvoll frische Sonnenblumenkerne und geben Sie diese anschließend direkt auf die Wunde. Das stoppt Blutungen. Achten Sie allerdings darauf, dass Sie den Mörser vorher sorgfältig reinigen, damit keine unerwünschten Keime in die Wunde gelangen.

Aloe und Kurkuma: Mischen Sie 2 EL Aloe-Gallerte mit 2 Messerspitzen Kurkuma und streichen Sie die Mischung zwei Wochen lang jeden Abend vor dem Schlafengehen auf die betroffenen Stellen.

Kamillenbad: Übergießen Sie 1 EL getrocknete Kamillenblüten mit ¼ Liter heißem Wasser, lassen Sie das Ganze 10 Minuten ziehen und baden Sie anschließend die betroffene Stelle im lauwarmen Sud. Danach vorsichtig trocken tupfen. Sie können die Anwendung mehrmals täglich wiederholen. Sie fördert die Wundheilung und wirkt desinfizierend.

CHAKRA-AKTIVIERUNG

Wenn Sie öfter Wunden haben, weist dies auf eine dauerhafte Schwäche des Herzchakras hin. Ergreifen Sie möglichst viele Maßnahmen, die dieses Chakra anregen (siehe ab Seite 66).

NERVENSYSTEM UND SEELE

DEPRESSIVE VERSTIMMUNGEN

Niedergeschlagenheit, Lustlosigkeit und (schnelle) Erschöpfung sind häufig Anzeichen für eine depressive Verstimmung. Zudem isolieren sich die Betroffenen oft von ihrem sozialen Umfeld, was die Gemütslage zusätzlich negativ beeinflusst. Aber auch körperliche Beschwerden treten in Verbindung mit einer depressiven Verstimmung auf, etwa Magen-Darm-Beschwerden oder auch Kopfschmerzen. Allerdings haben sie keine organische Grundlage.

INNERLICHE ANWENDUNGEN

Vor allem im Winter kann ein Vitamin-D-Mangel für die depressiven Verstimmungen verantwortlich sein, weil der Körper diesen Vitalstoff nur bei ausreichend Sonnenlicht bilden kann. Halten Sie sich daher so oft wie möglich in der Sonne auf, um die körpereigenen Vitamin-D-Synthese anzukurbeln. Auch getrocknete Shiitake-Pilze enthalten viel Vitamin D, planen Sie sie daher oft in Ihren Speiseplan ein. Leiten Sie gegebenenfalls in Absprache mit Ihrem Arzt oder Heilpraktiker eine Vitamin-D-Supplementierung ein.
Die nachfolgenden Heiltees entspannen, beruhigen und stabilisieren.

Heiltees

Trinken Sie täglich etwa 2–3 Tassen von einem dieser Heiltees. Beachten Sie dabei die Hinweise zur Zubereitung und Dosierung auf Seite 100.
Europäischer Kräutertee: 2,5 g Johanniskraut, 2,5 g Baldrianwurzel, 2,5 g Melissenblätter, 2,5 g Mönchspfeffersamen

Chinesischer Kräutertee: 3–9 g Yu Jin (Kurkumawurzelknollen), 6–12 g He Huan Pi (Seidenakazienrinde), 1,5–6 g Wu Wei Zi (Schisandra-Früchte), 4,5–9 g Ju Hua (Chrysanthemenblüten)

BEWEGUNG

Klinische Studien belegen den positiven Effekt von Yoga und Qi Gong bei depressiven Verstimmungen (siehe Seite 104).

Duftendes Qi Gong

Führen Sie regelmäßig folgende Übungen durch, sie wirken unter anderem positiv bei psychischer Erschöpfung:
- Die Hände kreuzend schwingen (siehe Seite 120)
- Der Jünger betet zu Buddha (siehe Seite 121)

Yoga

Wenn Sie ein Vata-Typ sind, können bestimmte Asanas zur Genesung beitragen. Bevor Sie mit dem Üben beginnen, sollten Sie daher Ihre Konstitution prüfen. Eine entsprechende Tabelle finden Sie auf Seite 49.
Asanas für Vata: Halber Lotossitz (siehe Seite 133), Yoga Mudra (siehe Seite 134), Pflug (siehe Seite 138), Palme (siehe Seite 141)
Achten Sie darauf, dass der Bauch bei all diesen Positionen eingezogen ist.

CHAKRA-AKTIVIERUNG

Wenn Sie an Depressionen leiden, weist dies auf eine dauerhafte Schwäche des Scheitelchakras hin. Ergreifen Sie möglichst viele Maßnahmen, die dieses Chakra anregen (siehe ab Seite 75).

ERSCHÖPFUNG

Erschöpfung kann sich sowohl auf körperlicher als auch auf psychischer Ebene bemerkbar machen. Sie schwächt das Immunsystem und bringt verschiedene Probleme wie etwa Schlafstörungen mit sich. Der Mensch ist entsprechend antriebslos und nur in geringem Maße oder gar nicht leistungsfähig. Auch wenn es sich meistens um temporäre Beschwerden handelt, sollten sie ernst genommen werden.

INNERLICHE ANWENDUNGEN

Die folgenden Zubereitungen wirken vitalisierend und stimmungsaufhellend.

Küchenapotheke

Pekannüsse: Vitamin B6 ist wichtig für die Funktion des Nervensystems. Nehmen Sie deshalb täglich einige Pekannüsse zu sich.

Shitake-Pilze: Getrocknete Shiitake-Pilze enthalten eine Menge Vitamin D. Zusätzlich sollten Sie sich viel in der Sonne aufhalten und gegebenenfalls eine Vitamin-D-Supplementierung einleiten. Ihr Arzt oder Heilpraktiker kann Sie dahingehend beraten.

Eigelb mit Möhrensaft: Vermischen Sie 2 rohe Eigelb mit 200 Milliliter Möhrensaft. Trinken Sie diese Mischung täglich, sie vitalisiert den Körper.

ÄUSSERLICHE ANWENDUNG

Warme Bäder sind Balsam für Körper, Geist und Seele. Wenn Sie zusätzlich noch vitalisierende Kräuter wie Rosmarin oder Zitrone enthalten, sind sie ein ideales Mittel gegen Erschöpfung.

Gute-Laune-Bad: Vermischen Sie 2 EL ätherisches Johanniskrautöl mit 2 EL ätherischem Bergamotte-Öl und geben Sie den Badezusatz in die mit 37 °C warmem Wasser gefüllte Wanne.

Anti-Erschöpfungsbad: Geben Sie 3 TL Rosmarinblätter und die Schale von 1 unbehandelter Zitrone in ein verschließbares Gefäß. Gießen Sie 20 g 70-prozentigen Alkohol und ½ Liter reinen Obstessig darüber und lassen Sie die Mischung zwei Wochen an einem dunklen Ort ziehen. Dann seihen Sie die festen Bestandteile ab, fügen 2 EL ätherisches Johanniskrautöl sowie 200 g Hamameliswasser hinzu und mischen alles noch einmal gründlich durch.

BEWEGUNG

Regelmäßige Bewegung, vorzugsweise in der freien Natur, mindert das Gefühl von Abgeschlagenheit.

Duftendes Qi Gong

Führen Sie regelmäßig folgende Übungen durch, sie wirken unter anderem positiv bei psychischer Erschöpfung:
- Die Hände kreuzend schwingen (siehe Seite 120)
- Der Jünger betet zu Buddha (siehe Seite 121)

AKUPRESSUR

Durch die Stimulation der folgenden Akupressurpunkte können Sie den Fluss des Qi selbst regulieren und so einige Symptome wirksam behandeln. Bitte beachten Sie hierzu die Hinweise auf Seite 88–93.

Ex. 2 – Die Schläfe (Extrapunkt) oder Taiyang: am äußeren Ende der Augenbrauen. Reiben Sie die beiden Punkte 20-mal im Uhrzeigersinn.

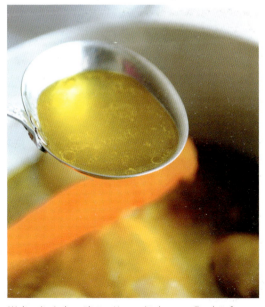

Weltweit ein bewährtes Hausmittel gegen Erschöpfung jeglicher Art: ein Teller heiße Hühnerbrühe.

KOPFSCHMERZEN

Stechende, pochende oder dumpfe Schmerzen im Kopfbereich können einzeln auftreten oder die Begleiterscheinung anderer Krankheiten darstellen, etwa einer Erkältung oder von PMS. Am häufigsten sind die sogenannten Spannungskopfschmerzen, die in die Schläfen, Stirn und Augenhöhlen ausstrahlen und von muskulären Verspannungen im Hals- und Nackenbereich begleitet werden.

INNERLICHE ANWENDUNGEN

Flüssigkeitsmangel kann Kopfschmerzen begünstigen. Achten Sie deshalb darauf, dass Sie immer genügend Wasser und Tee trinken. Zur Prophylaxe und im akuten Notfall helfen zudem folgende Anwendungen.

Küchenapotheke
Flachsamen mit Milch: Kopfschmerzen im Hinterkopf werden mit Toxinen im Darm in Verbindung gebracht. Trinken Sie, um diesen entgegenzuwirken, jeden Abend vor dem Schlafengehen 1 Glas Milch mit 1 TL Flachsamen.
Knoblauchsaft: Träufeln Sie sich einige Tropfen frischen Knoblauchsaft in die Nase.
Spinat: Trinken Sie ein Glas Spinatsaft oder bereiten Sie das Gemüse als Beilage zu. Es reinigt das Blut und unterstützt damit die Versorgung des Gehirns.
Pfefferminz-Spargel-Sud: 10 g getrocknete Pfefferminze und 50 g frischen Spargel mit ¼ Liter kochendem Wasser überbrühen und das Ganze 10 Minuten ziehen lassen. Trinken Sie den Sud schluckweise über den Tag verteilt.
Rosmarinabkochung: Ist das Kopfweh durch niedrigen Blutdruck bedingt, trinken Sie jeden Tag ½ Liter Rosmarinsud – auf zwei Portionen verteilt und in kleinen Schlucken. Für den Sud 2 g frische oder getrocknete Rosmarinnadeln mit ½ Liter kochendem Wasser übergießen, 10 Minuten ziehen lassen.
Vanille: Lösen Sie 1 TL reinen, natürlichen Vanilleextrakt in ¼ Liter Wasser auf und trinken Sie die Mischung schluckweise.
Apfelessig: 2 EL Apfelessig in ein Glas Wasser rühren. Schluckweise trinken.

Heiltees
Trinken Sie täglich etwa 2–3 Tassen von einem dieser Heiltees. Beachten Sie dabei die Hinweise zur Zubereitung und Dosierung auf Seite 100.
Europäischer Kräutertee: 2,5 g Gelbe Jasminblüten, 2 g Weidenrinde, 1,5 g Johanniskraut, 2 g Kamillenblüten, 2 g Minzeblätter
Chinesischer Kräutertee: 6–12 g Chi Sao (Rote Pfingstrosenwurzel), 3–9 g Hong Hua (Saflorblüten), 3–9 g Sheng Ma (Silberkerzenwurzelstock)
Ayurvedischer Kräutertee: je ½ TL Kümmel und Koriandersamen (wirkt bei Stirnkopfschmerzen)

ÄUSSERLICHE ANWENDUNGEN

Im Akutfall reizlindernd und schmerzstillend wirken:
Ingwer: ½ TL Ingwerpulver mit etwas Wasser verrühren, den Brei erwärmen und auf die Stirn streichen. Bei nebenhöhlenbedingten Kopfschmerzen (siehe auch Seite 171 f.) können Sie den Brei zusätzlich auf den Bereich der Nebenhöhlen verteilen.
Sandelholz: Bei Stirnkopfschmerzen 5 EL Sandelholz im Mörser zerstoßen, mit etwas Wasser verrühren, den Brei erwärmen und auf die Schläfen streichen.
Grüne-Bohnen-Kissen: In China wendet man das Bohnenkissen bei Kopfschmerzen an, die durch »Winde« verursacht wurden. Wickeln Sie dafür 1 kg grüne Bohnen in ein Baumwolltuch und benutzen Sie dieses über Nacht als »Kopfkissen«.

BEWEGUNG

Bei Kopfschmerzen ist beinahe jede Bewegung unerträglich. Pranayama-Übungen wie die Wechselatmung können hilfreich sein und die Beschwerden lindern. Mehr Informationen zu dieser Atemtechnik aus dem Ayurveda finden Sie ab Seite 129.

AKUPRESSUR

Durch die Stimulation der folgenden Akupressurpunkte können Sie den Fluss des Qi selbst regulieren und so einige Symptome wirksam behandeln. Bitte beachten Sie hierzu die Hinweise auf Seite 88–93.
G 20 – Windteich oder Fengchi: Vier Finger breit hinter den Ohrläppchen befindet sich hinter dem Knochenvorsprung eine kleine Vertiefung.

LE 2 – In den Zwischenraum gehen oder Xingjian: zwischen großer und zweiter Zehe, an der Haut
LE 3 – Der große Impuls oder Taichong: direkt unterhalb der Haut zwischen der großen und der zweiten Zehe, an den Enden der Mittelfußknochen der beiden Zehen
MA 36 – Drei Meilen am Fuß oder Zusanli: vier Querfinger breit unterhalb der Kniescheibe außen am Schienbein
N 3 – Großer Bach oder Taixi: zwischen dem höchsten Punkt der Achillessehne und des Fußknöchels an der Fußinnenseite
MA 41 – Löst den Krampf oder Jiexi: am Sprunggelenk, mittig auf der vorderen Querfalte

Nach der Akupressur sollten Sie das eben behandelte Bein einmal durchkneten: Beginnen Sie mit der Fußsohle und arbeiten Sie sich bis zum Knie vor, indem Sie die Partie zwischen Fuß und Knie mehrmals auf- und abwärts streichen. Kneten Sie dann den Bereich des Unterschenkels sowie die Fußsohlen etwas kräftiger. Beenden Sie die Anwendung, indem Sie nochmals von der Fußsohle bis zum Knie streichen.

CHAKRA-AKTIVIERUNG

Normale Kopfschmerzen weisen auf eine dauerhafte Schwäche des Stirnchakras hin, heftige und unerklärbare Kopfschmerzen sind ein Indiz für ein geschwächtes Scheitelchakra. Ab Seite 72 finden Sie Maßnahmen, die diese Chakren anregen.

ARZNEIMITTEL

Ackerminze *(Mentha var. Arvensis, Mentha haplocalyx.)*: Tee (innerlich), Abkochung (innerlich/äußerlich), Brei (äußerlich). Vorsicht: Menthol kann allergische Reaktionen hervorrufen.
Basilikum *(Ocimum basilicum)*: Abkochung und Pulver (innerlich/äußerlich)
Chrysantheme *(Chrysanthemum indicum)*: Tee, Abkochung und getrocknete Blüten (innerlich), Brei und frischer Saft (äußerlich). Vorsicht: Es können allergische Reaktionen auftreten.

Bitte nehmen Sie die empfohlenen Arzneistoffe nicht eigenmächtig ein, sondern sprechen Sie vor der Anwendung mit Ihrem Arzt oder Heilpraktiker. Mehr Informationen finden Sie auf Seite 96.

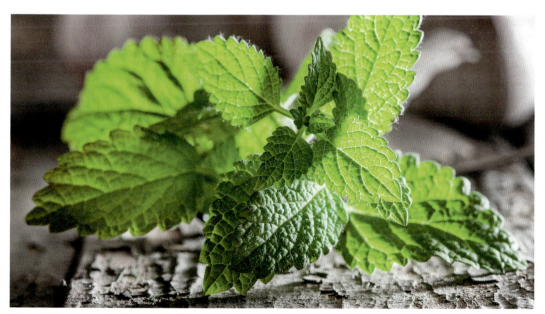

Minze hilft bei Kopfweh schnell und effektiv: als Tee, Sud oder Arzneimittel. Bei migräneartigen Kopfschmerzen entspannen ein paar Tropfen ätherisches Minzöl, das man auf den Schläfen oder im Nacken verteilt.

MIGRÄNE

Anfallsweise auftretende, pulsierende und pochende Kopfschmerzen weisen auf eine Migräne hin. Die Attacke tritt plötzlich auf und nimmt bei körperlicher Aktivität zu. Weitere Beschwerden sind Übelkeit, Erbrechen sowie Lärm- oder Lichtempfindlichkeit. Typisch ist auch, dass sich der Schmerz auf eine Seite des Kopfes konzentriert.

INNERLICHE ANWENDUNGEN

Die folgenden Teezubereitungen wirken entkrampfend, schmerzlindernd und steigern den Blutdruck.

Heiltees

Trinken Sie täglich etwa 2–3 Tassen von einem dieser Heiltees. Beachten Sie dabei die Hinweise zur Zubereitung und Dosierung auf Seite 100.
Europäischer Kräutertee: 3 g Angelikawurzel, 2 g Weißdornblüten, 2,5 g Mädesüßblüten, 2,5 g Tausendgüldenkraut
Chinesischer Kräutertee: 6–12 g Mai Dong (Schlangenbartwurzel), 3–9 g Hong Hua (Saflorblüten), 3–9 g Jie Geng (Ballonblumenwurzel), 3–9 g Yan Hu Suo (Lerchenspornwurzelstock), 3–9 g Chuan Xiong (Szechuan-Liebstöckelwurzelstock)

ÄUSSERLICHE ANWENDUNG

Die Wirkstoffe des Lavendels entspannen, beruhigen, lösen Krämpfe und regen die Durchblutung an. Auch eine Eisbeutelauflage kann eine positive Wirkung bei Migräne haben.
Lavendelbad: Bereiten Sie sich einen Badezusatz aus Lavendelöl. Hierfür mischen Sie 2 EL Mandel- oder Jojobaöl mit 10 Tropfen ätherischem Lavendelöl und geben die Mischung in die mit 37 °C warmem Wasser gefüllte Badewanne. Der Duft löst Krämpfe und lindert migränebedingte Schmerzen.
Lavendelkompresse: Füllen Sie eine Schüssel mit kaltem Wasser und geben Sie einige Tropfen ätherisches Lavendelöl hinzu. Einen Waschlappen darin tränken, auswringen und auf die Stirn legen. Sobald der Lappen wärmer wird, tauchen Sie ihn erneut in das kalte Lavendelwasser.

BEWEGUNG

Sanfte Bewegungsformen wie Duftendes Qi Gong, Tai Ji Quan und Yoga (siehe ab Seite 103) tragen zur körperlichen sowie nervlichen Entspannung bei. Daher empfehlen sich entsprechende Übungen, sofern Sie trotz der Schmerzen dazu in der Lage sind. Falls Ihre Bewegungsfähigkeit eingeschränkt ist, können Sie auch meditieren, um abzuschalten. Mehr Infos hierzu finden Sie ab Seite 151.
Präventiv kann sanftes Ausdauertraining wie Walking die Häufigkeit von Migräneattacken verringern.

AKUPRESSUR

Durch die Stimulation der folgenden Akupressurpunkte können Sie den Fluss des Qi selbst regulieren und so einige Symptome wirksam behandeln. Bitte beachten Sie hierzu die Hinweise auf Seite 88–93.
B 10 – Himmelssäule oder Tianzhu: in Höhe des Haaransatzes, ein Querfinger seitlich der hinteren Linie der Körpermitte
B 63 – Das goldene Tor oder Jinmen: jeweils einen Querfinger vor beziehungsweise unterhalb des äußeren Fußknöchels
MP 3 – Höchstes Weiß oder Taibai: mittig an der Innenseite des Fußes
MP 4 – Name des gelben Kaisers oder Gongsun: am höchsten Punkt des Fußgewölbes, auf der Innenseite des Fußes

CHAKRA-AKTIVIERUNG

Migräne weist auf eine dauerhafte Schwäche des Stirnchakras hin. Ergreifen Sie daher möglichst viele Maßnahmen, die dieses Chakra aktivieren. Entsprechende Anregungen finden Sie ab Seite 72.

ARZNEIMITTEL

Pfefferminze (*Mentha X. piperita L.*): Tee, Pulver und Pastillen (innerlich), frische Blätter (innerlich/äußerlich). Vorsicht: Eine erhöhte Zufuhr kann Durchfall verursachen.
Bitte nehmen Sie die empfohlenen Arzneistoffe nicht eigenmächtig ein, sondern sprechen Sie vor der Anwendung mit Ihrem Arzt oder Heilpraktiker. Mehr Informationen finden Sie auf Seite 96.

NERVOSITÄT

Bei Nervosität handelt es sich um einen Zustand innerer Unruhe. Man ist angespannt, die Hände zittern häufig, Schweiß bricht aus, das Herz rast und die Atmung ist beschleunigt. Auch Gefühle wie Unsicherheit und Angst können auftreten.

Verantwortlich dafür ist das vegetative Nervensystem: Es wird durch die Ausschüttung von Stresshormonen aktiviert und kann sich, wenn keine Erholungspausen folgen, nicht mehr selbst regulieren.

INNERLICHE ANWENDUNGEN

Versuchen Sie, möglichst viele Lebensmittel und Heilkräuter mit beruhigender Wirkung in Ihren Speiseplan aufzunehmen, etwa Weizenkeimöl, Melisse, Lavendel, Hopfen und Wu Wie Zi (Schisandra-Früchte). Das wirkt sich positiv auf das Nervenkostüm aus.

Küchenapotheke

Weizenkeimöl: Nehmen Sie täglich nach dem Frühstück und nach dem Abendbrot jeweils 1 TL Weizenkeimöl ein.

Heiltees

Trinken Sie täglich etwa 2–3 Tassen von einem dieser Heiltees. Beachten Sie dabei die Hinweise zur Zubereitung und Dosierung auf Seite 100.

Europäischer Kräutertee: 2 g Borretschkraut, 2 g Eisenkraut, 2 g Kamillenblüten, 1,5 g Stiefmütterchenkraut, 2,5 g Melissenblätter

Chinesischer Kräutertee: 6–12 g Mai Dong (Schlangenbartwurzel), 3–9 g Hong Hua (Saflorblüten), 1,5–6 g Wu Wei Zi (Schisandra-Früchte), 4,5–9 g Ju Hua (Chrysanthemenblüten)

ÄUSSERLICHE ANWENDUNG

Melisse entfaltet ihre beruhigende Wirkung auch bei äußerlicher Anwendung, zum Beispiel in einem Wannenbad. Die ätherischen Öle sind eine Wohltat für Körper, Geist und Seele. Legen Sie sich nach dem Bad ins Bett, lauschen Sie bei geöffnetem Fenster den Geräuschen der Natur oder spielen Sie angenehme Meditationsmusik ab. So können Sie abschalten.

Melissenbad: Bereiten Sie sich einen Badezusatz aus 2 EL Mandelöl und 10 Tropfen ätherischem Melissenöl. Melisse hat eine beruhigende Wirkung.

BEWEGUNG

Powern Sie sich aus und treiben Sie regelmäßig Sport. Auch Heilübungen wie Qi Gong oder Yoga (siehe ab Seite 103) sowie lange Spaziergänge an der frischen Luft können hilfreich sein. Versuchen Sie außerdem zu meditieren. Das beruhigt und hilft, die innere Mitte zu finden. Mehr Infos erhalten Sie ab Seite 151.

AKUPRESSUR

Durch die Stimulation des folgenden Akupressurpunktes können Sie den Fluss des Qi selbst regulieren und so einige Symptome wirksam behandeln. Bitte beachten Sie hierzu die Hinweise auf Seite 88–93.

MA 36 – Drei Meilen am Fuß oder Zusanli: vier Querfinger breit unterhalb der Kniescheibe, außen am Schienbein

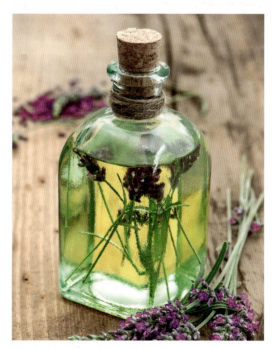

Der Duft des Lavendels wirkt beruhigend und entspannend auf das zentrale Nervensystem.

ARZNEIMITTEL

Pfeffer *(Piper nigrum)*: Abkochung und Pillen (innerlich), Pulver (innerlich/äußerlich). Vorsicht: Pfeffer kann die Schleimhäute, Nase und Augen reizen. Eine erhöhte Einnahme kann darüber hinaus Verstopfung und Bluthochdruck begünstigen.

Bitte nehmen Sie die empfohlenen Arzneistoffe nicht eigenmächtig ein, sondern sprechen Sie vor der Anwendung mit Ihrem Arzt oder Heilpraktiker. Mehr Informationen finden Sie auf Seite 96.

SCHLAFSTÖRUNGEN

Während wir schlafen, ist unser Körper nur scheinbar tatenlos. Tatsächlich laufen in seinem Inneren unzählige Mechanismen ab, die für Gesundheit und Wohlbefinden unentbehrlich sind. Wenn Sie also zu rund dem Drittel der Bevölkerung gehören, die im Schlaf nicht die ausreichende Ruhe und Erholung finden, bleibt das nicht ohne Folgen. Die Ein- und/oder Durchschlafprobleme führen zu andauernder Müdigkeit und Abgeschlagenheit. Dauerhafte Schlafstörungen beeinträchtigen die Leistungsfähigkeit, schwächen das Immunsystem und den gesamten Organismus.

INNERLICHE ANWENDUNGEN

Da Schlafstörungen auch aufgrund von Stress oder seelischer Überbelastung auftreten können, empfehlen sich alle Lebensmittel, deren Wirkstoffe Körper, Geist und Seele beruhigen.

Küchenapotheke

Honigmilch: Rühren Sie Honig oder Kandiszucker in ein Glas warme Milch und trinken Sie diese vor dem Schlafengehen.

Banane: Essen Sie vor dem Schlafen eine reife Banane. Sie beinhaltet schlaffördernde Aminosäuren.

Heiltees

Trinken Sie täglich etwa 2–3 Tassen von einem dieser Heiltees. Beachten Sie dabei die Hinweise zur Zubereitung und Dosierung auf Seite 100.

Europäischer Kräutertee: 3 g Hopfenzapfen, 3 g Melissenblätter, 2 g Baldrianwurzel, 2 g Mädesüßblüten

Chinesischer Kräutertee: 6–12 g Gou Qi Zi (Bocksdornfrüchte), 9–15 g Mai Ya (Gekeimte Gerste), 1,5–6 g Wu Wei Zi (Schisandra-Früchte)

Ayurvedischer Heiltee: 1 TL Muskatnusspulver oder Kamillenblüten (fördern den Schlaf)

ÄUSSERLICHE ANWENDUNG

Ein erholsames Bad vor dem Schlafengehen ist Balsam für die Seele. Aber auch eine Fußmassage kann Blockaden lösen und beruhigen. Meditieren Sie außerdem regelmäßig, bevor Sie zu Bett gehen. Das beruhigt und hilft Ihnen, Ihre innere Mitte zu finden.

Melissenbad: Bereiten Sie sich einen Badezusatz aus 2 EL Mandelöl und 10 Tropfen ätherischem Melissenöl. Melisse hat eine beruhigende Wirkung. Auch Badezusätze mit Lavendel, Baldrian oder Kamille sind empfehlenswert. Baden Sie maximal 15 Minuten in 37 °C warmem Wasser, wickeln Sie sich anschließend in ein warmes Badetuch und gehen Sie am besten sofort ins Bett.

Sesamöl-Fußmassage: Massieren Sie Ihre Fußsohlen vor dem Schlafengehen sanft mit warmem Sesamöl. Sie können auch Ihre Kopfhaut mit dem Öl einreiben oder 5–10 Tropfen von dem erwärmten Öl mit einer Pipette in die Ohren träufeln.

CHAKRA-AKTIVIERUNG

Wenn Sie regelmäßig an Schlafstörungen leiden, weist dies auf eine dauerhafte Schwäche des Scheitelchakras hin. Ergreifen Sie daher möglichst viele Maßnahmen, die dieses Chakra anregen (siehe ab Seite 75).

ARZNEIMITTEL

Ananas *(Ananas comosus l. Merr.)*: Saft (innerlich), Pulver und frische Frucht (innerlich/äußerlich). Vorsicht: Ein vermehrter Konsum kann zu Bauchschmerzen führen.

Dattel *(Phoenix dactylifera)*: frische oder getrocknete Frucht, Pulver und Tee (innerlich). Vorsicht: Der vermehrte Konsum kann Durchfall auslösen.

Bitte nehmen Sie die empfohlenen Arzneistoffe nicht eigenmächtig ein, sondern sprechen Sie vor der Anwendung mit Ihrem Arzt oder Heilpraktiker. Mehr Informationen finden Sie auf Seite 96.

ZAHNSCHMERZEN

Wenn die Zähne wehtun, kann das verschiedene Ursachen haben: Verletzungen, Entzündungen oder Druck reizen die Nerven und führen zu Zahnschmerz. Auch durch bestimmte Substanzen sowie Umwelteinflüsse können die Zähne wehtun. Nicht zuletzt sind freiliegende Zahnhälse sehr unangenehm.

INNERLICHE ANWENDUNGEN

Achten Sie präventiv auf den Zuckergehalt der Nahrung, um Karies vorzubeugen. Auch scheinbar gesunde Lebensmittel wie Früchte, Saft oder Früchtetee können den Zähnen schaden, weil die in ihnen enthaltenen Säuren den Zahnschmelz angreifen. Im akuten Notfall helfen Lebensmittel mit entzündungshemmenden und desinfizierenden Inhaltsstoffen. Die genannten Teerezepturen beruhigen, entkrampfen und lindern Schmerzen.

Küchenapotheke

Knoblauch: Massieren Sie empfindliche Zähne und das umgebende Zahnfleisch mit Knoblauchöl. Dazu 2 frische Knoblauchzehen schälen, zerdrücken, in 1 EL Sesamöl kurz aufkochen und durchziehen lassen. Vor der Anwendung nochmals erwärmen.
Nelken: Tränken Sie etwas Watte in Nelkenöl und legen Sie es an die schmerzende Stelle. Für das Nelkenöl 5 Nelken in 1 EL Sesamöl kochen. Warm anwenden.
Salz: Spülen Sie Ihren Mund mit warmem Salzwasser, um Zahnschmerzen vorzubeugen. Die Spülung wirkt zugleich Entzündungen entgegen.

Heiltees

Trinken Sie täglich etwa 2–3 Tassen von einem dieser Heiltees. Beachten Sie dabei die Hinweise zur Zubereitung und Dosierung auf Seite 100.
Europäischer Kräutertee: 4 g Blutwurzwurzel, 3 g Maulbeeren, 1 g Nelkenwurz, 2 g Melissenblätter
Chinesischer Kräutertee: 9–15 g Ban Lan Gen (Färberwaidwurzel), 3–9 g Da Huang (Chinesische Rhabarberwurzel), 6–15 g Jin Yin Hua (Geißblattblüten), 9–12 g Lü Cha (Grünteeblätter), 6–9 g Dan Zhu Ye (Grazile Bambusblätter)

AKUPRESSUR

Durch die Stimulation der folgenden Akupressurpunkte können Sie den Fluss des Qi selbst regulieren und so einige Symptome wirksam behandeln. Bitte beachten Sie hierzu die Hinweise auf Seite 88–93.
Zahnschmerzpunkt (ohne Bezifferung sowie spezifische Benennung): Drücken Sie den Punkt am unteren Rand des Ohrläppchens fest zwischen Daumen und Zeigefinger.
DI 4 – Das geschlossene Tal oder Hegu: zwischen Zeigefinger und Daumen, am Ende der Daumenfalte
3 E 5 – Der äußere Pass oder Waiguan: zwei Daumen breit von der Handgelenksfalte hin zum Ellbogen, oberhalb des Handrückens
MA 7 – Der untere Pass oder Xiaguan: kurz vor dem Kaumuskelrand, direkt am Unterkiefer
MA 36 – Drei Meilen am Fuß oder Zusanli: vier Querfinger breit unterhalb der Kniescheibe, außen am Schienbein

CHAKRA-AKTIVIERUNG

Zahnschmerzen können neben den eingangs genannten Ursachen auch auf eine dauerhafte Schwäche des Kehlchakras hinweisen. Ergreifen Sie daher möglichst viele Maßnahmen, die dieses Chakra gezielt aktivieren. Entsprechende Anregungen erhalten Sie ab Seite 69.

ARZNEIMITTEL

Ackerminze *(Mentha var. Arvensis, Mentha haplocalyx)*: Tee (innerlich), Abkochung (innerlich/äußerlich), Brei (äußerlich). Vorsicht: Menthol kann allergische Reaktionen hervorrufen.
Kurkuma *(Curcuma longa)*: Tee, Abkochung, Pillen und Pulver (innerlich). Vorsicht: Erhöhte Einnahme führt zu Durchfall.
Koriander *(Coriandrum sativum)*: Pulver (innerlich), Abkochung (innerlich/äußerlich). Vorsicht: Ein langfristiger Gebrauch soll zu einer Schwächung der Sehkraft sowie des Gedächtnisses führen.
Bitte nehmen Sie die empfohlenen Arzneistoffe nicht eigenmächtig ein, sondern sprechen Sie vor der Anwendung mit Ihrem Arzt oder Heilpraktiker. Mehr Informationen finden Sie auf Seite 96.

ADRESSEN, DIE WEITERHELFEN

Hier erhalten Sie chinesische und andere Heilkräuter:

Pharao Apotheke
Fritz Meyer Weg 55
81925 München
www.pharaoapotheke.de

St. Johannis Apotheke
Wörthstr. 43
81667 München
www.sanktjohannisapotheke.de

Franz-Joseph-Apotheke
Franz-Joseph-Str. 19
80801 München
www.franz-joseph-apotheke.de

Eine große Auswahl an Teekräutern und Gewürzen finden Sie bei:

Schuhbecks Tee
Platzl 4a
80331 München
www.shop.schuhbeck.de

BÜCHER, DIE WEITERHELFEN

Dale, Cyndi, Der Energiekörper des Menschen. Lotos Verlag, München

Lad, Vasant: Das große Ayurveda Heilbuch. Windpferd, Oberstdorf

Li, Wu: Das Buch der Chinesischen Heilkunst. Mankau Verlag, Murnach

Li, Wu, Klitzner, Jürgen: Heiltees für Körper, Geist und Seele. Mankau Verlag, Murnach

Li, Wu: Das Anti-Schnarch-Buch. Kösel-Verlag, München

Li, Wu, Cavelius, Anna: Das Chakra-Gesundheitsbuch: Leben in Harmonie. Weltbild Verlag, Augsburg

Ni, Maoshing (Hrsg.): Der Gelbe Kaiser. Das Grundlagenwerk der Traditionellen Chinesischen Medizin. Knaur MensSana, München

BÜCHER AUS DEM GRÄFE UND UNZER VERLAG

Hemm, Dagmar, Noll, Andreas: Die Organuhr. Gesund im Einklang mit unseren natürlichen Rhythmen.

Mertens, Wilhelm, Oberlack, Helmut: Qigong (mit Übungsprogrammen auf Audio-CD).

Spaeth, Thomas, Shi Yan Bao: Shaolin. In acht Schritten zu mehr Energie und innerer Balance.

Trökes, Anna: Das große Yoga-Buch.

Trökes, Anna, Grunert, Detlef: Mit Yoga und Ayurveda ganzheitlich heilen.

Waesse, Harry, Kyrein, Martin: Yoga für Einsteiger.

Wagner, Franz: Akupressur. Heilung auf den Punkt gebracht.

AUSWAHL WISSENSCHAFTLICHER STUDIEN ZUR WIRKSAMKEIT ENERGIE-MEDIZINISCHER BEHANDLUNGEN

Akupunktur bei chronischen Schmerzen
Becker-Witt, C./Brinkhaus B./Jena S./Löbel S. et al.: Akupunktur bei Patienten mit chronischen Lendenwirbelsäulen (LWS)-Schmerzen – eine randomisierte Interventionsstudie. In: Das Gesundheitswesen 2003; 65: A34
Vickers, A. J./Cronin, A. M./Maschino, A. C. et al.: Acupuncture for chronic pain – individual patient data meta-analysis. In: Arch Intern Med 2012; 172: 1444–1453

Vickers, A. J./Linde, K.: Acupuncture for chronic pain. JAMA 2014; 311: 955–956

Qi Gong

Biesinger, E./Kipman, U./Langguth, B. et al: Qigong for the treatment of tinnitus: a prospective randomized controlled study. J Psychosom Res. 2010 Sep; 69(3): 299–304. doi: 10.1016/j.jpsychores.2010.04.013. Epub 2010 Jun 11

Butow, P./Mullan, B./Clarke, S. et al.: Impact of medical Qigong on quality of life, fatigue, mood and inflammation in cancer patients: a randomized controlled trial. In: Ann Oncol. 2010 Mar; c21(3): 608–614. doi: 10.1093/annonc/mdp479. Epub 2009 Oct 30

Chen, H. H./Yeh, M. L./Lee, F. Y.: The effects of Baduanjin qigong in the prevention of bone loss for middle-aged women. In: Am J Chin Med. 2006; 34(5): 741–747

Chen, Z./Cohen, L./Meng, Z. et al.: Qigong Improves Quality of Life in Women Undergoing Radiotherapy for Breast Cancer. Results of a Randomized Controlled Trial. In: Cancer. 2013 May 1; 119(9): 1690–1698. doi: 10.1002/cncr.27904. Epub 2013 Jan 25

Coleman, J. F.: Spring Forest Qigong and chronic pain: making a difference. In: J Holist Nurs. 2011 Jun; 29 (2): 118–128; quiz 129-31. doi: 10.1177/0898010110385939. Epub 2010 Nov 9

Reuther, I./Aldridge, D.: Qigong Yangsheng as a complementary therapy in the management of asthma: a single-case appraisal. In: J Altern Complement Med. 1998 Summer; 4(2): 173–183

Schmitz-Hübsch, T./Pyfer, D./Kielwein, K./Fimmers, R. et al.: Qigong exercise for the symptoms of Parkinson's disease: a randomized, controlled pilot study. In: Mov Disord. 2006 Apr; 21(4): 543–548

Tai Ji Quan

Barrow, DE./Bedford, A./Ives, G./O'Toole, L./Channer, KS: An evaluation of the effects of Tai Chi Chuan and Chi Kung training in patients with symptomatic heart failure: a randomised controlled pilot study. In: Postgrad Med J. 2007 Nov; 83(985): 717–721

Chan, A. W./Lee, A./Suen, L. K./Tam, W. W.: Effectiveness of a Tai chi Qigong program in promoting health-related quality of life and perceived social support in chronic obstructive pulmonary disease clients. In: Qual Life Res. 2010 Jun; 19(5):653–664. DOI: 10.1007/s11136-010-9632-6. Epub 2010 Mar 15

Tsang, H. W./Fung, K. M./Chan, A. S. et al.: Effect of a Qigong Exercise Programme on Elderly with Depression. In: Int J Geriatr Psychiatry. 2006 Sep; 21(9): 890–897

Yoga

Andridge, R./Bennett, J. M./Kiecolt-Glaser, J. M. et al.: Yoga's impact on inflammation, mood, and fatigue in breast cancer survivors: a randomized controlled trial. In: J Clin Oncol. 2014 Apr 1; 32(10): 1040–1049. doi: 10.1200/JCO.2013.51.8860. Epub 2014 Jan 27

Dickerson, B. C./Dixit, R./Gard, T. et al.: Fluid intelligence and brain functional organization in aging yoga and meditation practitioners. In: Front. Aging Neurosci., 22 April 2014. doi: 10.3389/fnagi.2014.00076

Karen, J./Sherman, K. J./Cherkin, D. C./Wellman, R. D. et al.: A Randomized Trial Comparing Yoga, Stretching, and a Self-care Book for Chronic Low Back Pain. In: Arch Intern Med. 2011;171 (22): 2019–2026. doi: 10.1001/archinternmed.2011.524

Meditation

Desbordes, G./Lobsang, T. N./Raison, C. L. et al.: Effects of mindful-attention and compassion meditation training on amygdala response to emotional stimuli in an ordinary, non-meditative state. In: Frontiers in Human Neuroscience 01/2012; 6: 292

Goayal, M./Singh, S./Sibinga, E. M. S. et al.: Meditation Programs for Psychological Stress and Wellbeing: A Systematic Review and Meta-analysis. JAMA Intern Med. 2014; 174(3): 357–368. doi: 10.1001/jamainternmed.2013.13018

Kaliman, P./Davidson R. J. et al.: Rapid changes in histone deacetylases and inflammatory gene expression in expert meditators. February 2014, vol. 40, 96–107, doi: 10.1016/j.psyneuen.2013.11.004

SACHREGISTER

A
Achtsamkeitsmeditation 152 f.
Akne 229
Akupressur 88, 93
Akupressurpunkte 89 ff.
Akupunktur 86 f.
Arthritis 217 f.
Arthrose 217 f.
Arzneimittel 96
Asanas 128
Asthma bronchiale 162 f.
Atemsystem 162 ff.
Ätherische Öle 101
Augenentzündung 174 f.
Augenmassage 180
Aurafelder 79 ff.
Auraschichten 81
Aurasicht öffnen 79 ff.
Ausbleibende Menstruation 209 f.
Ausdruckschakra 69 ff.
Außerordentliche Meridiane 38 f.
Ayurveda 43 ff.
–, Ernährung 51, 98 f.
–, Tee 100

B
Badezusätze 101
Basischakra 57 ff.
Beschwerden 162 ff.
Bewegung 103 ff.
Bewegungsapparat 217 ff.
Bittentherapie 77 f.
Blähungen 191 f.
Blasenentzündung 202 f.
Blasenmeridian 32 f.
Blutdruck 181 ff.
– messen 182
– Richtwerte 182
Bluthochdruck 181 f.
Bronchitis 164 f.
Brustchakra 66 ff.
Buch der Wandlungen 22

C
Cellulite 230
Chakralehre 55 ff.
Chinesischer Kräutertee 100

D
Depressive Verstimmungen 242
Dickdarmmeridian 26 f.
Dienergefäß 38 f.
Doshas 46 ff.
Dreifacher-Erwärmer-Meridian 34 f.
Drittes Auge 72 ff.
Duftendes Qi Gong 105 ff.
Dünndarmmeridian 30 f.
Durchfall 192 f.

E
Ekzem 231
Energiefelder 12
Erbrechen 194 f.
Erdelement, Stärkung 157
Erkältung 165 f.
Erkenntnischakra 72 ff.
Ernährung 96 ff.
Erschöpfung 243
Europäischer Kräutertee 100

F
Feuerelement, Stärkung 156
Fieber 166 f.
Frigidität 203 f.
Fünf Elemente (Ayurveda) 44 f.
Fünf Elemente (TCM) 23
–, Meditation 154 ff.
–, Stärkung 154 ff.
Furunkel 232 f.
Fußpilz 233

G
Gallenblasenmeridian 36 f.
Ghee 180
Gicht 218
Grippaler Infekt 165 f.
Gynäkologie 209 ff.

H

Haarausfall 234
Halschakra 69 ff.
Halsentzündung 167 f.
Hämorrhoiden 195 f.
Hauptchakren 55 ff.
–, erstes Chakra 57 ff.
–, zweites Chakra 60 ff.
–, drittes Chakra 63 ff.
–, viertes Chakra 66 ff.
–, fünftes Chakra 69 ff.
–, sechstes Chakra 72 ff.
–, siebtes Chakra 75 ff.
Haut 229 ff.
Heilbaden 101
Heilmassagen 90 f.
Heiltees 99 f.
Herpes simplex Typ 1 235
Herzchakra 66 ff.
Herz-Kreislauf-System 181 ff.
Herzmeridian 30 f.
Herzrhythmusstörungen 184
Heuschnupfen 175 f.
Hexenschuss 219 f.
Hitzschlag 185
Holzelement, Stärkung 154
Hörsturz 176 f.
Husten 169

I

Insektenstich 236 f.
Ischiasbeschwerden 220 f.

J

Jin Ye 18
Jing 16 f.

K

Kapha 48
Kehlchakra 69 ff.
Konstitutionstypen 47 ff.
Kontrollzyklus 23
Kopfschmerzen 244
Körperhüllen 44

Krampfadern 186 f.
Kräutertee 100
Kronenchakra 75 ff.
Küchenapotheke 96 ff.
Kundalini 56

L

Leberchakra 63 ff.
Lebermeridian 36 f.
Lenkergefäß 38 f.
Lungenmeridian 26 f.

M

Magenchakra 63 ff.
Magenmeridian 28 f.
Magenschmerzen 197
Mandelentzündung 170
Massage 90 f.
Mausarm 227
Meditation 151 ff.
Menstruation 209 f., 212 ff.
Meridiane 25 ff.
–, außerordentliche 38 f.
–, Hauptmeridiane 26 ff.
Metallelement, Stärkung 158
Migräne 246
Milzchakra 60 ff.
Milz-Pankreas-Meridian 28 f.
Moxibustion 87
Muskelkater 222

N

Nabelchakra 63 ff.
Nackenverspannung 222 f.
Nährungszyklus 23
Nasenbluten 187
Nasennebenhöhlenentzündung 171
Nervensystem 242 ff.
Nervosität 247
Nesselsucht 237
Neurodermitis 238
Niedriger Blutdruck 182
Nierenentzündung 204 f.
Nierenmeridian 32 f.

O
Ödeme 188
Ohnmachtsanfall 189
Ohrenschmerzen 178
Osteoporose 223

P
Perikardmeridian 34 f.
Persönlichkeitschakra 63 ff.
Pitta 48
PMS 210 f.
Potenzstörungen 205 f.
Prämenstruelles Syndrom 210 f.
Prana 43 f.
Pranayama 129
Prellung 228
Prostatabeschwerden 207

Q
Qi 15 f.
Qi Gong 103 ff.
Qi-Atmung 104 f.

R
Rachenentzündung 167 f.
Reizblase 207 f.
Rheumatische Beschwerden 224 f.
Rückenschmerzen 225 f.

S
Sakralchakra 60 ff.
Scheitelchakra 75 ff.
Schlafstörungen 248
Schnupfen 172 f.
Schröpfen 88
Schwindel 226 f.
Seelische Beschwerden 242 ff.
Sehstörungen 179
Selbstmassage 91
Sexualchakra 60 ff.
Shen 17
Sinnesorgane 174 ff.
Sodbrennen 198 f.
Solarplexus-Chakra 63 ff.

Sonnenbrand 239
Sonnengruß 128
Sonnenstich 185
Stirnchakra 72 ff.

T
Tai Ji Quan 122 ff.
TCM 15 ff.
–, Ernährung 96 ff.
–, Tee 100
Tennisarm 227
Tibetische Medizin 53
Tinnitus 176 f.
Traditionelle Chinesische Medizin 15 ff.

U
Übelkeit 194 f.
Übergewicht 199 f.
Überwältigungszyklus 23
Unterkühlung 189 f.
Urogenitalsystem 202 ff.

V
Vata 47 f.
Venenentzündung 190
Verbrennungen 240
Verdauungssystem 191 ff.
Verstauchung 228
Verstopfung 200 f.

W
Wandlungsphasen 23
Wasserelement, Stärkung 159
Wechseljahrbeschwerden 215
Weißfluss 216
Wu Xing 23
Wunden 241
Wurzelchakra 57 ff.

X/Y/Z
Xue 18
Yin und Yang 19 ff.
Yoga 128 ff.
Zahnschmerzen 249

ÜBUNGSREGISTER

Duftendes Qi Gong
Abschlussübung 121
Ausgangsposition 106
Bodhi-dharma schaukelt das Boot 117
Bodhisattwa spielt chinesische Zitter 111
Buddhistische Strahlen erleuchten die Augen 119
Buddhistischer Wind bläst in die Ohren 118
Das Rad des Dharma dreht sich immer 116
Der goldene Drache schwingt seinen Schwanz 107
Der Jade-Phoenix nickt mit dem Kopf 108
Der Jünger betet zu Buddha 121
Die Hände kreuzend schwingen 120
Die Luft ist erfüllt vom Duft der buddhistischen Pagode 110
Die Luft ist erfüllt vom Duft der chinesischen Pagode 109
Die Ruder bewegen, um das Meer zu überqueren 115
Eine Essschale in zwei Teilen 112
Himmel und Erde nach links drehen 114
Himmel und Erde nach rechts drehen 114
Lotusblätter wiegen sich im Wind 113

Tai Ji Quan
Ausgangsposition 124
Das Qi wecken 127
Gehen 125
Halte den Himmel 127
Halte die Erde 127

Yoga
Halber Bogen 139
Halber Lotossitz 133
Halbes Rad 142
Knie zur Brust 136
Kobra 140
Löwe 135
Palme 141
Pflug 138
Schulterstand 143
Schwamm 137
Sonnengruß 144 ff.
Streckstellung 131
Vorwärtsbeuge 132
Wechselatmung 130
Yoga Mudra 134

DANKSAGUNG

Den Anstoß, gemeinsam ein Buch zu verfassen, gab uns Ulrich Grasberger, dem wir an dieser Stelle danken möchten. Wir waren uns schnell darüber einig, dass die Einbettung traditioneller Heilsysteme in ein umfassendes weltanschauliches System auch für westliche Menschen eine geistige Bereicherung sein kann. Während des Entstehungsprozesses des vorliegenden Buches haben wir viele intensive Gespräche geführt – nicht nur untereinander, sondern auch mit einer Reihe angesehener Fachleute, denen wir hiermit danken möchten. Besonders kostbar war für uns der gedankliche Austausch über Erfahrungen im Bereich der Naturheilkunde mit Dr. med. Eberhard J. Wormer (Mediziner, Wissenschaftsjournalist und Autor medizinischer Fachbücher), Mariam Li (HP, Diplom Mentaltrainerin), Diane Garner (HP) und Dr. Christoph Garner (Chefarzt/Arzt für Neurologie). Darüber hinaus danken wir Prof. Wang Yingqiu (Präsident der East-West Medicine University, San Francisco) für die wissenschaftliche Unterstützung, Lin Fan (Projektmanagerin) für die Übersetzung, Koordination und technische Unterstützung, Germaine Schneider (Yogalehrerin, Tänzerin und Choreografin) für ihren erhellenden Input in Sachen Yoga und Bewegung sowie Caroline Baronin de Liser für die Bereitstellung von Ressourcen und Material. Eine stete Quelle der Inspiration und ewiges Vorbild werden uns der große Meister des Duftenden Qi Gong Tian Ruisheng und Dr. Sebastian Haag sein.

IMPRESSUM

© 2015 GRÄFE UND UNZER VERLAG GmbH, München
Alle Rechte vorbehalten. Nachdruck, auch auszugsweise, sowie Verbreitung durch Film, Funk, Fernsehen und Internet, durch fotomechanische Wiedergabe, Tonträger und Datenverarbeitungssysteme jeder Art nur mit schriftlicher Genehmigung des Verlages.

Projektleitung: Monika Rolle
Lektorat: Sylvie Hinderberger
Bildredaktion: Henrike Schechter
Umschlaggestaltung und Layout: independent Medien-Design, Horst Moser, München
Herstellung: Renate Hutt
Satz: Christopher Hammond
Repro: Medienprinzen GmbH, München
Druck und Bindung: Printer Trento S. r. l., Trento

ISBN 978-3-8338-4322-8

1. Auflage 2015

Die **GU-Homepage** finden Sie im Internet unter **www.gu.de**

www.facebook.com/gu.verlag

BILDNACHWEIS

Fotoproduktion: Astrid M. Obert, München
Illustrationen: Bianca Classen, Hamburg
Weitere Abbildungen:
AKG Images: S. 10, 42, 54. Corbis: S. 6, 99, 164, 221. ddp images: S. 213. dpa: S. 196 li. F1 online: S. 52 li., 86, 87, 94, 122, 175, 186, 193, 194, 196 re., 200, 205, 206, 219 li., 224 li., 227, 236 li. Flora Press: S. 236 re. Fotolia: S. 22, 233. Getty Images: S. 4, 51, 84, 102, 104, 158. GU-Archiv: Klappe vorn (Kramp & Gölling), Innenklappe vorn (Ling Karrei), 89–93 (Nicolas Olonetzky). istock: S. 5, 14, 25, 46 (Farbringe), 89–93 (Beton), 155, 156, 157, 159, 160, 188, 214, 219 re., 223, 232, 235. Jump: S. 228. Mauritius Images: S. 179. Plainpicture: S. 2, 3, 8, 41, 150, 173. Shutterstock: S. 17, 21, 163, 167, 198, 203, 207, 211 re., 239, 247. Stockfood: S. 50, 52 re., 97, 171, 211 li., 216, 224 re., 230, 234, 240, 243, 245. Stocksy: S. 82, 177.

Dank für die freundliche Unterstützung der Fotoproduktion an: www.mandala-fashion.com

WICHTIGER HINWEIS

Die Methoden, Anwendungen und Ratschläge in diesem Buch stellen die Meinung bzw. Erfahrung der Autoren dar. Sie wurden von ihnen nach bestem Wissen erstellt und mit größtmöglicher Sorgfalt geprüft. Sie bieten jedoch keinen Ersatz für persönlichen kompetenten medizinischen Rat. Jede Leserin, jeder Leser ist für das eigene Tun und Lassen auch weiterhin selbst verantwortlich. Lassen Sie sich in allen Zweifelsfällen durch einen Arzt, Heilpraktiker oder Therapeuten beraten, ob und inwieweit die Umsetzung der Ratschläge für Sie geeignet ist. Weder die Autoren noch der Verlag können für eventuelle Nachteile oder Schäden, die aus den im Buch gegebenen praktischen Hinweisen resultieren, eine Haftung übernehmen.

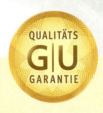

Liebe Leserin, lieber Leser,
haben wir Ihre Erwartungen erfüllt? Sind Sie mit diesem Buch zufrieden? Haben Sie weitere Fragen zu diesem Thema? Wir freuen uns auf Ihre Rückmeldung, auf Lob, Kritik und Anregungen, damit wir für Sie immer besser werden können.

GRÄFE UND UNZER Verlag
Leserservice
Postfach 86 03 13
81630 München
E-Mail:
leserservice@graefe-und-unzer.de

Telefon: 00800 / 72 37 33 33*
Telefax: 00800 / 50 12 05 44*
Mo–Do: 8.00–18.00 Uhr
Fr: 8.00–16.00 Uhr
(* gebührenfrei in D, A, CH)

Ihr GRÄFE UND UNZER Verlag
Der erste Ratgeberverlag – seit 1722.